D1696824

Vetter   Viren – harmlos bis tödlich

Christine Vetter

Viren – harmlos bis tödlich

Grippe, Masern, Herpes, AIDS...
Die medizinische Forschung im Wettlauf
mit der Zeit

≡ TRIAS THIEME HIPPOKRATES ENKE

Adresse der Autorin:
Christine Vetter
Merkenicher Str. 224
50735 Köln

Konzeption der Typographie:
B. und H. P. Willberg, Eppstein/Ts.

Umschlaggestaltung:
Dominique Loenicker, Stuttgart,
unter Verwendung einer Photographie
von Hans Gelderblom

Textzeichnungen:
Friedrich Hartmann, Nagold

Photographien:
Dr. Hans Gelderblom,
Robert-Koch-Institut, Berlin

Die Deutsche Bibliothek –
CIP-Einheitsaufnahme

Vetter, Christine:
Viren, harmlos bis tödlich : Grippe,
Masern, Herpes, Aids ... ; die medizi-
nische Forschung im Wettlauf mit der
Zeit / Christine Vetter. – Stuttgart:
TRIAS – Thieme Hippokrates Enke,
1994

© 1994 Georg Thieme Verlag,
Rüdigerstraße 14,
D-70469 Stuttgart
Printed in Germany
Satz und Druck:
Druckhaus Götz GmbH,
D-71636 Ludwigsburg
(Linotype System 5 [202])

ISBN 3-89373-255-1   1 2 3 4 5 6

Die allgegenwärtige Bedrohung 7

Das Prinzip des geliehenen Lebens 13

Ein Virus ist ein Virus 13

Ein unsichtbares Gift nimmt Gestalt an 15

Vielfältige Strukturen, einheitlicher Mechanismus 24

Hinein in den Körper, auf welchem Weg auch immer 35

Biologischer Überfall und virale Fließbandproduktion 38

Raffinesse beim Überleben – die Persistenzstrategie 47

Risiko Einbahnstraße – Wann wird der Körper krank? 49

Das Immunsystem schlägt zurück 54

Niemand bleibt verschont –
Viruserkrankungen bei Tieren, Pflanzen und Bakterien 61

Das Unsichtbare sichtbar machen –
Nachweis der Virusinfektion 65

Ethische Probleme in der Virusforschung 68

Virus und Mensch – eine ungesunde Beziehung 71

Von der Grippe bis zum Durchfall:
banal, aber nicht harmlos 72

Ziegenpeter und andere Kinderkrankheiten 78

Was man vorher wissen sollte:
Viren und Schwangerschaft 85

Die vielen Formen der Hepatitis –
Viruserkrankungen der Leber 89

Unglaublich, aber wahr: Viren und Krebs 97

Herpesviren – die »Weltmeister«
unter den viralen Erregern 103

Viren gehen unter die Haut und an den Nerv   113

Traurige Popularität durch AIDS:
Viruserkrankungen des Immunsystems   123

Das letzte Kapitel ist noch nicht geschrieben:
von »langsamen« Viren, Viroiden und Prionen   138

**Die Verwandlungskünstler – Strategien bei der
Bekämpfung von Viruserkrankungen**   145

Die Wissenschaft arbeitet auf Hochtouren: Virostatika   145

Nukleosidanaloga, die große Hoffnung   155

Nicht-Nukleosid-Analoga und weitere Chancen   161

Die Virenvermehrung unterbinden   164

Nichts bleibt unversucht   166

Impfung – die Chance gegen Viren   169

Der Weg ist mit vielen Stolpersteinen gepflastert   174

Derzeitige Forschungsansätze   178

Den Viren den Garaus machen? – Zukunftsaspekte   184

Infektionskrankheiten – gestern, heute, morgen   189

Viren von A–Z   195

Sachverzeichnis   203

Die allgegenwärtige Bedrohung

»Ein Virus ist wahrscheinlich Ursache des rätselhaften Delphinsterbens in der Ägäis« – »Steffi Graf muß Australian Open wegen einer Viruserkrankung abbrechen« – »Kinderlähmung in den Niederlanden« – »Schulen in der Türkei wegen Grippeepidemie geschlossen« – »AIDS, die Pest des 21. Jahrhunderts«. – Mit Schlagzeilen wie diesen werden wir inzwischen regelmäßig konfrontiert. Wir nehmen sie zur Kenntnis und haben uns weitgehend an sie gewöhnt.

Anders als an die Viren selbst. Diese können bei uns Menschen verschiedenste Erkrankungen verursachen. Spätestens seit AIDS haben sie eine traurige Popularität erlangt. Es ist der Öffentlichkeit bewußt geworden, daß Viren Menschen und auch Tiere befallen und die Ursache schwerer, lebensbedrohender Erkrankungen sein können. Bewußt geworden ist uns auch, wie hilflos die Forscher und Mediziner diesen kleinen Erregern gegenüber stehen. Anders als bei bakteriellen Infektionen, die wir dank der Antibiotika inzwischen fast immer beherrschen können, sind wir bei viralen Infektionen weitgehend machtlos. Zumindest derzeit noch. Dies könnte sich ändern, denn die Wissenschaftler in den Labors arbeiten auf Hochtouren und in Einzelbereichen zeichnen sich durchaus Ansätze für neue Therapiestrategien ab. Dabei konzentriert sich die Wissenschaft zwar vor allem auf die Entwicklung von Behandlungsmöglichkeiten gegen die Immunschwächekrankheit AIDS, doch könnten auch andere Infektionskrankheiten davon profitieren. Denn Viren sind für viele Erkrankungen von der Grippe über Leberentzündungen bis hin zu Krebs verantwortlich oder zumindest mitverantwortlich. Sie fordern allein hierzulande unabhängig von AIDS jährlich Tausende von Todesopfern.

Eine wirkungsvolle Waffe gegen die Viren halten wir noch nicht in der Hand. Schafft der Körper es nicht, die gefährlichen Eindringlinge unschädlich zu machen, so steht die Medizin weitgehend mit leeren Händen da. Und bei allen Bemühungen um die Entwicklung neuer Medikamente gegen Viren müssen die Wissenschaftler oft zurückstecken. Denn die Viren machen Teilerfolge immer wieder durch ihre hohe Verwandlungsfähigkeit zunichte. Kaum wird ein Fortschritt errungen, wird er oft schon wieder in Frage gestellt, weil das Virus seine Struktur geändert hat und die gerade gefundene Therapie nicht mehr greift.

Will man die Erfolge der Virologen bewerten, so darf man eines nicht vergessen: Viren sind keineswegs die einzige Ursache chronischer und zum Teil unheilbarer Erkrankungen, und auch bei anderen chronischen Krankheiten haben wir bislang keine schlagkräftige Waffe zur Hand. Weder Asthma noch Rheuma, Herzschwäche oder gar Krebs lassen sich definitiv heilen. Die Medizin konzentriert sich vielmehr darauf, den Betroffenen durch die Behandlung möglichst ein unbeeinträchtigtes und normales Leben zu erlauben. Diese Krankheiten unterscheiden sich aber in einem wesentlichen Punkt von den Virusinfektionen: Bei diesen können wir direkt Viren als Krankheitsursache dingfest machen. Beim Asthma und beim Rheuma aber kennen wir die genauen Auslöser bislang nicht. Wir können somit nicht auf eine heilende Therapie hoffen, da man eine Ursache, die man nicht kennt, nicht beseitigen kann.

Die Erwartungen an eine antivirale Therapie sind somit höher gesteckt. Während sich die Mediziner bei chronischen Erkrankungen, wie dem Asthma, derzeit primär bemühen, einen Patienten so zu behandeln, daß er symptomfrei ist und ein normales Leben mit normaler Lebenserwartung und Lebensqualität führen kann, ist das Ziel der Therapie von Virusinfektionen ein anderes. Sicher geht es auch darum, den Menschen, die betroffen sind, möglichst ein normales Leben und eine normale Lebenserwartung zu ermöglichen. Darüberhinaus wird aber versucht, die Krankheitsursache, also die Viren, möglichst wieder zu beseitigen oder derartig zu inaktivieren, daß sie unschädlich für den Organismus werden.

Nicht zuletzt wegen AIDS haben wir in den vergangenen Jahren viel über die Viren gelernt, und so ganz hoffnungslos, wie es erscheinen mag, ist die Situation beim Kampf gegen diese kleinen Verwandlungskünstler nicht. Wenngleich es wohl nie ein Medikament geben wird, das gegen *alle* Viren wirksam ist, mehren sich doch die neuen Ansätze bei den Therapieverfahren. Sie dürften sich in der Zukunft bei einer Reihe von Erkrankungen, inklusive der Immunschwächekrankheit AIDS, als therapeutischer Erfolg niederschlagen.

Dies liegt zum einen daran, daß es inzwischen einige Medikamente gibt, die bei bestimmten Virusinfektionen die Virusvermehrung bremsen. Es liegt auch daran, daß wir gelernt haben, Viruserkrankungen generell besser zu beherrschen. Auch wenn das Virus im Körper und der Betroffene somit infiziert bleibt, ist es doch oft möglich, durch geeignete Therapiemaßnahmen für ein beschwerdefreies Leben zu sorgen. So ist es beispielsweise bei prinzipiell lebensbedrohlichen Infektionen gelungen, die Lebenserwartung der Infizierten zu erhöhen und ihre Lebensqualität erheblich zu verbessern. In der Zukunft sind speziell in diesem Punkt sicherlich noch weitere Fortschritte realistisch. Selbst wenn es nicht gelingt, ein gegen alle Viren wirksames Medikament zu finden, muß doch die Entwicklung neuerer Therapiestrategien, die die Erkrankung beherrschbar machen, als ein enormer medizinischer Erfolg und eine große Hilfe für jeden Betroffenen gewertet werden.

Und das nicht nur bei AIDS. Denn diese Virusinfektion zeigt uns nur die Spitze des Eisberges. Viren umgeben uns praktisch überall, Tag und Nacht, zu Hause und auf Reisen. Sie zeichnen für vielfältige Erkrankungen von banal verlaufenden Darminfektionen oder Erkältungen bis zu den Kinderkrankheiten wie Röteln, Masern, Mumps oder schweren Infektionen wie einer ausgedehnten Gürtelrose, der Kinderlähmung oder einer Leberentzündung (Hepatitis) verantwortlich. Wobei gerade die Kinderkrankheiten zumeist fälschlicherweise als harmlos angesehen werden.

Gegen viele Viren können wir uns trotz der fehlenden Therapiemöglichkeiten erfolgreich wehren: Denn mit den Impfstoffen besitzen wir eine sehr wirksame Waffe zur Verhinderung viraler Infektionen. So ließen sich zum Beispiel die Pocken letztlich dank eines umfangreichen Impfprogramms und weltweiter Kampagnen ausrotten, auch andere Erkrankungen wie die Kinderlähmung, haben durch die Impfung ihren Schrecken verloren. Mit noch relativ neuen Impfstoffen können sich gefährdete Personen inzwischen vor der gefürchteten Hepatitis B, einer Leberentzündung, die oft zum Leberkrebs führt, wirkungsvoll schützen. Das letztgenannte Beispiel zeigt übrigens auch, daß wir die Virusinfektionen tatsächlich sehr ernst nehmen müssen. Denn den meisten Fällen von Leberkrebs liegt eine durch Viren verursachte chronische Hepatitis zugrunde. Am Leberkrebs sterben jedoch derzeit weltweit erheblich mehr Menschen als an AIDS.

Die Erfolge der Impfungen haben aber auch einen negativen Effekt: Denn mit dem Verlust der Angst vor diesen Erkrankungen hat hierzulande eine Impfmüdigkeit um sich gegriffen, die dem erneuten Aufblühen von Epidemien und Seuchen Vorschub leistet. So sind in den alten Bundesländern nur etwa 20 Prozent der Kinder gegen Keuchhusten geimpft, und nur etwa jedes zweite Kind ist per Impfung vor Mumps, Masern und Röteln geschützt. Vergessen wird zudem oftmals, daß verschiedene Impfungen im Erwachsenenalter aufgefrischt werden müssen. Nur etwa ein Drittel der Erwachsenen hierzulande hat beispielsweise einen ausreichenden Impfschutz gegen die Kinderlähmung. Mangelnde Aufklärung, die Angst vor der Injektion und auch der Irrglaube, man könne Infektionskrankheiten heutzutage gut behandeln, macht der Infektiologe Professor Dr. Hans Dieter Brede aus Frankfurt für die Tatsache verantwortlich, daß immer weniger Menschen die Chance der Impfung nutzen. Dabei wäre »vorbeugen besser als heilen« – der Spruch ist den meisten von uns bekannt, bezogen auf die Impfungen beherzigen wir ihn aber leider nicht.

Was dies konkret bedeuten kann, zeigt eine Untersuchung in einem Seniorenheim: Dort war eine Grippeepidemie ausgebrochen. 16 Prozent der alten Menschen, die nicht gegen die Grippeviren geimpft waren, mußten in der Klinik behandelt werden, 26 Prozent davon verstarben innerhalb der ersten 14 Tage. Im Vergleich dazu: Nur drei Prozent der geimpften Senioren bedurften einer stationären Behandlung, und in dieser Gruppe verlief die Virusinfektion nur in neun Prozent der Fälle tödlich! Welche dramatischen Folgen die Impfmüdigkeit haben kann, zeigt uns auch das Beispiel der Röteln: Weil viele Frauen im gebärfähigen Alter, die in ihrer Kindheit nicht an Röteln erkrankten, nicht geimpft wurden, kommen auch heute noch eine beträchtliche Anzahl von durch Röteln geschädigte, also mißgebildete Säuglinge auf die Welt. Das wäre durch eine rechtzeitige Impfung der Frauen vermeidbar.

Der moderne Mensch vertraut auf moderne Arzneimittel, so Brede, und hält das Impfen bestenfalls für eine empfehlenswerte Maßnahme in Entwicklungsländern. Just von dort »importieren« wir jedoch viele Keime und speziell Viren, wie zum Beispiel die Hepatitis-Viren. Der Tourismus und die internationalen Handelsbeziehungen geben so diesen Erregern die Chance auf weitreichende Verbreitung. Wir tun ein übriges, wenn wir die Möglichkeiten der Impfung nicht nutzen, zumal eine wirkungsvolle Behandlung derzeit noch nicht einmal in Sicht ist. So gilt zum Beispiel die Kinderlähmung hierzulande als ausgerottet. Durch den steigenden Tourismus gepaart mit der Impfmüdigkeit be-

fürchten die Experten allerdings über kurz oder lang das Wiederein-
schleppen dieser Enteroviren, die für diese Erkrankung verantwortlich
zeichnen. Schon jetzt erkranken jährlich mehrere Bundesbürger an der
Kinderlähmung, weil sie sich auf Reisen mit den Viren infizieren. Daß
die Polioviren erneut zuschlagen können, wenn sie auf ungeimpfte Personen treffen, hat sich im September 1992 in den Niederlanden gezeigt:
Dort kam es unter orthodoxen Calvinisten, die Impfungen aus religiösen Gründen ablehnen, durch eine Infektion bei einem 14jährigen Jungen innerhalb weniger Tage zu einer Polio-Epidemie, bei der in der Folgezeit etwa 60 Menschen an der Kinderlähmung erkrankten. Auch die
»Kinderkrankheiten« Masern, Mumps und Keuchhusten sind hierzulande erneut auf dem Vormarsch, obwohl man schon gedacht hatte, sie kä-
men kaum mehr vor. Diese Annahme hat sich nach Angaben von Professor Brede bitter gerächt, die Impfmüdigkeit hat nach seinen Worten
dazu geführt, daß die Bevölkerung nun generell sehr anfällig gegenüber
Infektionskrankheiten ist. Diese nehmen deshalb auch in unserem modernen Zeitalter stetig zu und neue virale Erkrankungen treten auf
oder wieder auf. Auch der Bundesverband der Kinderärzte klagt über
eine Abnahme der Impfbereitschaft. Sie hat nach Angaben der Organisation bereits dazu geführt, daß Infektionskrankheiten speziell bei Kindern wieder deutlich häufiger werden. Hinzu kommt die weit verbreitete, aber falsche Annahme, durch eine einmalige Impfung in der Kindheit sei man gegen die entsprechende Erkrankung lebenslang geschützt. Das jedoch ist nicht richtig; bei den meisten Impfungen sind
nach drei bis fünf, fast immer jedoch nach zehn Jahren Auffrischungen
erforderlich. Unterbleiben diese Auffrischungen, so treten die sogenannten Kinderkrankheiten altersversetzt auf, das heißt sie treffen die Erwachsenen. Dann jedoch sind diese Kinderkrankheiten um so schlimmer, weil der erwachsene Mensch generell eine schlechtere Abwehrlage
hat und sein Immunsystem demnach mit den Erregern schlechter »fertig wird«.

Nicht zuletzt AIDS – auch immer wieder als die »Pest des 21.
Jahrhunderts« bezeichnet – mahnt uns dabei, Viruserkrankungen allgemein ernster zu nehmen, ihre Erforschung voran zu treiben und die Entwicklung wirksamer Medikamente zu forcieren. AIDS mahnt uns auch,
die gewonnenen Erkenntnisse umzusetzen und die Chancen im Kampf
gegen die Viren – und das heißt heute in erster Linie die Chancen der

Vorbeugung in Form von Impfungen – zu nutzen. Denn die Viren sind bedrohlicher, als es uns vor AIDS bekannt war. Verschiedene Virusarten können, wenn die akute Infektion allem Anschein nach ausgeheilt ist, im Körper in einem inaktiven Zustand verharren. Sie schlagen bei »passender Gelegenheit«, also beispielsweise bei einer vorübergehenden Schwächung der Abwehrlage, erneut zu. Und das oft Jahre und Jahrzehnte nach ihrem Eindringen in den Organismus.

Warum dies so ist, versucht die moderne Virologie zu klären, und dank ihrer Fortschritte haben wir in den vergangenen Jahren viele zusätzliche Informationen über die Regulation unserer Gene und über die Funktionsweise unseres Immunsystems gewonnen. Wir sind weiter gekommen im Verständnis dessen, was Viren sind, wie sie Infektionen verursachen, warum sie den Menschen krank machen und sein Leben bedrohen können. Diese Grundlagen sind unverzichtbar, wenn wir in Zukunft zu neuen Ansätzen im Kampf gegen Viren und Viruserkrankungen kommen wollen.

Die Viren und ihre effektive Bekämpfung werden deshalb eine der wesentlichen Herausforderungen für die medizinische und pharmazeutische Forschung im kommenden 21. Jahrhundert darstellen.

Das Prinzip des geliehenen Lebens

≡ Ein Virus ist ein Virus

Viren sind unglaublich winzige Geschöpfe, sie sind noch weitaus kleiner als Bakterien. Es handelt sich um die kleinsten Lebewesen überhaupt, wenn man denn von Lebewesen sprechen will. Die Viren bestehen nämlich keineswegs aus Zellen, die sonst die Grundlage allen Lebens darstellen. Sie besitzen vielmehr nur einen kleinen Strang Erbinformation und einige wenige Eiweiße, die diese Erbinformation umhüllen. Strukturen, wie sie aus Zellen bekannt sind (wie etwa die Mitochondrien, also die Energiefabriken der Zellen, oder auch andere Organellen), haben die Viren nicht. Sie benutzen deshalb die zellulären Strukturen anderer Organismen, um sich zu vermehren. Sie nisten sich dabei wie ein Parasit in eine Wirtszelle ein und machen sich deren Strukturen und Stoffwechsel zu ihrem eigenen Nutzen regelrecht untertan. Viren sind alleine nicht lebens- oder fortpflanzungsfähig, sondern brauchen für ihre Vermehrung einen »Wirt«. Deshalb wurde und wird immer wieder die Frage diskutiert, ob die Viren tatsächlich Lebewesen sind. Schließlich haben sie zwar einerseits die Möglichkeit, sich zu vermehren, andererseits schaffen sie das nicht so, wie es sonst in der belebten Natur üblich ist, also ohne auf fremde Hilfe zurückzugreifen. Viren haben also eigentlich nur ein »geliehenes Leben«.

Ob es sich bei den Viren wirklich um Lebewesen im engeren oder weiteren Sinne handelt, die Frage ist im Grunde genommen müßig. Denn wir müssen die Viren als Teil des uns umgebenden Lebens hinnehmen und akzeptieren, daß sie für unseren Körper eine Bedrohung darstellen, ob es sich nun um »echte« Lebewesen handelt oder nicht. Denn daß die Viren echte *Krankheitserreger* sind, daran besteht nun wahrlich kein Zweifel. Was das im einzelnen bedeuten kann, hat praktisch jeder schon am eigenen Körper erfahren: Viren verursachen Erkrankungen wie Grippe, Durchfall, Röteln oder Mumps. Sie dringen wie bei einem biologischen Überfall in die Körperzellen des Menschen und selbstverständlich auch der Tiere oder Pflanzen ein, vermehren sich dort und verlassen die Zellen wieder, um andere Körperzellen zu infizieren.

Einige Virenarten können sich in die menschlichen Erbanlagen einbauen und diese zur Produktion virenspezifischer Erbsubstanz oder

Eiweiß zwingen. Dadurch richten sie im Körper mehr oder weniger großen Schaden an: Die Infektion kann wie bei AIDS einem Todesurteil
gleichkommen, sie kann wie bei der Kinderlähmung den Menschen zum
Krüppel machen oder wie bei Leberentzündungen mit einem stark erhöhten Krebsrisiko einhergehen. Sie kann aber auch wie beim Herpes labialis, schmerzhaften Bläschen im Bereich der Lippen, oder bei Darminfektionen im Normalfall nach einigen Krankheitstagen – so unange-
nehm diese auch sein mögen – wieder ausheilen. In manchen Fällen
bleibt das Virus allerdings inaktiviert im Körper enthalten. Es »ruht« in
den Erbanlagen oder bleibt an anderer Stelle der Zelle inaktiv liegen. Zu
einem späteren Zeitpunkt kann es erneut aktiv werden und Beschwerden verursachen. Deshalb muß jede Virusinfektion sehr ernst genommen werden, denn wie sie im Einzelfall den Organismus langfristig beeinflußt und wie sich die Summe der Infektionen auf Dauer auswirkt,
ist bisher nicht genau bekannt.

Doch wir sind den Viren nicht schutzlos ausgeliefert: Unser Immunsystem wehrt die Erreger in der Mehrzahl der Fälle ab, ohne daß
wir selbst dies überhaupt merken. Gefährdet sind allerdings Menschen,
die an einer dauerhaften oder einer vorübergehenden Immunschwäche
leiden. Das ist zum Beispiel bei schweren Grunderkrankungen der Fall
oder nach Organtransplantationen, eventuell auch bei einer banalen Erkältung oder nach intensiven Sonnenbädern. Und, wir können uns über
weite Bereiche vor den Viren schützen. Denn gegen verschiedene dieser
kleinen Erreger stehen inzwischen sichere und wirksame Impfstoffe zur
Verfügung. Als Beispiel seien hier nur die Impfungen gegen Röteln,
Mumps, Kinderlähmung oder die Hepatitis B genannt. Auch gibt es im
Kampf gegen die Viren in jüngster Zeit durchaus Fortschritte. Für die
Behandlung einzelner Virusinfektionen stehen nämlich bereits Medikamente zur Verfügung, die sogenannten Virostatika. Die wissenschaftlichen Forschungen stecken allerdings noch in den Kinderschuhen und
von Erfolgen, wie man sie mit Hilfe der Antibiotika gegen Bakterien er-
zielen kann, sind wir noch weit entfernt. Außerdem wird es wohl nie Virostatika geben, die gleichzeitig gegen viele verschiedene Viren wirksam sind.

Die Strategie der Zukunft wird deshalb zweigleisig fahren müssen. Zum einen gilt es, die vorbeugenden Möglichkeiten durch Impfungen stärker als bisher zu nutzen und durch die weitere Entwicklung wir-

kungsvoller Impfstoffe Viruserkrankungen zu verhindern. Zum anderen wird man, wenn man den Viren ihren Schrecken nehmen will, wirkungsvolle Behandlungsmöglichkeiten entwickeln müssen, also Arzneimittel, die bereits in die Körperzellen eingedrungene Viren abtöten, ohne dabei die Wirtszellen zu schädigen. Und das nicht nur wegen AIDS. Auch bei anderen Erkrankungen, die zum Teil die Lebenserwartung des Betroffenen erheblich einschränken können, werden Viren als Ursache oder zumindest als Mitursache für den Krankheitsausbruch diskutiert. Beispiele hierfür sind der Diabetes mellitus, verschiedene Krebsformen, die rheumatoide Arthritis oder die Multiple Sklerose, bei der die Forscher ebenfalls immer wieder Viren als Krankheitsauslöser vermuten.

Erste Schritte wurden – verstärkt in jüngster Zeit unter dem Druck durch AIDS – unternommen. Doch wird es sicherlich noch Jahre und wahrscheinlich Jahrzehnte dauern, bis wir im Kampf gegen diese kleinen heimtückischen Erreger ähnlich erfolgreich sein werden wie bei den meisten bakteriellen Infektionen – und bis auch andere Viruserkrankungen als die Pocken weltweit als ausgerottet gelten können.

≡ Ein unsichtbares Gift nimmt Gestalt an

Die Entdeckung der Viren ist eine noch relativ junge Geschichte: Schließlich ist es erst etwa 100 Jahre her, daß Dimitri Iwanowski, ein junger russischer Biologe, dem ersten Virus auf die Spur kam. Iwanowski lebte in Petersburg, rauchte gerne und war zudem nicht reich. Folglich züchtete er sich seinen Tabak selbst auf dem Balkon. Dabei fiel ihm auf, daß immer wieder einige Tabakblätter ungewöhnliche mosaikartige Verfärbungen aufwiesen. Sie litten an der Tabak-Mosaik-Krankheit. Das ist – wie man heute weiß – eine Viruserkrankung, welche Tabakpflanzen befällt. Die Blätter der infizierten Pflanze sind nicht mehr einheitlich grün, sondern weisen helle und dunkle Regionen auf. Der junge Biologe zerpreßte die Tabakblätter, zerrieb sie in Wasser und filtrierte den Saft durch ein Leintuch. Das Filtrat injizierte er gesunden Pflanzen und siehe da, sie zeigten ebenfalls nach kurzer Zeit die typischen gefleckten Blätter. Mit dem Filtrat konnten somit andere Blätter mit der Krankheit infiziert werden.

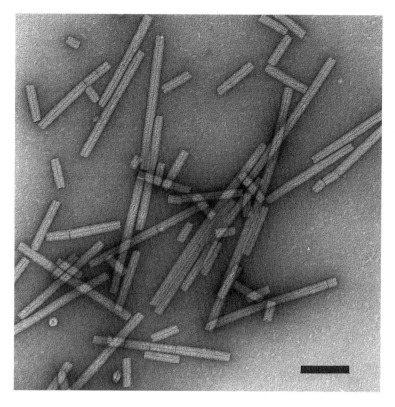

Abb. 1   Nach Isolierung in der Ultrazentrifuge und Negativkontrastierung werden der
          stäbchenförmig-helikale Aufbau des Tabak-Mosaik-Virus und sein Zentralkanal
          erkennbar. Vergrößerung: × 130000, Länge des Balkens: 100 nm

Dimitri Iwanowski beschrieb, daß sich die Krankheit »wie über ein unsichtbares Gift« auf gesunde Pflanzen übertragen läßt. Damit war zweierlei klar: Es handelt sich erstens um eine Infektionskrankheit und zweitens um sehr kleine Krankheitserreger, die im Saft gelöst sind und durch die Poren eines Leintuchs nicht abfiltriert werden können, wie Iwanowski 1892 berichtete. Der russische Botaniker versuchte selbstverständlich, den Preßsaft auch durch einen Porzellanfilter zu filtrieren, mit dem man alle damals bekannten Krankheitserreger zurückhalten konnte. Doch auch dieses Mal erwies sich das Filtrat als infektiös. Logische Schlußfolgerung: Der Erreger mußte weitaus kleiner sein als alle Krankheitskeime, die man zur damaligen Zeit kannte. Die Su-che nach diesen kleinen Krankheitsursachen begann. Dimitri Iwa-nowski hatte damit als erster ein Virus, das später so bezeichnete Tabak-Mosaik-Virus, „eingekreist". Der russische Biologe zog aus seinen Unter-suchungen – wie sich bald herausstellen sollte – leider nicht die richti-gen Schlüsse, er glaubte nicht an einen neuartigen Krankheitserreger, sondern vermutete, daß die Infektion durch ein von Bakterien gebilde-tes Gift ausgelöst wird, so daß ihm aus heutiger Sicht zwar die Beschrei-bung, nicht aber die eigentliche Entdeckung des »ersten« Virus zuge-sprochen werden kann.

Die Geburtsstunde der Virologie läßt sich auch aus anderen Gründen heute nicht mehr exakt angeben, sondern kann lediglich auf das Ende des 19. Jahrhunderts datiert werden: Denn die Grundlagen da-für, daß man später die Viren und Viruserkrankungen überhaupt als sol-che erkennen konnte, wurden mit der *Infektionslehre* gelegt. Das ist leicht verständlich, denn bevor man Viren und ihre krankmachende Wir-kung verstehen kann, muß man zunächst das Prinzip der Infektion selbst verstehen. Man muß dazu begreifen lernen, daß bestimmte Kei-me Erkrankungen von einem Organismus auf den anderen übertragen können. Das war vor einigen hundert Jahren keineswegs selbstver-ständlich, zumal diese Keime sich schließlich dem bloßen Auge entzogen.

Infektionen wurden damals als eine Strafe Gottes für die sündi-ge Menschheit erachtet, eine Einstellung, der man nicht selten auch im Zeitalter von AIDS noch begegnet. Der Begriff »Plage« leitet sich übri-gens von einer solchen Theorie ab: Er geht auf das lateinische Wort »pla-ga« zurück, was soviel bedeutet wie »Schlag« und im altdeutschen mit »himmlischer Strafe« übersetzt wurde. Schon im Altertum wurde dabei von griechischen Heilkundigen, wie etwa Hippokrates, Kometen, aber auch die Atemluft mit der Infektion in Verbindung gebracht. »Ausdün-stungen des Körpers« waren nach Ansicht römischer Mediziner in den früheren Jahrhunderten schuld an der Krankheitsübertragung.

Man suchte in der Folgezeit intensiv nach Substanzen, die »wie ein glimmender Zündstoff«, auch außerhalb des Kranken, »an Kleidern oder anderen Gegenständen haftend«, bei Gesunden den »Fieberbrand entfachen«, ihn »anstecken« können. Diese frühere Vorstellung, die dem Infektionsweg schon recht nahe kam, erklärt unter anderem den im

Volksmund gebräuchlichen Ausdruck der »Ansteckungskrankheit« für die Infektion. Man wußte dabei, daß nicht nur der Zündstoff, sondern auch die Berührung und generell der Umgang mit dem Kranken sowie die Atemluft »ansteckend« sein konnte. Der Begriff »Infektion« geht übrigens auf das lateinische »inficere« (= hineintun) zurück und hatte schon im Altertum neben der Bedeutung »färben« und »vermischen«, die von »vergiften«, »verpesten« oder »anstecken«.

Neben anderen Forschern ist es vor allem Robert Koch (1834–1910) zu verdanken, daß die Infektiologie vorangetrieben wurde, denn er begründete die »Seuchenlehre«. Er prägte die heute so genannten Kochschen Postulate, die noch immer Gültigkeit besitzen: Danach ist eine Infektion dadurch charakterisiert, daß sich im betroffenen Gewebe immer ein entsprechender Keim nachweisen und in Kultur züchten läßt. Bei Einbringen in einen weiteren Organismus verursacht er die gleiche Erkrankung, und er läßt sich auch aus dem so neu infizierten Organismus wieder isolieren. Mit Hilfe dieser Postulate konnten die Erreger bakterieller Infektionen als solche enttarnt werden. Es gelang, viele Erkrankungen und vor allem Seuchen, die die Menschen damals heimsuchten, besser zu verstehen und schließlich auch entsprechende antibakterielle Medikamente zu entwickeln.

Die Anfänge der Virologie werden nach Ansicht namhafter Virologen in ganz wesentlichen Teilen aber auch Louis Pasteur (1822 bis 1895) zugeschrieben. Er beschäftigte sich zunächst mit tierischen und pflanzlichen Erkrankungen und erst später auch mit Krankheiten des Menschen und hier insbesondere mit der Tollwut. Denn Louis Pasteur lebte in Paris, und dort gab es zur damaligen Zeit sehr viele herumstreunende Hunde, die sehr oft mit Tollwut infiziert waren. Es kam häufig zu Bißverletzungen beim Menschen. Diese infizierten sich mit dem Tollwutvirus und der Tod war die unausweichliche Folge. Pasteur suchte intensiv nach dem »Gift der Tollwut«. Er benutzte für dieses »Gift« den sich ursprünglich aus dem Lateinischen ableitenden Ausdruck »le virus« und prägte damit den heutigen Begriff »Virus«, ohne die Natur des Virus selbst aber überhaupt als solche gekannt zu haben.

Pasteur arbeitete dabei eng mit dem Physiker Chamberland zusammen. Dieser stellte Filter mit einer bestimmten Porengröße her, die sogenannten Chamberland-Filterkerzen. Mit diesen ließ sich testen, ob eine Substanz filtrierbar ist oder nicht. Pasteur und Chamberland stellten so fest, daß das Gift, nach dem man suchte, anders als Bakterien durch definierte, sehr kleine Filterporen nicht zurückgehalten werden konnte. Aus dieser Erkenntnis läßt sich auch die um die Jahrhundertwende in der wissenschaftlichen Literatur häufig auftauchende Umschreibung der Viren als ein »filtrierbares infektiöses Agens« verstehen.

Einige Geschichtsschreiber führen die »Geburt der Virologie« aber schon auf das Jahr 1796 und den Forscher Edward Jenner zurück. Jenner, der im englischen Gloucestershire eine Landarztpraxis betrieb, wandte praktisch als erster das Prinzip der Impfung an. Er war auch der erste, der im modernen Zeitalter den Nachweis erbrachte, daß man durch eine Impfung eine Infektion verhindern kann. Jenner »impfte« dabei am 14. Mai 1796 einen kleinen Jungen zunächst mit den Kuhpocken und anschließend mit den echten Pocken – das Kind überlebte die Prozedur.

Dieser Versuch brachte der Impfung – man spricht auch von der »Vakzination« – letztlich ihren Namen ein. Er begründet sich auf dem lateinischen Begriff »Vaccinia« für »Kuhpocken«, der sich von dem Wort für Kuh »Vacca« ableitet. Heute würde man einen solchen »heroischen« Versuch als unmenschlich ablehnen. Damals war dies jedoch völlig anders: Die sogenannte Variolation, also das Einbringen von Pustelinhalt von Menschen mit leicht verlaufenden Pocken als Impfung in die Haut Gesunder – oder einfach das Schnupfen pulverisierter Krusten –, war damals gang und gäbe.

Denn die Menschen hatten schon lange beobachtet, daß man bestimmte Erkrankungen – sofern man sie überlebt – nur einmal im Leben mitmacht. Deshalb wurde speziell bei den Pocken schon sehr früh versucht, durch das Einimpfen des Pockeneiters von Pockenkranken in die Haut von Gesunden ebenfalls eine solche Immunität zu erzeugen – ein nicht ungefährliches Verfahren, denn durch Überimpfung konnte schließlich die Erkrankung regelrecht provoziert werden. Es wird in der Literatur entsprechend von einer Sterblichkeit von immerhin bis zu einem Prozent bei diesem Verfahren berichtet. Einer solchen freiwilligen Infektion unterzogen sich dennoch beispielsweise viele Frauen, weil sie bei schwerem Pockenverlauf eine Narbenbildung und damit schlechtere Chancen auf dem Heiratsmarkt fürchteten.

Außerdem hatte die Variolation – so die Berichte der damaligen Mediziner – wohl den Vorteil eines insgesamt deutlichen Rückgangs der Pockensterblichkeit bei den geimpften Personen. Das Verfahren soll bereits 1500 vor Christus in Indien und später auch in China angewandt worden sein. Es gelangte während der osmanischen Herrschaft in die Türkei und von dort im 17. Jahrhundert auch nach Westeuropa. Die Methoden der Variolation waren dabei vielfältig: In China blies man den »Impflingen« Borkenpulver in die Nase und schob einen Baumwollbausch mit frischem Pusteleiter hinein. In Armenien steckte man Pokkenschorf in Rosinen und ließ sie verschlucken, während in der Türkei bereits die Variolation über Hautschnitte bevorzugt wurde. Üblich war auch das »Pockenkaufen«. Dabei ließ man nichtimmune Kinder gegen Bezahlung neben Kindern mit einer milden Pockenerkrankung schlafen. Sie sollten sich mit den milden Pocken infizieren, um gegen eine schwere Krankheitsform immun zu werden. Oder man legte ein gewaschenes Geldstück auf reife Pocken und band dieses dann auf einen Arm oder ein Bein des noch Gesunden, der immunisiert werden sollte.

Wichtige Hinweise auf die Natur der Viren kamen außerdem aus der Tiermedizin und sind hier speziell der Maul- und Klauenseuche zu verdanken. Es waren die beiden deutschen Wissenschaftler Friedrich Löffler und Paul Frosch, die um das Jahr 1898 erkannten, daß diese Erkrankung durch ein bis dato unbekanntes infektiöses Agens übertragen wird. Dieses Postulat hatte – wie sich später zeigen sollte mit Recht – schon Pasteur für die Tollwut erhoben. Löffler und Frosch beobachteten, daß der »neue« Erreger auf normalen bakteriologischen Nährböden nicht wächst, sich aber über Rinder vermehren läßt, daß er also, anders als die Bakterien, nicht alleine lebensfähig ist und zu seiner Fortpflanzung und Vermehrung einen Wirt braucht. Sie demonstrierten auch, daß er sogenannte bakteriendichte Filter passiert und selbst mit einem Mikroskop nicht zu beobachten ist.

Man charakterisierte die Viren deshalb in Abgrenzung zu den Bakterien zunächst als *selbst unter dem Mikroskop nicht sichtbare* und *nicht filtrierbare infektiöse Erreger,* die sich nicht auf Nährböden, sondern *nur in lebenden Organismen* züchten lassen. Diese scharfsinnigen Beobachtungen haben sich in der modernen Virologie nicht bestätigt. Eine stürmische Entwicklung folgte den Arbeiten von Löffler und Frosch. Sie mündete darin, daß man um die Jahrhundertwende das erste den Menschen krank machende Virus entdeckte: Es handelte sich um das Gelbfiebervirus.

Ein weiterer Meilenstein wurde in den frühen dreißiger Jahren durch die Elektronenmikroskopie erreicht. Denn während mit dem Lichtmikroskop »nur« etwa bis zu 2000fache Vergrößerungen möglich sind, schaffte es das Elektronenmikroskop, einen Gegenstand mehrere hunderttausendmal zu vergrößern. Damit lassen sich auch winzig kleine Strukturen wie diejenigen der Viren sichtbar machen. Es gelang somit erstmals, durch Ablenkung der Elektronenstrahlen Viren als Schatten sichtbar zu machen. Es gab runde und ovale Viren, langgestreckte und solche, die wie eine Projektilkugel aussehen, und man begann, die Strukturen näher zu analysieren. Dabei zeigten sich unterschiedliche Symmetrien, die auch heute noch zur Unterscheidung und Klassifizierung der vielen verschiedenen Virusarten mit herangezogen werden.

Trotz der geschilderten Fortschritte mag man bis auf den heutigen Tag gelegentlich den Eindruck haben, daß die Bakteriologen den Virologen in ihren wissenschaftlichen Arbeiten deutlich überlegen waren und sind, da sie immerhin Therapiemöglichkeiten entwickelt haben, nach denen bei Virusinfektionen nach wie vor fieberhaft gesucht wird. Allerdings tut man damit den Virologen unrecht: Sie haben und hatten praktisch immer erschwerte Arbeitsbedingungen. Das gilt insbesondere für die Entwicklung von Wirkstoffen gegen die jeweilige Infektion. Denn die Bakterien sind völlig anders aufgebaut als die Viren. Sie besitzen eine zelluläre Grundstruktur, welche von einer Zellwand umgeben ist. Das unterscheidet diese Erreger nicht nur von den Viren, sondern auch von den normalen menschlichen Körperzellen, die zwar eine Zellmembran, aber keine Zellwand besitzen, und erleichtert die Entwicklung von antibakteriell wirksamen Medikamenten.

Denn will man eine bakterielle Infektion bekämpfen, so bietet es sich an, nach Substanzen zu fahnden, die gezielt die Zellwand zerstören oder ihre Synthese hemmen. Dann nämlich sterben die Bakterien ab oder können sich zumindest nicht mehr vermehren, die Infektion kommt zum Stillstand. Ein zweiter Mechanismus der Bakterienbekämpfung kann darin bestehen, daß die Bildung anderer bakterienspezifischer Grundbausteine, die für die Vermehrung der Erreger unerläßlich sind, unterbunden wird. Bei der Suche nach Verbindungen mit sol-

chen Wirkprinzipien wurde man relativ schnell fündig: Mit den Sulfon-
amiden gab es bereits Mitte der 30er Jahre erste wirksame antibakterielle Substanzen. Diese greifen in den Aufbau von Purinbasen der Nukleinsäuren ein und verhindern so die Bildung neuer Erbmasse für Bakte-
riennachkommen. Die klassischen Antibiotika, wie etwa das Penicillin
und seine Nachfahren, welche die Bildung von Zellwandbausteinen blok-
kieren, werden vor allem seit den 40er und 50er Jahren eingesetzt.

Anders ist die Situation bei der Suche nach Medikamenten gegen Viren, bei denen wir bis heute auf den rechten Durchbruch noch warten. Das allerdings läßt sich durch die Struktur und die Eigenschaften
der Viren erklären. Einerseits erschwert die hohe Wandlungsfähigkeit
der Viren diese Forschungen, zum anderen lauern aber auch noch weitere Schwierigkeiten: Denn Viren lassen sich nicht wie Bakterien auf einfachen Nährböden in Kultur vermehren. Sie sind vielmehr auf die Zellen ihres Wirtes angewiesen. Bakterien vermehren sich dagegen selb-
ständig und brauchen zum Wachstum lediglich bestimmte Nährstoffe.
Bringt man sie auf einen entsprechend vorbereiteten Nährboden in einer einfachen Glasschale, so können sie sehr schnell in großer Konzentration heranwachsen. Bei den Viren geht das leider nicht, da sie sich
nur in fremden Zellen »fortpflanzen« können.

Das hat und hatte zwei Nachteile: Sucht man nach einem antibakteriell wirksamen Arzneimittel, so muß man selbstverständlich testen können, ob dies ausreichend wirkt oder nicht. Das überprüft man
am besten zunächst außerhalb des Körpers – der Fachmann nennt dies
in vitro –, bevor das Medikament bei Tieren oder gar am Menschen getestet wird. Bei Bakterien läßt sich sehr einfach kontrollieren, ob ein Wirkstoff antibakteriell ist: Man gibt Bakterien auf einen »unbehandelten«
Nährboden und vergleicht deren Wachstum mit einer Bakterienkultur,
die zuvor mit dem zu testenden Wirkstoff versetzt wurde. Ist dieser antibakteriell, so werden die Bakterien in der vorbehandelten Testschale
nicht mehr oder eventuell nur noch erheblich langsamer wachsen können. Bei Viren ist ein solcher einfacher Test aus den genannten Gründen
nicht möglich.

Erleichtert wurde die Virusforschung erst mit dem Einführen
von Zellkulturen. Denn als die Forscher erkannten, daß sich einzelne
Zellen aus Embryonalgewebe oder aus speziellen Geweben lebender Or-

ganismen außerhalb des Körpers, also in einer Zell- oder Gewebekultur, vermehren lassen, wurde die Anzüchtung von Viren einfacher. Viele Viren können sich nämlich an solche Zellen anheften, in die sie eindringen und sich in ihnen wie in Körperzellen vermehren. Man kann die Viren somit in diesen Zellinien züchten; und zwar werden je nach Virus Zellen aus bestimmten menschlichen oder tierischen Geweben in Kultur gebracht. Damit sind Schwierigkeiten vergangener Tage zumindest teilweise behoben. Denn Polioviren wurden zum Beispiel früher hauptsächlich in Affen vermehrt. Heute legt man entsprechende Zellkulturen an, und die Niere eines Affen liefert mehr als zweitausend Zellkulturen, die zudem noch sehr viel empfindlicher reagieren.

Das zeigt die Größenordnungen, die in wenigen Jahren übersprungen werden konnten. Es zeigt auch die Probleme, vor denen die Forscher vergangener Tage standen und erklärt beispielsweise, warum die Viren zuerst an der Tabakpflanze entdeckt wurden: Diese konnte man schließlich in beliebiger Menge züchten und man konnte sich so problemlos ausreichend Virusmaterial für die Analysen und Versuche besorgen.

Etwa seit den 50er Jahren arbeiten die Wissenschaftler mit Zellkulturen und damals konnten relativ rasch sowohl Mumps- und kurze Zeit später erstmals auch Polioviren in der Zellkultur gezüchtet werden. Damit war eine wesentliche Voraussetzung für die Geburtsstunde der Molekularbiologie gegeben, ohne die eine moderne Virologie heute nicht mehr denkbar wäre.

Allerdings können bis auf den heutigen Tag nicht alle Viren in Zellkulturen vermehrt und so gezüchtet werden. Bei den Forschungen waren die Wissenschaftler – und sie sind es zum Teil heute noch – deshalb auf Versuche mit Tieren angewiesen. Das aber ist in aller Regel aufwendig und langwierig und mit ein Grund dafür, warum die Bakteriologen, die »ihre Bakterien« auf Nährböden leichter handhaben können, relativ schnell effektive Behandlungsmöglichkeiten anbieten konnten und so bisher allem Anschein nach erfolgreicher waren als die Virologen.

Hinzu kommt, daß viele Viren wirtsspezifisch sind, sich also nur in bestimmten Tierarten vermehren lassen. So befällt das Masernvirus lediglich den Menschen, nicht aber Tiere. Andere Viren dagegen lassen sich auch in Tieren vermehren, allerdings gelingt es nicht immer, das Virus an kleinere Tiere anzupassen, die einfach zu handhaben sind und groß angelegte Studien ermöglichen. Das HI-Virus ließ und läßt sich beispielsweise nicht an relativ einfachen Tieren, wie zum Beispiel Mäusen oder Fröschen, studieren. Man ist bei den Forschungen deshalb auf Affen angewiesen, und Tierversuche mit solch großen und relativ hochstehenden Tierarten sind ethisch problematisch, zahlenmäßig stark eingeschränkt und zudem aufwendig und sehr teuer.

Bis auf den heutigen Tag fehlen bei vielen Virusarten geeignete Tiermodelle, mit deren Hilfe man die Forschungsarbeiten vorantreiben könnte. Dies erklärt unter anderem die zum Teil zähen Fortschritte in der Virologie der vergangenen Jahre und erschwert heute noch die Suche nach effektiven Medikamenten und Impfstoffen.

≡ Vielfältige Strukturen, einheitlicher Mechanismus

»Schmarotzer, Diebe, Räuber« – so werden Viren oft bezeichnet, ja sogar als »Mörder« oder als »Zellpiraten«. Schon diese Namen charakterisieren ein wesentliches Merkmal dieser winzigen Organismen, das sie von allen lebenden Organismen im klassischen Sinne unterscheidet: Viren sind auf andere angewiesen. Um sich zu vermehren, müssen sie in die Zellen eines Wirtes eindringen. Sie benutzen dann dessen Stoffwechsel für ihre Zwecke und vermehren sich quasi über die zellulären Strukturen ihres Wirtes. Je nach Virustyp reicht die Palette der Organismen, die als Wirt in Frage kommen, dabei von Mensch über Tier und Pflanze bis hin zu den Bakterien.

Das mag unter anderem auch erklären, warum die Viren so viel kleiner noch als die Bakterien sind. Anders als jede normal lebende und sich fortpflanzende Zelle kann das Virus nämlich auf viel Ballast verzichten: Es hat keinen eigenen Stoffwechsel, sondern bedient sich bei seinem Wirt. Da es dort schmarotzt, sind zelluläre Strukturen, die der Verdauung, Energieproduktion und der Bereitstellung lebensnotwendiger Substanzen, also insgesamt dem Stoffwechsel dienen, überflüssig. Dies alles »leiht« das Virus sich bei seinem Wirt aus. Es scheint diesen regelrecht zu überfallen und sich untertan zu machen. Daher kann es selbst »mit leichtem Gepäck« reisen.

Die Größe der Viren liegt dabei zwischen 25 (Maul- und Klauenseuche-Virus) und 300 (Pockenvirus) Nanometer. Bei einem Nanometer (gebräuchlich ist die Abkürzung nm) handelt es sich um 10 hoch minus 9 Meter oder anders ausgedrückt um 0,000000001 Meter.

Außerhalb der Wirtszelle verhalten sich die Viren inaktiv. Sie können sich nicht aus eigener Kraft fortbewegen, sondern sind darauf angewiesen, auf einen bestimmten Wirt übertragen und in dessen Organismus sogar an die eigentliche Wirtszelle herangetragen zu werden. Außerhalb des Wirtes haben einige Viren nur sehr kurze Überlebenszeiten, andere können sich dagegen über Monate und zum Teil Jahre »halten«. So kann beispielsweise das HI-Virus ohne besonderes Milieu in aller Regel nur wenige Minuten außerhalb des Körpers überleben. Es muß somit direkt von Körper zu Körper übertragen werden, was die Infektion über Sexualkontakte erklärt. Viren, wie das Hepatitis A-Virus, sind gegen äußere Einflüsse resistenter und sterben außerhalb des Wirtes nicht direkt ab. Sie werden mit dem Kot ausgeschieden und können deshalb unter schlechten hygienischen Verhältnissen zum Beispiel mit kontaminiertem Wasser übertragen werden. Über den Magen-Darm-Trakt gelangen sie dann eine ganze Zeit später wieder in den Körper. Sie können die Darmwand passieren und über das Blut in die eigentliche Zielzelle, die Leberzelle, gespült werden, wo sie sich dann erneut vermehren. Dieser Übertragungsweg wäre undenkbar, wenn das Hepatitis A-Virus nicht längere Zeit außerhalb des Körpers existieren könnte.

Viren bestehen immer aus mindestens einem Strang einer Nukleinsäure sowie einigen wenigen Eiweißverbindungen. Die Nukleinsäure trägt die Erbinformation und bildet den Kern, auch *Core* genannt. Die Eiweißverbindungen (Proteine) umgeben den Kern in Form eines schützenden Mantels (Kapsid). Manche Viren besitzen darüber hinaus noch eine weitere Schicht aus Fettsubstanzen (Lipiden), die sogenannte Hülle (Envelope). Diese wenigen Bauelemente können aber bei den einzelnen Virenarten in ganz unterschiedlichen Strukturen vorliegen. Daher rührt auch die Spezialisierung auf die verschiedenen Wirte. Während der Kern vor allem die Aufgabe hat, für die Vermehrung des genetischen Materials zu sorgen, ist die Hülle außer für den Schutz der Erbsubstanz auch dafür verantwortlich, daß die Wirtzelle tatsächlich gefunden und erkannt wird.

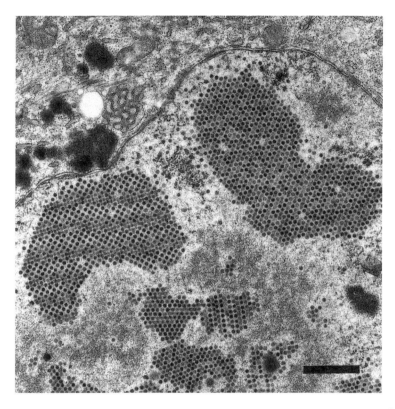

Abb. 2   Adenoviren in dichter, parakristalliner Packung im Kern einer infizierten Zelle
(Ultradünnschnitt).
Vergrößerung: × 15 000, Länge des Balkens: 1 µm

Dieses Erkennen funktioniert über spezielle Strukturen, wie
zum Beispiel bestimmte Proteinkombinationen oder Verbindungen aus
Proteinen mit Zuckerresten, auf der Oberfläche der Viren und derjenigen der Körperzellen. Denn auch die Oberflächen der Zellen im Organismus sind sehr unterschiedlich. Je nach Zelltyp gibt es bestimmte Oberflächenstrukturen, die wie Antennen aus der Zellmembran herausragen und von bestimmten Molekülgruppen gebildet werden. Man bezeichnet sie als Rezeptoren. Diese können von den Viren als Rezeptor der
Wirtszelle erkannt werden. Sie heften sich an, streifen ihre Hülle ab
und dringen in das Innere der Wirtszelle, wo sie sich schließlich vermehren können.

Dieser vereinfacht dargestellte Mechanismus funktioniert – mehr oder weniger kompliziert abgewandelt – vom Grundsatz her bei jeder Virusinfektion gleich. Er erklärt, warum zum Beispiel Erkältungsviren spezifisch die Schleimhäute von Nasen und Rachen befallen, Hepatitis-Erreger gezielt die Leber angreifen und HIV das Immunsystem. Allerdings gibt es eine Reihe von Viren, die sich nicht nur in einer einzigen, bestimmten Wirtszelle vermehren, sondern verschiedene Zellen infizieren können. Andererseits kann wiederum eine bestimmte Körperzelle, wie zum Beispiel die Leberzelle, von den verschiedensten Viren als »geeignete« Wirtszelle akzeptiert werden. Sie alle verursachen eine Entzündung der Leberzellen, eine Hepatitis. Dies ist von Picorna-Viren (Hepatitis A) bekannt, aber auch von den Hepadnaviren (Hepatitis B), Togaviren (Hepatitis C) und Calici-Viren (Hepatitis E).

Je nach Virusart können also Kern und Hülle unterschiedlich gebaut sein. Das macht man sich inzwischen bei der Unterscheidung und Klassifizierung der verschiedenen Virusfamilien zunutze. Früher wurden die Viren danach unterteilt, welche Organe sie im wesentlichen befallen: So bezeichnete man die Viren, die den Magen-Darm-Trakt attackieren, als Enteroviren und solche, die vorwiegend die Leber schädigen, als hepatotrope Viren. Viren, die das Nervensystem befallen, klassifizierte man als neurotrop, solche, die Hauterscheinungen hervorrufen, als dermatotrop. Allerdings stieß man mit dieser Klassifizierung sehr bald an Grenzen: So erkannte man schnell, daß die meisten Viren zugleich verschiedene Organsysteme befallen können und keineswegs allein auf die Haut oder den Magen-Darm-Trakt beschränkt sind. Zum Beispiel das Herpesvirus: Es ruft im wesentlichen – etwa beim Herpes labialis, den weitverbreiteten schmerzhaften Lippenbläschen – Hauterscheinungen hervor, ist also dermatotrop. Klingt die akute Infektion ab, so zieht sich das Virus – bis zur nächsten Attacke – ins Nervengewebe zurück. Es ist somit auch neurotrop.

Schon dieses eine Beispiel zeigt die Schwierigkeiten der früheren Klassifizierung. Sie lassen sich bei fast allen Viren feststellen: So sind die Polioviren im wesentlichen auf den Magen-Darm-Trakt beschränkt und damit eindeutig den Enteroviren zuzuordnen. Eins von tausend Viren gelangt allerdings ins Nervensystem und kann hier folgenschwere Schädigungen – die in früheren Jahren so gefürchtete Kinderlähmung – auslösen. Diese neurotrope Eigenschaft des Virus, dem dieses jedoch seinen Bekanntheitsgrad verdankt, ist somit »unbeabsichtigt« wie ein Unfall.

Weil die Klassifizierung über befallene Organsysteme recht kompliziert war, ist man inzwischen dazu übergegangen, die Viren anhand einfacher physikalischer Gesetzmäßigkeiten und Grundzüge ihrer Struktur zu beschreiben. Dabei charakterisiert man das Virus zunächst nach der Struktur seines Kerns. Das genetische Material kann nämlich grundsätzlich in zwei verschiedenen Formen vorliegen, und zwar als sogenannte RNA oder als DNA. RNA steht dabei als Abkürzung für den englischen Begriff *Ribonucleicacid*, zu deutsch »Ribonukleinsäure«, während DNA ausgeschrieben *Desoxyribonucleicacid* heißt und übersetzt »Desoxyribonukleinsäure«. Die Nukleinsäuren selbst sind Grundlage jeglichen genetischen Materials, sei es nun in Menschen, Tieren oder Pflanzen. Sie sind die Träger der Erbinformation und damit verantwortlich dafür, daß der Mensch ein Mensch, die Maus eine Maus und das Masernvirus ein Masernvirus ist. Sie enthalten die für das Leben und die Fortpflanzung des jeweiligen Organismus notwendigen Informationen.

DNA und RNA liegen als langgestreckte Moleküle vor. Sie bestehen aus einzelnen Untereinheiten, den sogenannten Nukleotiden, die zu einer langen Kette miteinander verknüpft sind. Die Nukleotide setzen sich wiederum aus drei Teilen zusammen: einem Zuckermolekül, einem Phosphatmolekül sowie eine von vier möglichen Basen. Zuckermolekül und Phosphatrest sind dabei im Wechsel miteinander verbunden. Sie bilden praktisch das Rückgrat von DNA und RNA. An ihnen werden die Basen regelrecht »aufgehängt«. Sie, bzw. genauer die Abfolge ihrer Anordnung im Strang, sind streng genommen der Schlüssel der Information, der genetische Code, der über die RNA und DNA weitergegeben wird. Dadurch werden DNA und RNA zu Trägern der Erbinformation.

DNA und RNA unterscheiden sich in zwei wesentlichen Punkten: Als Zucker wird in DNA-Nukleotide Desoxyribose eingebaut, in RNA-Nukleotide Ribose. Die beiden Zucker haben eine leicht verschiedene Grundstruktur. Beide Nukleinsäuretypen enthalten vier verschiedene Basen, doch sind die vier bei DNA und RNA nicht identisch. Während der genetische Code nämlich in der DNA mit den Basen Adenin, Guanin, Cytosin und Thymin festgeschrieben wird, findet man in der RNA

Thymin stets durch Uracil ersetzt. Um eine bestimmte Basenfolge anzugeben, werden die Anfangsbuchstaben ihrer Namen aneinandergereiht, z. B. AGCTTAG. Die Abfolge der Basen, also ihre Sequenz, kodiert für bestimmte Informationen, wie etwa die Bildung eines Proteins.

Die DNA liegt außerdem normalerweise als Doppelstrang vor, denn die Basen können sich untereinander »paaren«. Dies geschieht jedoch nicht über feste chemische Bindungen, sondern durch Anziehungskräfte, die folglich leicht gelöst werden können. Das führt einerseits dazu, daß die DNA normalerweise nicht einsträngig, sondern in Form von zwei spiralig aufgewundenen Strängen (Doppelhelix) vorliegt, daß diese aber andererseits nicht aufgetrennt werden können, um die genetische Information zugänglich zu machen.

In den Viren kann das Erbmaterial in unterschiedlichen Formen vorliegen: So bestehen zum Beispiel Herpesviren aus einem DNA-Doppelstrang, während Parvoviren nur einen DNA-Einzelstrang besitzen. In beiden Fällen spricht man von DNA-Viren und grenzt diese gegen die RNA-Viren ab. Hierher gehören beispielsweise die Polioviren, die aus einem einzigen RNA-Strang bestehen wie auch die Reoviren mit ihrer doppelsträngigen RNA. Die RNA-Viren können außerdem als Plusstrang- (zum Beispiel beim Poliovirus) oder als Minusstrangviren (zum Beispiel beim Grippevirus) vorliegen. Während bei der Plusstrang-RNA die genetische Information direkt in der infizierten Zelle umgesetzt werden kann, muß die Minusstrang-RNA später in der Zelle zunächst in eine Plusstrang-RNA übersetzt werden. Die Plusstrang-RNA wird in der wissenschaftlichen Literatur auch als *positive* oder *Sense-RNA* bezeichnet, die Minusstrang-RNA entsprechend als *negative* oder *Antisense-RNA*.

Die unterschiedliche Struktur der Viren macht man sich unter anderem bei der Suche nach neuen antiviralen Wirkstoffen zunutze, was aber in einem späteren Kapitel ausführlicher dargestellt werden soll.

Als zweites Beschreibungskriterium dient die Virushülle, und hier sind sehr vielfältige Strukturen möglich. Denn die Hülle wird aus mehreren Proteinen aufgebaut, die aber völlig unterschiedlich angeordnet sein können. Es gibt Viren, die aussehen wie ein Stäbchen. Doch die umgebenden Eiweiße können sich auch zu geometrischen Strukturen

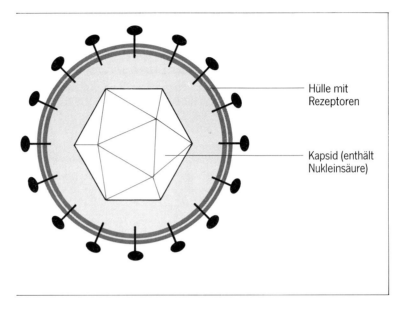

Abb. 3   Viren bestehen im wesentlichen aus einem Kern, der die Nukleinsäure enthält,
und einer Hülle, die mit Rezeptoren besetzt sein kann. Allerdings können sowohl
der Kern als auch die Hülle sehr unterschiedlich aufgebaut und gestaltet sein.

zusammenlagern, so z. B. zu einer Helix. Das ist beim Tabak-Mosaik-Virus (TMV) oder beim Influenzavirus, dem Erreger der Grippe, der Fall.

Andere Viren bauen noch kompliziertere geometrische Strukturen zumeist als Polyeder, also Strukturen mit vielen Flächen, auf. So haben zum Beispiel sehr viele Pflanzenviren die Form eines Ikosaeders (20-Flächner). Denkbar sind theoretisch fast alle geometrischen Konstruktionen vom Tetraeder, also einem Vierflächner, der von vier gleichseitigen Dreiecken gebildet wird, bis hin zu hochkomplexen Strukturen.

Hinzu kommt, daß die Oberfläche nicht glatt sein muß, sondern aussehen kann, als würde sie mehrere oder sogar viele kleine Antennen tragen. Die kleinen Antennen werden ebenfalls von Eiweißverbindungen gebildet und übernehmen wichtige Funktionen für das Virus bei seinem Weg in die Wirtszelle. Ferner kann man die verschiedenen Virenarten zusätzlich danach unterscheiden, ob sie von einer weiteren Hülle, die manchmal neben den Eiweißen auch fettartige Moleküle (Lipide) enthält, umgeben sind.

Mit diesen Informationen im Hinterkopf versteht man, warum die Viren, die in ihrem Aufbau ja alle einem einheitlichen Prinzip folgen, derart unterschiedlich sein können und derart viele verschiedene Erkrankungen bei verschiedenen Organismen hervorrufen können. Sie haben ungeahnt viele Möglichkeiten für ihren strukturellen Aufbau, vergleichbar den hausbaulichen Möglichkeiten des Menschen. Schließlich dienen die Strohhütte in Mombasa und das Super-Luxus-Hochhaus in New York auch dem gleichen Zweck: Sie geben dem Menschen ein Dach über dem Kopf. Doch welche Welten – und wie vielfältige Möglichkeiten unterschiedlicher Bauformen – liegen zwischen diesen beiden Extremen. Ähnlich ist es mit den Viren: Auch hier ist das Prinzip das gleiche. Das Virus besteht im Grund aus Kern und Hülle. Die Hülle kann aber ähnlich unterschiedlich gebaut sein wie ein Haus.

Das vollständige, ausgereifte Viruspartikel bezeichnet man in der Fachsprache als *Virion.* Der umschließende Proteinmantel wird *Kapsid,* seine Untereinheiten Kapsomere genannt. Läßt sich im Kapsid das genetische Material als eigene Struktur erkennen, so spricht man von einem *Viruskern* oder auch einem *Core.* Man kann dann diesen Viruskern gegen die Hülle – auch *Envelope* genannt – abgrenzen. Den die Nukleinsäure enthaltenden Kern und das Kapsid kann man auch als *Nukleokapsid* bezeichnen. Entsprechend ihrer Struktur werden die Viren zu verschiedenen Virenfamilien zusammengefaßt. So sind beispielsweise Adenoviren immer charakterisiert durch DNA und einen ikosaedrischen Aufbau, wobei die Kapsomeren mit jeweils einer Antenne ausgestattet sind. Herpesviren enthalten ebenfalls DNA, haben aber eine kubische Struktur und besitzen eine Hülle um das Kapsid. Dieses besteht aus 162 Kapsomeren. Retroviren sind dagegen RNA-Viren, sie sind sphärisch und umhüllt, besitzen einen inneren ikosaedrischen Aufbau und tragen eine Vielzahl von Strukturen auf der Hülloberfläche.

Gegenüber diesem runden, kugeligen Aufbau erscheinen die Rhabdoviren wie ein Geschoß (mit einem abgerundeten und einem geraden Ende). Sie bestehen aus RNA und besitzen ein langes röhrenförmiges Kapsid mit einer spiraligen Symmetrie. Das Tabak-Mosaik-Virus ist dagegen stäbchenförmig aufgebaut. Jedes Virion umfaßt immerhin 2130 Hüllprotein-Untereinheiten, die jeweils aus 158 Aminosäuren bestehen. Die Untereinheiten sind spiralförmig um eine Längsachse angeordnet, so daß es von oben betrachtet wie ein Schneckenhaus aussieht.

Im Inneren der Spirale befindet sich aufgewunden der RNA-Strang des Tabak-Mosaik-Virus. Schon diese wenigen Beispiele zeigen, wie vielfältig die Strukturmöglichkeiten der Viren sind. Sie werden dabei anhand der spezifischen Strukturen zu Familien zusammengefaßt. Diese können über besondere Merkmale weiter in Unterfamilien unterteilt werden.

Sehr oft lassen Aufbau und Geometrie eines Virus Rückschlüsse auf seine Eigenschaften und unter Umständen auch auf seinen Infektionsweg und die befallenen Organe zu. Die Frage, ob das Virus eine komplizierte Hülle aufweist oder nicht, ist etwa für seine Reifung in der Zelle und für seine Stabilität außerhalb des Wirtes von entscheidender Bedeutung. Das wiederum hat Rückwirkungen auf den Infektionsweg. Bei den Masernviren handelt es sich beispielsweise um instabile Viren, die dafür aber sehr leicht übertragen werden, also hochinfektiös sind. Sie können als Tröpfchen über mehrere Meter von Mensch zu Mensch weitergegeben werden! Außerhalb des menschlichen Körpers können diese Viren aber kaum überleben.

Ganz anders die Polioviren. Sie sind sehr stabil und resistent gegenüber Hitze oder Kälte und allgemein gegen viele äußeren Einflüsse. Sie überleben leicht außerhalb des menschlichen Körpers und halten sich sogar im Abwasser längere Zeit »über Wasser«. Entsprechend werden sie vorwiegend durch Schmutz- und Schmierinfektionen übertragen. Daß die Polioviren eine stabile Struktur aufweisen müssen, erkennt man schon daran, daß sie normalerweise über den Magen-Darm-Trakt in den Körper aufgenommen werden. Sie müssen dabei den Magen passieren, in dem durch die Magensäure ein extrem saures Milieu herrscht. Einem weniger stabilen Virus wäre dies unmöglich. Zum Beispiel überstehen die sogenannten Rhinoviren (typische Erkältungsviren) eine solche Magen-Passage nicht – mit ein Grund dafür, daß sie einen Schnupfen, nicht aber eine Darmgrippe hervorrufen. Die Struktur eines Virus hat also weitreichende Konsequenzen: Sie ist eindeutig mit für die Stabilität und damit für die Übertragungswege und die Infektionswege im Körper verantwortlich.

Die Struktur gibt uns aber möglicherweise auch Ansatzpunkte für eine Bekämpfung des Virus, indem man etwa dessen Verbreitungswege durchkreuzt und unpassierbar macht. Das können höchst unkon-

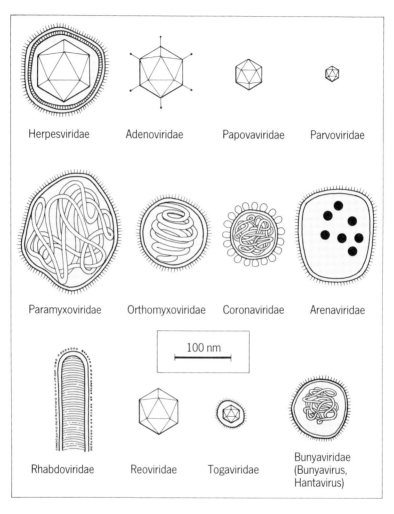

Abb. 4   Viren können anhand ihres Aufbaus voneinander unterschieden und
          verschiedenen Familien zugeordnet werden. Einen weitverbreiteten Bauplan stellt
          der Ikosaeder dar. Er findet sich zum Beispiel bei den Adenoviren, den
          Papovaviren oder den Togaviren. Das Rhabdovirus hat dagegen eine längliche
          Struktur und ähnelt optisch einem Geschoß. Doch auch die Hülle ist für die
          Klassifizierung wichtig: Für die Herpesviren ist beispielsweise charakteristisch,
          daß sie eine zusätzliche Hülle um das Nukleokapsid bilden.

ventionelle Wege sein: So kann man rein theoretisch laut Professor Dr. Hans Eggers vom Institut für Virologie der Kölner Universität die Masern »sehr leicht« ausrotten: Man müßte »lediglich« alle noch empfänglichen Menschen, also all jene, die noch nicht an Masern erkrankt waren, für einen Monat isolieren. Denn das Virus ist sehr instabil und kann außerhalb des menschlichen Körpers nur sehr kurze Zeit überleben. Erreicht es nicht innerhalb weniger Stunden oder Tage einen Wirt, in dem es sich vermehren kann, so muß das Virus absterben. Es hätte seine Rechnung im wahrsten Sinne des Wortes »ohne den Wirt« gemacht. Selbstverständlich ist eine weltweite Ausrottung des Masernvirus in der Realität bestenfalls über konsequente Impfungen, nicht aber über die Isolation der noch empfänglichen Menschen möglich.

Aus dem Aufbau und den Eigenschaften läßt sich unter Umständen auch auf das Alter eines Virus schließen. Auch hier kann das Masernvirus als Beispiel dienen. Es kann sich nämlich, so Eggers, nur um ein sehr junges Virus handeln. Denn das Masernvirus befällt nur den Menschen, nicht aber Tiere. Es hinterläßt nach der Infektion zudem eine lebenslange Immunität. Das heißt: Jeder Mensch kann nur einmal im Laufe seines Lebens an Masern erkranken. Die Masern können außerdem nicht in Tieren überleben, die dann quasi ein Virusreservoir darstellen würden, von welchen zu einem späteren Zeitpunkt neue Infektionen auf noch nicht immune Menschen ausgehen könnten.

In alten Gesellschaftsformen wäre das Masernvirus nicht überlebensfähig gewesen. Damals lebten die Menschen in viel engeren und weniger mobilen Gemeinschaften zusammen. Sind jedoch alle Menschen in einer kleinen Gemeinschaft erst einmal an Masern infiziert und anschließend immun gegen die Infektion, so muß das Virus zwangsläufig aussterben, weil es keine neuen Wirte mehr findet und somit keine Verbreitungs- und Vermehrungschancen mehr besitzt. Aus diesen wenigen Eigenschaften des Virus läßt sich eindeutig auf sein noch »jugendliches Alter« schließen.

≡ Hinein in den Körper, auf welchem Weg auch immer

Viren kann man weder riechen, noch fühlen, sehen oder schmek-ken. Man bemerkt folglich nicht, wie und wann sie in den Körper eintre-ten. Es ist deshalb im alltäglichen Leben kaum möglich, sich effektiv vor einer Virusinfektion zu schützen – und zwar in dem Sinne, daß man ver-hindert, daß Viren in den Körper eindringen. Dem Virus selbst ist in al-ler Regel jeder Weg recht, um zu seinem Wirt, also der Zelle, in der es sich am besten vervielfältigen kann, zu gelangen. Dennoch gibt es für jede Virusart einen typischen Infektionsweg. Dieser hängt zum einen von der Struktur des Virus ab, zum anderen aber auch vom Übertra-gungsweg, also der Form, wie das Virus nach der Vermehrung von sei-nem Wirt an die Umwelt wieder abgegeben wird. Er hängt damit auch davon ab, welche Chancen das Virus hat, auf einen neuen Wirt zu tref-fen, um sich in diesem weiter zu vermehren.

Normalerweise werden als Eintrittspforten die Körperöffnun-gen, wie Mund und Nase, genutzt, und ein sehr weit verbreiteter Infek-tionsweg ist der einer Tröpfcheninfektion. Dabei werden die Viren beim Husten und Niesen und eventuell beim ganz normalen Atmen in winzi-gen Tröpfchen (Aerosol) an die Außenluft abgegeben und von einem noch gesunden Menschen direkt eingeatmet. Erkältungen, Schnupfen, Grippe, Windpocken, Masern und auch Mumps werden beispielsweise auf diesem Weg von Mensch zu Mensch weitergegeben. Man infiziert sich mit diesen Viren quasi immer über das Medium Luft.

Ein anderer häufiger Übertragungsweg ist die Kontakt- oder Schmierinfektion. Hierbei kommt es über einen direkten Kontakt mit ei-ner infizierten Person – ob diese Krankheitssymptome zeigt oder nicht, ist unerheblich – zur Infektion. Eine zweite Möglichkeit besteht darin, daß Viren über den Verdauungstrakt, und zwar durch Kontakt mit Nah-rungsmitteln oder Wasser, aufgenommen werden. Möglich ist auch ein Umweg, etwa wenn die Viren über den Weg Hand-Mund oder Hand-Nah-rung-Mund schließlich in den Körper aufgenommen werden. Eine we-sentliche Rolle spielt dieser »Umweg« bei den Schmierinfektionen, wenn beispielsweise Viren, die mit dem Kot ausgeschieden werden, durch schlechte Hygiene über die Hände zur Nahrung und so schließlich wieder in den Körper gelangen. Polioviren, aber auch viele andere, wie einige Hepatitis-Viren, werden so übertragen. Typisch ist dieser Weg zu-dem bei praktisch allen Viren, die Magen-Darm-Probleme verursachen.

Daß der Magen-Darm-Trakt und speziell der Mund eine sehr wichtige Eintritts- und auch Austrittspforte für Krankheitserreger und generell »Unreines« darstellt, war schon im Altertum bekannt: So trugen die Priester des Zarathustra bei ihrem Feuerkult eine Mundbinde – ähnlich wie die Chirurgen heute im Operationssaal. Durch die Mundbinde sollte verhindert werden, daß der Atem die auf dem Altar lodernde Flamme »besudele«. Die Messalianer, ein Mönchsorden im 4. Jahrhundert, spuckte häufig aus, um eingeatmete »böse Geister« möglichst sofort wieder zu entfernen.

Besonders bekannt wurde in jüngster Zeit vor dem Hintergrund der wachsenden AIDS-Problematik ein anderer Übertragungsweg, nämlich der über das Blut bzw. allgemein über Körperflüssigkeiten. So können einige Hepatitisviren und auch HIV durch Blut übertragen werden. Dies geschieht entweder direkt, etwa bei Injektionen mit verunreinigten Injektionsnadeln, zum Beispiel bei Fixern, oder Transfusionen, oder aber bei Verletzungen und Kontakt mit infiziertem Blut. Für die Viren ist das ein besonders einfacher Zugang, da sie sich sofort im Blutkreislauf befinden und mit ihm sehr leicht in den gesamten Körper transportiert werden können. Auch die Übertragung per direktem Kontakt ist bei einigen Viren möglich. So werden beispielsweise Viren, die Herpes genitalis verursachen, wahrscheinlich beim Geschlechtsverkehr von einem Menschen auf den anderen übertragen. Der Herpes genitalis gilt deshalb als sexuell übertragbare Erkrankung und geriet als sogenannte »Lustseuche« in die Schlagzeilen.

Allerdings kann es für die Viren schwierig sein, zur rechten Zeit einen »aufnahmebereiten« Wirt zu finden. Bei einigen Erregern kommt erschwerend hinzu, daß sie sich bei der »Wirtswahl« sehr stark eingeschränkt haben – wie zum Beispiel das Masernvirus auf den Menschen – und sich somit auch bei der Übertragung und den Infektionswegen anpassen mußten. So werden eine Reihe von Viren, die Tiere wie auch Menschen als Wirt benutzen, über Biß- oder Stichverletzungen übertragen. Das ist der Fall bei der Tollwut, bei der das Virus durch den Biß eines infizierten Tieres, also eines Hundes oder Fuchses, in den Körper eindringt. Auch bei der Frühsommer-Meningo-Enzephalitis (FSME) spielt dieser Infektionsweg eine Rolle, da das Virus über den Biß einer Zecke in die menschliche Blutbahn gelangt. Beim Gelbfieber infiziert man sich durch den Stich einer Mücke.

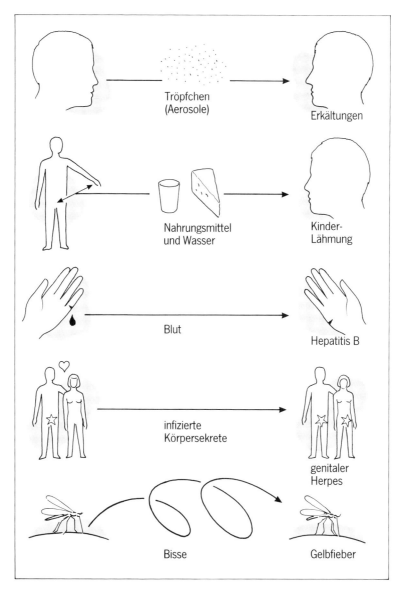

Tröpfchen
(Aerosole)

Erkältungen

Nahrungsmittel
und Wasser

Kinder-
Lähmung

Blut

Hepatitis B

infizierte
Körpersekrete

genitaler
Herpes

Bisse

Gelbfieber

Abb. 5   Viren nutzen unterschiedliche Wege für den Transport von einem Wirt zum
          nächsten. Sie können mit der Atemluft weitergegeben werden oder über die
          Kontamination von Nahrungsmitteln oder Wasser. Auch eine Übertragung auf
          dem Blutweg ist möglich, wie bei der Hepatitis oder via infizierten Körper-
          sekreten, wie beim genitalen Herpes. Einen eher seltenen Übertragungsmodus
          stellt dagegen die Infektion des Menschen durch einen Mückenstich dar.

Schließlich muß man immer auch an einen weiteren Übertragungsweg in Betracht ziehen, und zwar die Übertragung von Virusinfektionen während der Geburt. In dieser besonderen Situation kann es nämlich zum Übergang von Viren aus dem Körper der Mutter auf denjenigen des Säuglings kommen. Das ist zum Beispiel bei einem Herpes genitalis möglich. Ist dieser im akuten Stadium, so wimmelt es im Genitalbereich der Mutter nur so von Viren, und das Neugeborene ist extrem infektionsgefährdet. Es kann sich zudem durch sein noch nicht voll ausgereiftes Immunsystem kaum gegen diese Erreger wehren und erkrankt somit meist sehr schwer und sogar lebensbedrohlich an der Infektion mit Erregern, die dem erwachsenen Menschen eher weniger ausmachen.

Bei schwangeren Frauen wird man deshalb besondere Vorsicht walten lassen und sich – falls eine entsprechende Infektion vorliegt und Risiken für das Neugeborene nicht ausgeschlossen werden können – gegebenenfalls für einen anderen Geburtsweg, also einen Kaiserschnitt, entscheiden müssen.

☰ Biologischer Überfall und virale Fließbandproduktion

Ist das Virus in den Körper eingedrungen und schaffen es die körpereigenen Abwehrkräfte nicht, den Eindringling unschädlich zu machen, so kommt es zur Virusinfektion und damit meist früher oder später zur Erkrankung des Menschen. Ziel der Infektion ist dabei – aus der Sicht des Virus – alleine die Virusvermehrung (Virusreplikation), nicht jedoch die Schädigung des Organismus. Denn das wäre eine Einbahnstraße, schließlich steht ein vernichteter Organismus dem Erreger nicht mehr als Wirt und »Vermehrungsorgan« zur Verfügung. Die meisten Virusinfektionen töten deshalb den Menschen nicht, allerdings gibt es – wie allgemein bekannt ist – keine Regel ohne Ausnahme. Manchmal möchte man sogar meinen, bei den Virusinfektionen sei die Lebensbedrohung die Regel. Das aber stimmt nicht, wenn man die riesige Zahl an Virusinfektionen bedenkt (man denke nur an die Erkältung) und die verglichen mit dieser Zahl insgesamt geringe Rate an Todesfällen.

Die Infektion der Körperzellen selbst – meist befällt ein bestimmtes Virus nur bestimmte Körperzellen – erfolgt dabei über mehrere Schritte: Nachdem das Virus »seine« Zielzelle im Organismus erreicht hat, heftet es sich an dessen Oberfläche an; man spricht wissenschaftlich von der *Adsorption*. Erkannt wird die jeweilige Zelle über bestimmte Strukturen auf der Zelloberfläche, die sogenannten Rezeptoren, Molekülgruppen, die im wesentlichen aus Eiweißverbindungen gebildet werden. Sie ragen wie Antennen aus der Zelloberfläche heraus und sind somit ideale Partner für die Viren, an die diese sich wiederum anheften (andocken) können.

Gut bekannt ist zum Beispiel der Rezeptor, an den die HI-Viren andocken: Es handelt sich um den sogenannten CD4-Rezeptor auf der Oberfläche von weißen Blutzellen, den Lymphozyten, die maßgeblich an der Immunabwehr beteiligt sind. Das CD4-Protein kommt nur beim Menschen und einigen wenigen Affenarten vor. Das erklärt, warum HIV nicht auch andere Tiere infizieren kann und warum bis zum heutigen Tage einfache Tiermodelle für die Erforschung von AIDS fehlen. Allerdings könnte sich dies zukünftig ändern. Denn bei der Vielzahl der sich vermehrenden Zellen kommt es immer wieder zu Mutationen. Dabei können auch Mutationen der Hüllproteine entstehen, und zwar unter Umständen solche, die es dem Virus ermöglichen, sich auch an andere Zellen anzuheften. Denkbar ist auch, daß durch solche Mutationen die Infektion anderer Spezies möglich und so das Wirtsspektrum verändert wird.

Der zweite Schritt der Infektion einer Zelle besteht darin, daß das Virus selbst (oder zumindest seine genetische Information) in die Wirtszelle eindringt, man spricht von der *Penetration*. Daß es zur Penetration kommt, ist bereits seit den Anfängen der Virusforschung bekannt, wie es dem Virus allerdings gelingt, in die intakte Zelle zu gelangen, ist bis auf den heutigen Tag im Detail nicht genau geklärt. Dabei bemüht man sich in Forscherkreisen sehr, dieses Geheimnis der Viren zu lüften. Denn es wohnt ihm die Möglichkeit inne, die Infektion zu verhindern: Würde man die Penetration des Virus in die Zelle blockieren, so könnte man den Infektionsweg unterbrechen, die Infektion selbst und damit die Erkrankung unterbinden.

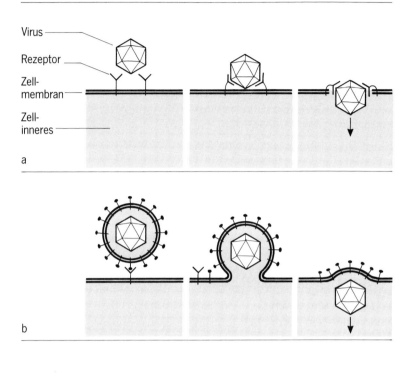

Virus
Rezeptor
Zell-
membran
Zell-
inneres

a

b

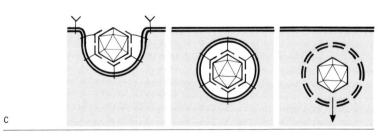

c

Abb. 6   Für die Aufnahme eines Virus in die Zelle sind verschiedene Mechanismen
denkbar: Da ist zunächst die Vorstellung, daß das Virus durch eine lokale
Auflösung der Zellmembran in die Zelle gelangt (a). Bei Viren, die von einer
Membran als Hülle umgeben sind, kommt es dagegen wahrscheinlich durch
Anlagerung und anschließende Fusion der beiden Membranen zum Transport in
die Zelle hinein (b). Ein dritter Mechanismus kann darin bestehen, daß das Virus
sich anlagert, die Zellmembran eingestülpt und schließlich abgeschnürt wird und
das Virus, zunächst von Zellmembran umhüllt, quasi wie eine Vakuole in die Zelle
eingeschleust wird (c).

Diskutiert wird, daß es zu einer lokalen Auflösung der Zellmembran und dann zum direkten Eindringen kommt. Der Vorgang wäre einem Einbruch vergleichbar: Ein Eindringling nähert sich dem Haus und zerstört dessen Tür oder Fenster, um ins Innere zu gelangen. Denkbar ist allerdings auch ein anderer Weg, nämlich über eine Membranfusion. Das Virus lagert sich ja sehr eng an die Wirtzelle an und kommt so auch in direkten Kontakt mit deren Zellmembran, also der Außenhülle der Zelle. Geht man von einer direkten Membranfusion aus, so nimmt man an, daß die Außenhülle von Virus und Zelle miteinander verschmelzen und so eine Öffnung entsteht, über die das Virus in die Zelle »schlüpfen« kann. Da die Zellmembranen vorwiegend aus Lipiden bestehen, könnte dieser Mechanismus vor allem bei jenen Viren möglich sein, die von einer Lipidhülle umgeben sind.

Diskutiert wird aber auch eine dritte Möglichkeit: So könnte das Virus durch Membraneinstülpungen in die Zelle aufgenommen werden, wie es bei größeren Nahrungspartikeln der Fall ist. Man spricht wissenschaftlich vom Prozeß der Endozytose. Dabei lagert sich das Virus wiederum an die Zelle an, diese stülpt ihre Zellmembran von beiden Seiten um das Virus herum, umschließt dieses und nimmt es so praktisch in Form einer Vakuole oder Blase in das Zellinnere auf.

Auf das tägliche Leben übertragen, wäre dies folgender Situation vergleichbar: Es klingelt an der Haustür, und der Eindringling verschafft sich über eine plausible Ausrede ganz legal Eintritt in die Wohnung. Ist er erst einmal drin, so kann er mit seinem zerstörerischen Werk beginnen. Welchen Trick die Viren dabei nutzen könnten, um die Zelle zu veranlassen, ihnen quasi Tür und Tor zu öffnen, ist bislang noch unbekannt. Unklar ist darüberhinaus, welcher Weg im einzelnen beschritten wird, wobei abhängig von der Struktur des Virus möglicherweise auch alle drei Alternativen in Frage kommen. Tatsache ist, daß wir anschließend einen ungebetenen Gast in der Wohnung – also der Zelle – haben. Es hat somit eine Art biologischer Überfall stattgefunden. Der Eindringling kann sich nun breit machen. Für die Viren bedeutet dies, daß sie zunächst ihre Hülle abstreifen und die im Inneren befindliche Nukleinsäure, die nun nicht mehr in besonderer Weise geschützt werden muß, freilegen, man spricht vom »uncoating«. Sie tun dies zumeist direkt mit dem Eindringen in die Zelle. Allerdings scheint es auch möglich zu sein, daß sie zunächst unverändert verharren und auf einen besonders geeigneten Moment für die Vermehrung warten.

Bei den DNA-Viren muß die Nukleinsäure bis in den Zellkern, also die Region, in der sich die körpereigenen Erbanlagen befinden, gelangen, um aktiv werden zu können. Das gilt auch für einige RNA-Viren, wie beispielsweise die Retroviren. Ihre RNA dient als Matrize für die Bildung einer doppelsträngigen viralen DNA. Diese hat dann die gleiche Struktur wie die normalerweise in den Zellen vorliegende doppelsträngige DNA.

Nun ist die Zelle aber nicht so »dumm«, das Virus einzulassen und ihm zusätzlich auch noch einen Übersetzer RNA-DNA an die Hand zu liefern. Als Übersetzer käme dabei ein Enzym in Frage. Da ein solcher Übersetzungsvorgang in der Zelle selbst nicht erforderlich ist, besitzen die meisten Zellen kein entsprechendes Enzym. Das scheint leider auch den Viren bekannt zu sein – sie bringen ihren eigenen Übersetzer nämlich direkt mit: So besitzt HIV ein spezielles Enzym, die sogenannte *Reverse Transkriptase,* von der später noch viel die Rede sein wird. Dieses Enzym sorgt in der Wirtzelle dafür, daß die Virus-RNA in DNA umgeschrieben wird. Erst danach reagiert die Zelle mit der Produktion von Virusteilen.

Die Reverse Transkriptase – und ähnlich spezielle Enzyme bei anderen Viren – bieten den Forschern dabei Ansatzpunkte für die Entwicklung neuer Medikamente gegen Virusinfektionen. Denn – so die theoretische Überlegung – wenn es gelingt, solche virusspezifischen Enzyme in ihrer Arbeit zu behindern, so müßte auch die Infektion selbst und zumindest deren Ausbreitung zu stoppen sein. Erste Erfolge im Kampf gegen verschiedene Virusinfektionen inklusive der Immunschwächekrankheit AIDS sind denn auch im wesentlichen genau jenen Überlegungen entsprungen.

Ist das Virusgenom in den Zellkern aufgenommen, so kann es dort praktisch wie das zelleigene Erbmaterial Aufträge für die Produktion von biologischen Strukturen erteilen. Es übernimmt zumindest teilweise die Steuerung der Biosynthese und läßt zudem die zelleigenen Enzyme für sich arbeiten, also »produzieren«. Es strukturiert die Zelle regelrecht zur Virenfabrik um. Dabei werden einerseits neue virale Nukleinsäuren hergestellt, andererseits aber auch Eiweißverbindungen,

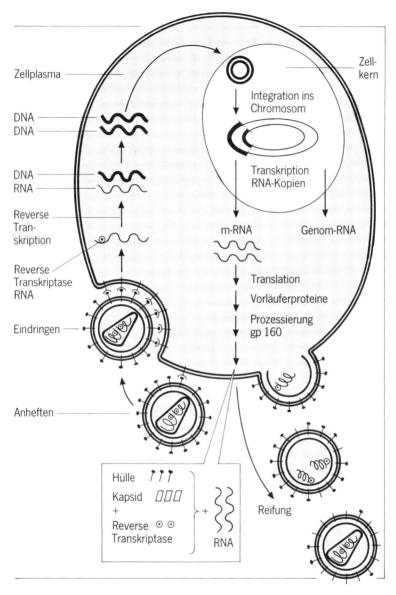

Abb. 7   Die Infektion mit HI-Viren verläuft auf der zellulären Ebene in mehreren Schritten: Zunächst heftet sich das Virus an einen speziellen Rezeptor der Zelloberfläche und dringt in das Zellplasma ein. Es setzt dabei die Erbinformation in Form der RNA frei. Diese wird durch die Reverse Transkriptase in DNA übersetzt. Diese wandert in den Zellkern und wird ins Genom integriert. Von dort steuert die virale DNA die Bildung neuer viraler RNA sowie der notwendigen Proteine, die schließlich im Zellplasma zu einem neuen Virus heranreifen, welches – zusammen mit der ebenfalls unter Steuerung der viralen DNA gebildeten Reversen Transkriptase – als reifes, neues Virion nach außen abgegeben wird.

die das Virus für den Aufbau seiner inneren Strukturen und der Virushülle braucht. Sind besondere Enzyme für die Vermehrung wichtig – wie etwa die Reverse Transkriptase –, so werden auch diese von der Wirtszelle auf das Kommando des Virusgenoms im Zellkern hin gebildet. Das Virusgenom verhält sich dabei wie zelluläres Genmaterial, weshalb die Viren von einigen Forschern auch als eigenständige isolierte, mobile oder sogar als »wildgewordene Gene« bezeichnet werden. Denn sie bestehen schließlich aus nichts anderem als genetischem Material und einigen wenigen Eiweißen, die notwendig sind, damit sich dieses genetische Material in Zellen einschleichen und dort vervielfältigen kann.

Die Bildung der Nukleinsäure erfolgt meist im Zellkern selbst, während die Virusproteine wie die zellulären Proteine im Zellplasma (Zytoplasma) gebildet werden. Dabei werden Kopien der Nukleinsäure gezogen und an das Zytoplasma abgegeben. Die Nukleinsäure des Virus vermehrt sich weiter, bis schließlich Hunderte oder sogar Tausende Kopien vorliegen. Ähnlich sieht es mit den Proteinen aus: Sie werden analog den zellulären Proteinen nach dem gleichen Mechanismus und mit Hilfe der gleichen Zellstrukturen (Organellen) produziert. Wie viele und welche Eiweiße notwendig sind, ist von Virus zu Virus verschieden. Zur Vermehrung eines Herpes-Virus müssen beispielsweise ungefähr 40 virusspezifische Eiweiße gebildet werden. Damit ist es allerdings noch nicht getan, denn Nukleinsäure und Eiweiße müssen noch zusammengebaut werden, damit ein komplettes Virus entsteht; das Virion muß – so sagt man – noch »reifen«. Auch dies geschieht im Zytoplasma, in dem Nukleinsäure und Proteine zusammenfinden und Core und Kapsomere bilden, und zwar genau so wie beim ursprünglich eingedrungenen Virus: Das Zusammenfinden geschieht entweder spontan oder gesteuert über spezielle Enzyme.

Ist das Viron – also »Tochter« oder »Sohn« des ursprünglichen Virus, das die Zelle infizierte – gereift, so wird es schließlich von ihr freigesetzt. Das heißt, es wird an den äußeren Raum abgegeben und gelangt entweder direkt oder über den Weg der Körperflüssigkeiten zu anderen Wirtszellen. Diese können nun nach dem gleichen Mechanismus wie bei dem bereits geschilderten biologischen Überfall infiziert und zur Produktion zahlreicher Nachkommen »mißbraucht« werden. Von den Picornaviren weiß man beispielsweise, daß eine infizierte Zelle etwa 100 bis 1000 Virusnachfahren »produziert«.

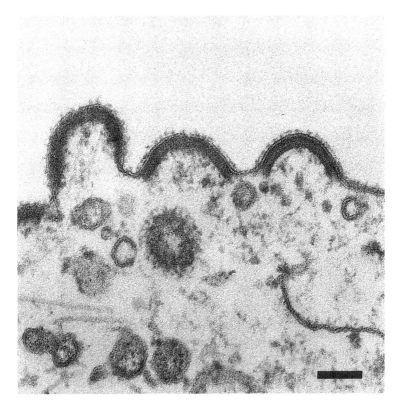

Abb. 8   Das zur Familie der Lentiviren gehörende Maedi-Visna-Virus des Schafes beim
Zusammenfinden (Assembly) an der Zellmembran (Budding): Die Virusknospen
sind dicht mit Virushüllglykoprotein besetzt (Ultradünnschnitt).
Vergrößerung: × 120 000, Länge des Balkens: 100 nm

Ähnlich wie bei der Aufnahme des Virions in die Zelle, so gibt es
auch beim Freisetzen seiner Nachfahren verschiedene Möglichkeiten.
Der schlimmste Fall für die Wirtzelle: Sie wird praktisch aufgelöst (lysiert), so daß die Viren direkt freikommen und andere noch gesunde Zellen infizieren können. Wie bei der Aufnahme scheint bei einigen Viren allerdings auch die direkte Passage nach außen durch die Zellmembran
der Wirtzelle möglich zu sein, wobei letztere augenscheinlich lebensfähig und intakt bleibt. Schließlich ist analog der geschilderten Endozytose bei der Penetration eine gezielte Ausschleusung des Virus durch die
Zellmembran möglich. Der Prozeß läuft wahrscheinlich umgekehrt zur
Endozytose ab und wird folgerichtig als *Exozytose* bezeichnet. Dabei
stülpt sich die Zellmembran, an der das Virion anhaftet, kugelförmig
nach außen aus. Die Membranenden schließen sich, und es kommt zur
Abschnürung einer kleinen membranumhüllten Kugel, dem Kirias.

Der Infektionsvorgang läuft in der Natur noch sehr viel komplizierter ab, als dies hier dargestellt wurde. Er folgt dennoch immer dem
gleichen Schema: Anheften, Eindringen, Bildung von Nukleinsäure und
viralen Proteinen, Zusammenbau, Reifung und Freisetzung des Virions
sind die Grundlagen jeder Virusinfektion und laufen praktisch bei jedem
Virus so ab. Dies bedeutet aber leider nicht, daß der zugrundeliegende
Mechanismus bei allen Viren gleich wäre. So hängt schon das Andok-
ken, aber auch die Penetration, die Freisetzung der Nukleinsäure und
schließlich die Produktion viruseigener Bestandteile sehr stark von der
Struktur des jeweiligen Virus ab. Man kann sich das leicht klar machen,
wenn man sich an die Verschiedenartigkeit der Virushülle erinnert.
Schon für das Abstreifen dieser Hülle können viele verschiedene Reaktionen in der Zelle notwendig sein, und zwar abhängig davon, wie kompliziert die Virushülle aufgebaut ist. Einige Viren beginnen zum Beispiel ihre »Arbeit« in der Zelle mit der Bildung von Proteinen, die
desfhalb auch als die »frühen Proteine« bezeichnet werden. Ihre frühzeitige Bildung deutet darauf hin, daß sie bestimmte Funktionen im weiteren Ablauf der Virusvermehrung übernehmen. Es kann beispielsweise
sein, daß sie notwendig sind, um bestimmte Regionen des zellulären Genoms zu blockieren, damit das Virusgenom vervielfältigt werden kann.

Das bedeutet andererseits, daß bei zwei verschiedenen Viren
unterschiedliche Reaktionen in der Zelle zum Tragen kommen können.
Dies gilt übrigens für praktisch alle Schritte der Virusinfektion. Diese
Tatsache erklärt, warum es so schwierig oder wahrscheinlich ganz unmöglich sein wird, ein Medikament zu finden, das gegen alle Viren wirksam ist. Denn diese vermehren sich zwar alle nach dem gleichen Grund-
prinzip, die Abläufe können jedoch im einzelnen sehr verschieden sein.
Sie sind dabei angepaßt an die Struktur des Virus und auch an die der infizierten Zelle. Denn viele Viren haben sich an »ihre Wirtszelle« adap-
tiert. Im Laufe der Evolution haben sie sehr gut gelernt, deren Stärken
und Schwächen geschickt auszunutzen. Sie können deshalb zum Teil
mit ganz spezifischen Reaktionen aufwarten, mit denen sie auch schein-
bar »schlau« ausgeklügelte Reaktionen der körpereigenen Abwehr immer wieder gezielt unterlaufen.

Welche Leistung der »Wirt« gegenüber dem ungebetenen Gast
zu erbringen hat, läßt sich dabei nur erahnen. Die Viren zwingen schließlich ihren »Gastgeber« zu einer regelrechten Fließbandproduktion, um

sich möglichst stark vermehren zu können. Für den zellulären Stoffwechsel bedeutet dies eine extreme Belastung und zumindest für die betroffene Zelle meist früher oder später den Zusammenbruch oder zumindest deutliche Funktionseinbußen.

≡ Raffinesse beim Überleben – die Persistenzstrategie

Wir haben die Viren bisher als Einbrecher und recht ungebete-
ne Gäste kennengelernt. Beiden ist wenigstens zu eigen, daß sie früher
oder später das Schlachtfeld wieder räumen, so daß man sich dann daran machen kann, die Schäden zu beheben. So geht es uns auch mit den
meisten Viren. Sie infizieren den Körper und vervielfältigen sich dort.
Sie werden aber früher oder später von unserem Immunsystem attak-
kiert und unschädlich gemacht. Es kommt zu einer akuten Infektion,
die nach einigen Tagen oder eventuell Wochen abklingt. Derweil haben
freilich viele Viren den Körper bereits wieder verlassen und sind auf
dem Weg zum nächsten Wirt, in dem sie sich weiter vermehren können
und das zunächst ungestört von dessen körpereigener Abwehr.

Ein einmal infizierter Organismus ist meist über lange Zeit
und zum Teil sogar lebenslang immun gegen das eingedrungene Virus,
weil das Immunsystem sich seine Struktur und Gestalt gut merkt und
es im Falle eines erneuten Eindringens sofort abwehrt. Einige Viren
sind im Vergleich dazu aber weitaus heimtückischer: Sie nisten sich im
Körper ein – und das unter Umständen sogar lebenslang. Man spricht
wissenschaftlich von der *Virus-Persistenz*. Dieser Begriff bedeutet, daß
das Virus nach dem Abklingen der akuten Infektion, also zusammen
mit den Krankheitserscheinungen nicht – wie dies normalerweise der
Fall ist – wieder verschwindet, sondern im Körper erhalten bleibt. Es
entsteht eine latente Infektion. Diese Infektion kann sich mit Krankheitszeichen zu erkennen geben, sie kann aber auch über lange Zeit und
eventuell sogar lebenslang vom Betroffenen unbemerkt bleiben und ihn
in seiner Gesundheit nicht beeinträchtigen.

Einige Viren sind in der Lage, sich im Körper in bestimmte Regionen zurückzuziehen, in denen sie von der Immunabwehr allem Anschein nach nicht aufgespürt werden können. Von Herpes-Viren ist eine
solche Persistenz-Strategie bekannt. Sie können beispielsweise durch

die Immunreaktionen nicht völlig ausgeschaltet werden und ziehen sich nach dem Abklingen der Infektion ins Nervengewebe zurück. Dort können sie dann über Monate und Jahre inaktiv verharren und auf eine neue Chance zur Vermehrung warten. Man spricht dann auch vom Zustand der Latenz. In dieser Phase wird kein neues infektiöses Material gebildet. Die neue Chance zur Virusvermehrung kommt jedoch meist, wenn der Körper sich in einer leichten Abwehrschwäche befindet. Sie wird vom Virus genutzt, dann wandert es zu seinen Zielzellen, kann sich dort vermehren und schließlich weitere Zellen infizieren.

Andere Viren, wie z. B. die Retroviren, erlangen Persistenz, indem sie sich sogar in das zelleigene Erbmaterial einbauen. Von dort können sie dann ihr schädliches Tun weiter fortführen. Welche Mechanismen dafür verantwortlich sind, daß die viralen Gene wie zelleigene Gene aufgenommen und anschließend auch behandelt werden, ist bis heute leider noch nicht genau bekannt. Man weiß aber, daß die Virusgene in der Zell-DNA richtiggehend integriert werden. Biologisch bedeutet dies, daß das Infektionsereignis nur einmal stattfindet, der Organismus dann aber lebenslang infiziert bleibt. Für die Viren hat dies augenscheinlich einen sehr wichtigen Vorteil: Ihre Erbmasse ist nämlich Bestandteil des zelleigenen Genoms und sie können somit praktisch überhaupt nicht mehr attackiert werden, weder vom körpereigenen Abwehrsystem noch durch von außen zugeführte Medikamente.

Wie die Made im Speck, so sitzen die viralen Gene in der zelleigenen Erbmasse und lassen sich aus dieser nicht mehr herauslösen. Vernichtet werden können sie nur, wenn auch die Wirtzelle vernichtet wird – eine sehr raffinierte Überlebensstrategie. Denn weder die körpereigene Abwehr noch ein medikamentöser Ansatz werden normalerweise das Zugrundegehen der Körperzellen zum Ziel haben! Das allerdings gilt nur mit Einschränkung. Bei einer lebensbedrohlichen Infektion, wie zum Beispiel AIDS, wäre man unter Umständen bereit, schwere Komplikationen, wie etwa den Ausfall oder Funktionseinschränkungen einzelner Organe, hinzunehmen, um das Leben des Betroffenen zu retten. Der Einbau in die Erbanlagen hat für die Viren noch einen weiteren Vorteil: Er sichert ihnen über längere Zeit das Überleben, auch ohne daß die aufwendige Vervielfältigung erforderlich wäre. Denn die Infektion bleibt über lange Zeit latent erhalten, das Virus kann auch ungünstige Situationen sicher überdauern.

Für den Wirt ist der Einbau der viralen Gene allerdings mit erheblichen Nachteilen behaftet. Denn die Virusgene können regulatorisch in Wachstumsprozesse eingreifen. Das heißt mit anderen Worten: Gene der Retroviren beispielsweise können in der Zelle verschiedene Reaktionen und damit auch Wachstumsprozesse und unter Umständen ein ungezügeltes Zellwachstum auslösen. Zusammen mit verschiedenen Kofaktoren werden diese Viren seit Jahren immer wieder mit Krebserkrankungen in Verbindung gebracht. Untergruppen der Retroviren bezeichnet man deshalb auch als Onkoviren oder Tumorviren. Bei verschiedenen identifizierten Onkogenen, also krebsinduzierenden Genen, gibt es deutliche Hinweise darauf, daß es sich um solche viralen Ursprungs handelt.

Risiko Einbahnstraße – Wann wird der Körper krank?

Ist ein Virus in den Körper eingedrungen, so bedeutet dies keinesfalls, daß man tatsächlich krank werden muß. Die Viren haben sich zwar im Laufe der Evolution hervorragend an die verschiedenen Wirtssysteme und damit an den Menschen gewöhnt und angepaßt, doch auch unsere Abwehrmechanismen haben in dieser Zeit nicht »geschlafen«. So hat die Natur eine ganze Menge von Möglichkeiten hervorgebracht, mit denen sich ein Organismus wie der menschliche Körper vor einem biologischen Überfall durch Viren und übrigens auch durch Bakterien schützen kann.

An erster Stelle stehen die mechanischen Barrieren. Viren und Bakterien, die zum Beispiel als Aerosol über die Atmungswege in den Körper gelangen, werden oftmals direkt über die Schleimschicht, die die Atmungsorgane auskleidet, wieder nach außen transportiert. Denn die Bronchien sind einerseits mit Zellen, die Schleim produzieren, und andererseits mit kleinen Härchen, den sogenannten Zilien besetzt. Letztere transportieren den Schleim und die darin eingefangenen unerwünschten Partikel – dazu gehören selbstverständlich auch Viren und Bakterien – wieder nach außen. Sie erhalten dadurch nicht die Chance, sich anzuheften und in das eigentliche Körperinnere vorzudringen. Es kommt nicht zur Infektion.

Bei sehr hoher Viruskonzentration läuft dieses System auf Hochtouren und es kommt zudem zu ersten Reaktionen des Immunsystems. Zellen des Immunsystems wandern an den Ort des Geschehens und versuchen dort, die eindringenden Viren unschädlich zu machen. Zudem wird mehr Schleim produziert, um die mechanische Barriere effektiver zu gestalten. Für den Organismus bedeutet dieser Kampf der Abwehr allerdings das erste Auftreten von Krankheitszeichen, die jedem bekannt sind: Der betroffene Mensch ist erkältet. Denn Husten, Schnupfen und Heiserkeit entstehen letztlich durch die erhöhte Schleimproduktion in den Atmungsorganen und die lokale Entzündung durch immunologische Abwehrreaktionen.

Wie gut die Viren sich tatsächlich angepaßt haben, zeigt die Tatsache, daß sie eben jene Abwehrmechanismen sogar noch zu ihrem Vorteil nutzen: Denn Viren, die Erkältungen verursachen, verbreiten sich über eine Tröpfcheninfektion, also vorwiegend durch Husten oder Niesen. Dabei handelt es sich um zwei Mechanismen, die die Natur wohl eigentlich »erfunden« hat, um die eingedrungenen Erreger möglichst schnell wieder aus dem Körper torpedieren zu können. Wahrscheinlich haben die Viren dann aber früher oder später »gemerkt«, daß man sich diesen Mechanismus, der ursprünglich allein der Abwehr dienen sollte, zunutze machen kann, um nach neuen Wirtssystemen zu suchen.

Allerdings hat unser Organismus weitere Barrieren aufgebaut, die für viele Viren nicht zu überwinden sind. So sind die meisten »inneren Körperoberflächen«, also zum Beispiel das Innere des Darmes, das genau genommen eine Körperoberfläche darstellt, mit besonderen Zellschichten ausgekleidet, die den Viren das Eindringen erheblich erschweren. Dies erklärt, warum Polioviren nicht immer eine Kinderlähmung verursachen, sondern häufig nur Magen-Darm-Beschwerden. Sie sind eben normalerweise auf den Darm beschränkt und können nicht ins eigentliche Körperinnere vordringen. Erst wenn ihnen dies gelingt, können sie auch ins Nervensystem vorstoßen und dort Komplikationen, also die gefürchtete Kinderlähmung, hervorrufen. Darüberhinaus gibt es weitere Barrieren, wie zum Beispiel die Blut-Hirn-Schranke, die normalerweise verhindert, daß Viren ins Gehirn eindringen können, oder die Möglichkeit, durch einen Wandel des inneren Milieus ein Überleben des Virus in bestimmten Bereichen zu erschweren. Der Magen mit seinem hohen Anteil an Magensäure macht zum Beispiel vielen Viren die weitere Passage in den Körper unmöglich.

Mit keinem dieser Mechanismen ist es aber möglich, alle Viren abzuwehren. Den kleinen Eindringlingen gelingt es nämlich immer wieder, sich im Laufe vieler Jahrzehnte oder vielleicht Jahrhunderte durch Veränderungen ihres genetischen Materials (Mutationen) auf die verbesserten Abwehrmechanismen des Organismus – seien sie nun mechanisch oder immunologisch – einzustellen. Dies läßt sich sogar leicht nachvollziehen. Denn die Viren vermehren sich schließlich millionen- und milliardenfach und das in relativ kurzen Zeitabständen. Bei dieser ungeheuer großen Zahl an Viren entstehen selbstverständlich auch viele mit einem leicht veränderten, also mutierten Genom. Diese zunächst fehlerhafte Nukleinsäure kann sich jedoch unter Umständen als Vorteil erweisen, wenn sie beispielsweise derart mutiert ist, daß die neuen Viruspartikel gegenüber Magensäure resistenter sind und somit eine Magen-Darm-Passage besser überstehen können. Das veränderte Virus kann sich dann möglicherweise leichter und schneller vermehren als das ursprüngliche Virus.

Eine letzte Barriere der eigentlichen Infektion stellt die jede Zelle umgebende Membran, also die Zellmembran, dar. Sie kontrolliert in aller Regel sehr genau, was in die Zelle aufgenommen wird und was diese wieder verläßt, und schirmt das Zellinnere so sorgfältig nach außen ab. Damit dies möglich ist, trägt die Zelle auf ihrer Oberfläche die bereits beschriebenen Rezeptoren. Die Zelle kann mit ihren antennenartigen Rezeptoren andere Strukturen erkennen – von anderen Zellen über Nahrungsbestandteile, wie Cholesterin, bis hin zu Schadstoffen. Sie selbst kann aber auch an ihrem typischen Rezeptorenbesatz der Oberfläche von anderen Zellen, zum Beispiel von Zellen des Immunsystems, erkannt werden. Auch diesen Mechanismus haben sich viele Viren zunutze gemacht. Denn über die Rezeptoren können sie ebenfalls ihre spezifische Zielzelle erkennen, sich anheften und – wie bereits geschildert – durch ein noch unbekanntes Täuschungsmanöver Einlaß erlangen.

Sie erreichen die Zielzellen dabei relativ leicht, wenn es ihnen gelingt, in das Kreislaufsystem vorzudringen. Dann nämlich erhalten die Viren über den Blutweg oder die Lymphe praktisch eine Freifahrt durch den gesamten Körper. Sie können das Transportsystem an beliebiger Stelle verlassen – im Idealfall für das Virus dort, wo sich die potentielle Wirtszelle, die sich mit ihren Rezeptoren zu erkennen gibt, ahnungslos aufhält. Haben sich die Viren in diesen Zellen vermehrt, so werden sie wie beschrieben freigesetzt. Sie können dann sofort Nachbarzellen befallen oder erneut via Blut oder Lymphe in andere Körperbereiche vordringen. Sie können aber auch durch Husten oder Niesen oder mit dem Stuhl ausgeschieden werden und andere, noch gesunde Organismen infizieren.

Das Virus »beschränkt« sich dabei in aller Regel darauf, seinen Wirt krank zu machen, es tötet ihn jedoch nicht. Denn der Untergang des Wirtes käme einer Einbahnstraße für das Virus gleich. Schließlich hätte es sich zwar in ihm vermehrt, müßte aber mit ihm untergehen. Deshalb ist es aus Sicht des Virus wahrscheinlich sehr viel »vernünftiger«, möglichst stark zu schmarotzen, aber ohne dabei den Wirt nachhaltig zu zerstören. Leider halten sich – wie spätestens seit AIDS allgemein bekannt ist – nicht alle Viren an diese »Abmachung«. Die vielen verschiedenen Viren, die den menschlichen Körper befallen, können dabei die unterschiedlichsten Krankheitszeichen und das auch noch in völlig unterschiedlicher Ausprägung hervorrufen. Für den Infizierten selbst weitgehend harmlos verlaufen dabei die sogenannten »stillen Infektionen«, bei denen der Betroffene selbst nicht krank wird. Bei verschiedenen Hepatitisformen kann dies der Fall sein. Die infizierten Menschen entwickeln selbst keinerlei Symptome, sie vervielfältigen aber das Virus und scheiden dieses auch aus, können somit also die Erkrankung an andere, noch gesunde Menschen weitergeben.

Vielfach ist es auch so, daß der Mensch zwar mit Viren konfrontiert wird, diese jedoch schnell erfolgreich abwehren kann, so daß es nicht zur eigentlichen Infektion kommt. Findet diese aber statt, so sind Beschwerden praktisch unvermeidlich; der Mensch wird krank. Das kann verschiedene Ursachen haben: So kann das Virus schuld sein, aber auch die Abwehrmechanismen selbst, wie bereits bei der Entstehung von Husten und Schnupfen geschildert wurde. Denn arbeitet das Immunsystem auf Hochtouren, so hat dies für den Körper erhebliche unangenehme Begleiterscheinungen. Diese äußern sich in einer körperlichen Schwäche und durch die Entzündungsreaktionen zumeist auch in Fieber. Solche Reaktionen deuten an, daß der Organismus sich gegen den ungebetenen Gast wehrt und versucht, ihm die Tür zu weisen. Sie sind zumeist harmlos und verschwinden dann wieder, wenn das Immunsystem Sieger im Kampf gegen die Viren bleibt.

Anders sieht dies aus, wenn die Viren selbst dem Organismus Schaden zufügen, indem sie etwa Gewebe oder ganze Organe attackieren und zerstören. Gelangen die Polioviren beispielsweise ins Nervensystem, so können sie Nervenzellen zerstören und so die gefürchtete Kinderlähmung verursachen. Viren können andererseits langfristige Entzündungsreaktionen, wie zum Beispiel eine Leberentzündung (Hepatitis), hervorrufen, gegen die der Körper auf Dauer gesehen machtlos ist. Schlimmer noch: Die chronische Entzündung kann zu erheblichen Irritationen des Immunsystems führen, das »plötzlich« seine eigenen Zellen und Strukturen als »fremd« ansieht und zu beseitigen versucht. Es entwickelt sich eine sogenannte Autoimmunerkrankung. Ein weiteres Risiko besteht darin, daß durch die chronische Entzündung eine Krebserkrankung ausgelöst wird. Bei der Hepatitis B und dem Leberkrebs sind entsprechende Zusammenhänge bereits seit langem eindeutig belegt.

Auch von anderen Virusinfektionen ist bekannt, wie die Viren Einfluß auf die Wirtszelle nehmen und diese verändern können. Das wohl wichtigste Beispiel stellen hier wiederum die Tumorviren dar, die durch den Einbau ins Genom auch Einfluß auf Wachstumsprozesse nehmen und so die Krebsentstehung fördern können. Sie gefährden damit eindeutig das Leben des Wirts.

Das gilt selbstverständlich auch dann, wenn die Viren bei ihrer Ausschleusung den Tod der Wirtzelle verursachen. Das kommt – abhängig von der Ausbreitung der Infektion – schließlich dem Untergang von Zellen, Organen und Geweben gleich und kann ebenfalls in einer lebensbedrohlichen Situation enden.

☰ Das Immunsystem schlägt zurück

Der Mensch ist den Viren keineswegs schutzlos ausgeliefert. Im Gegenteil: Wir besitzen praktisch unzählig viele kleine »Schutzengel«, die die weitaus größte Anzahl von Krankheitserregern – seien dies nun Viren, Bakterien oder etwa Pilze – erfolgreich abwehren. Gemeint sind hier vor allem die Antikörper, die von bestimmten Blutzellen, den sogenannten Immunzellen, gebildet werden. Sie kreisen im Blut und in der Lymphe und warten regelrecht darauf, ihre Funktion als »Abwehr« von Krankheitserregern wahrnehmen zu können.

Allerdings besteht die körpereigene Abwehr längst nicht nur aus den Antikörpern. Es handelt sich bei unserem Immunsystem vielmehr um ein hochkomplexes System, bei dem eine große Vielzahl verschiedener Zellen und Faktoren zusammenarbeitet, was allerdings hier nur vereinfacht dargestellt werden kann. Die einzelnen Faktoren sind fein aufeinander abgestimmt und müssen gut koordiniert sein, damit es tatsächlich gelingt, Krankheitserreger erfolgreich abzuwehren. So steigt beispielsweise während einer Infektion die Konzentration einer ganzen Reihe von Proteinen im Blutserum dramatisch an. Auch kommt es zur vermehrten Bildung von Botenstoffen, wie etwa dem Interferon. Diese Faktoren dienen der Aktivierung bestimmter Immunzellen und sind zum Teil an der Steuerung und der Koordination der vielfältigen einzelnen Schritte, die für eine effektive Immunantwort erforderlich sind, beteiligt.

Wie kompliziert die Vorgänge sind, kann man am Beispiel des Komplementsystems, einem Teil des Immunsystems, erahnen: Das Komplementsystem besteht aus zirka 20 Serumproteinen, die unterschiedliche Aufgaben haben. Einzelne Proteine können Immunzellen direkt zum Infektionsort locken, damit sie dort ihre Wirkung entfalten. Andere wiederum sind zum Beispiel dafür verantwortlich, die Zellmembran von Bakterien regelrecht zu durchlöchern. Die einzelnen Faktoren des Komplementsystems reagieren sowohl untereinander als auch mit den verschiedenen Zellen, die an der Immunantwort beteiligt sind.

Zu den körpereigenen Abwehrmechanismen gehört freilich noch mehr: Zu nennen ist hier auch – wie bereits beschrieben – die mechanische Abwehr. So wird zum Beispiel die Atemluft, mit der krankmachende Keime sonst leicht eindringen können, gut gefiltert. Kleine Härchen in der Nase und die Zilien im Bronchialtrakt halten einen großen Teil der uns umgebenden Erreger so schon zurück. Ist ein Keim allerdings in den Organismus eingedrungen, so muß er von der Immunabwehr bekämpft und möglichst beseitigt werden. Das Prinzip ist dabei denkbar einfach: Die Immunzellen erkennen zwischen »fremd« und »selbst«. »Selbst« gehört zu einem gesunden Körper und wird geschont, »fremd« wird mit »Eindringling« und »potentieller Krankheitserreger« gleichgesetzt und möglichst vernichtet.

Für die Erkennung von »fremd« und »selbst« sind Strukturen auf der Oberfläche der Körperzellen verantwortlich, die über den sogenannten Haupthistokompatibilitätskomplex (Major Histokompatibility Complex, MHC) genetisch festgelegt sind und die Funktion des Fingerabdrucks der Zellen übernehmen. Sie spielen auch bei der Gewebeverträglichkeit zwischen Organspender und Empfänger bei Transplantationen eine Rolle.

Wie man inzwischen weiß, arbeitet leider auch das Immunsystem nicht immer störungsfrei, und daraus können sich spezielle Erkrankungen entwickeln. So kann das System entgleisen, wenn die Immunzellen nicht mehr einwandfrei zwischen »selbst« und »fremd« unterscheiden können und körpereigene Strukturen für fremd halten und attackieren. Das hat in aller Regel schwere Organschäden zur Folge, man spricht von einer *Autoimmunerkrankung*. Diese kann auch auf dem Boden einer Virusinfektion entstehen, etwa dann, wenn das Immunsystem mit einer übersteigerten, der jeweiligen Situation nicht angepaßten Reaktion auf das Virus antwortet.

Die Funktion des Immunsystems geht im wesentlichen auf zwei Typen von Blutzellen zurück, die sogenannten B-Zellen und die T-Zellen. Beide Zellarten werden im Knochenmark gebildet und gehören der Gruppe der Lymphozyten, also einer speziellen »Abteilung« der weißen Blutkörperchen an. Ihre Namen verdanken die B- und T-Lymphozyten dabei ihrem Reifungsweg: So reifen die T-Zellen in der Thymusdrüse, einer Drüse, die hinter dem Brustbein liegt und im Volksmund *Bries* genannt wird. Sie lernen dort, was »fremd« und was »selbst« ist.

Die Gruppe der T-Lymphozyten kann außerdem entsprechend ihrer jeweiligen Funktion in T-Killerzellen (zytotoxische T-Zellen) sowie in T-Helferzellen und T-Suppressorzellen (Regulatoren) eingeteilt werden. Sie unterscheiden sich unter anderem durch Proteine auf ihrer

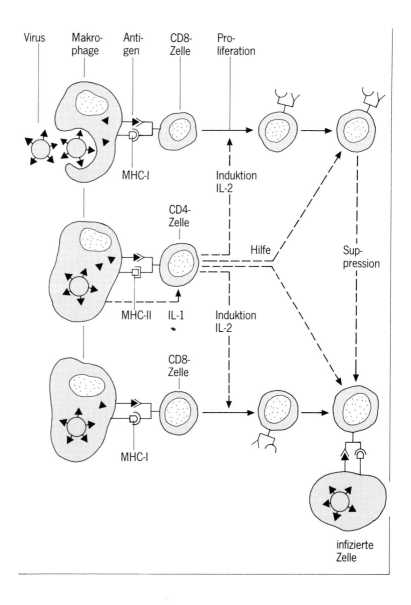

Oberfläche. So tragen bestimmte T-Zellen den bereits erwähnten CD4-Rezeptor, von dem auch später noch die Rede sein soll, auf der Zelloberfläche. Es handelt sich um die T-Helferzellen, die Botenstoffe wie Interferone oder Interleukine produzieren, mit denen wiederum andere Zellen des Immunsystems zu einer erhöhten Aktivität stimuliert werden. Sie können beispielsweise die B-Zellen zur Bildung spezifischer Antikörper anregen. Für die Zerstörung und Eliminierung bereits infizierter Zellen sind dagegen die T-Killerzellen (Effektoren) verantwortlich, die den CD8-Rezeptor auf der Oberfläche tragen.

B-Lymphozyten differenzieren sich bei Vögeln in der Bursa fabricii, einem Teil des Enddarmes, der auch als Bürzeldrüse bezeichnet wird und den B-Zellen den Namen gab. Beim Menschen wurde eine entsprechende Reifungsstätte der B-Lymphozyten noch nicht gefunden, man vermutet sie aber im Knochenmark.

Beide Zelltypen haben innerhalb des Immunsystems unterschiedliche Aufgaben: So sind die T-Zellen praktisch für die zelluläre Abwehr verantwortlich: Sie erkennen Krankheitskeime und vernichten diese. Die B-Zellen produzieren hingegen Antikörper, sie bedingen die humorale Abwehr (lat. *humor* = Saft); denn sie patrouillieren im Blut und gelangen praktisch an jede Körperstelle. Treffen sie auf einen Eindringling, so wird dieser über spezielle Strukturen auf der Zelloberflä-

◀ Abb. 9   Die zelluläre Immunität ist ein sehr effektives Mittel zur Abwehr von Infektionen, allerdings auch ein sehr kompliziertes. Die beteiligten Zellen stimulieren und inaktivieren sich gegenseitig, und diese Reaktionen werden über Botenstoffe wie zum Beispiel die verschiedenen Interleukine gesteuert. Vereinfacht kann man sich das folgendermaßen vorstellen:
Makrophagen – sie gehören zu den weißen Blutzellen und können praktisch in jedes Gewebe eindringen – nehmen das Virus auf, bauen es ab und präsentieren das Virusantigen auf ihrer Zelloberfläche. Auf dieser befinden sich außerdem Antigene der Klasse MHC-I oder -II. Lagert sich nun eine CD4-Zelle (mittlerer Weg) an einen Makrophagen an, der auf der Zelloberfläche das Virusantigen sowie Antigene der Klasse MHC-II trägt, so kommt es zur Bildung von Interleukin-1 (IL-1), welches die CD4-Zelle zur Produktion von Interleukin-2 (IL-2) stimuliert. Dieses induziert eine Proliferation von CD8-Zellen, die an Makrophagen mit Antigenen der Klasse MHC-I gebunden sind. Es handelt sich hierbei um zytotoxische T-Zellen, die die virusinfizierte Zelle abtöten können (unterer Weg) oder um Suppressorzellen, die die Immunreaktion später wieder abschalten können (oberer Weg). Beide Reaktionen müssen allerdings durch die CD4-Zelle unterstützt werden.

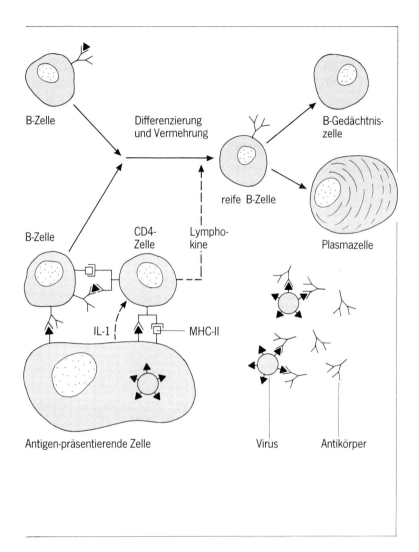

Abb. 10   Bei den humoralen Immunreaktionen spielen B-Zellen die Hauptrolle. Sie werden
durch den Kontakt mit einer CD-4-Zelle aktiviert, welche ihrerseits durch einen
virusantigen-präsentierenden Makrophagen und durch Interleukin-1 zur Bindung
an eine B-Zelle stimuliert wurde. Die aktivierte B-Zelle vermehrt sich und
differenziert unter direkter Mithilfe der von der CD-4-Zelle gebildeten Lymphokine
zu B-Gedächtniszellen und Plasmazellen. Die Plasmazellen sind für die Produktion
von Antikörpern verantwortlich, mit welchen schließlich die eingedrungenen Viren
direkt attackiert werden. Die Gedächtniszellen bleiben zurück. Sie sind Grundlage
der langfristigen Immunität, da sie im Falle einer erneuten Infektion mit dem
gleichen Virus dieses sofort erkennen können und mit der Proliferation und der
Antikörperbildung praktisch sofort beginnen können.

che, die Rezeptoren, als fremd, also als Antigen, erkannt, und die B-Zelle wandelt sich in eine Plasmazelle um. Sie wird durch den Reiz des Antigens aktiviert und beginnt mit der Produktion spezifischer Eiweißstrukturen, eben der genannten Antikörper, die für die Abwehr bereitgestellt werden müssen. Die Antikörper heften sich an das eingedrungene Antigen an und »markieren« es damit für die anderen Immunzellen als einen zu zerstörenden Eindringling. Ein B-Lymphozyt kann – so schätzt man – innerhalb einer Sekunde etwa 2000 Antikörpermoleküle bilden!

Als Antigen bezeichnen die Wissenschaftler entsprechend alle jene Verbindungen und Strukturen, auf die der Körper mit der Bildung von Antikörpern reagiert. Wann das Antigen vorwiegend von der zellulären und wann von der humoralen Abwehr attackiert wird, hängt von der Struktur des Erregers ab und läßt sich nicht pauschal sagen. So stehen beispielsweise bei der Poliomyelitis humorale Abwehrmechanismen im Vordergrund, während bei einer Infektion mit Masern- oder Herpesviren vor allem die T-Zell-vermittelte zelluläre Abwehr gefragt ist.

Ist der Abwehrschlag gelungen, so bleibt eine gewisse Anzahl an Plasmazellen erhalten. Sie tragen die »Markierung« des Antigens in sich und bilden die sogenannten Gedächtniszellen aus. Die Folge: Bei einem erneuten Eindringen des nun bereits bekannten Keimes kann die Abwehr erheblich schneller als bei der Erstinfektion zum Vernichtungsschlag antreten. Die speziellen Plasmazellen müssen nicht erst neu gebildet werden, sondern sind schon vorhanden und können sich rasch vermehren und mit der Produktion der Antikörper praktisch sofort beginnen. Dadurch haben viele Krankheitserreger überhaupt keine Vermehrungschancen mehr. Es hat sich eine Immunität entwickelt.

Die gebildeten Antikörper lassen sich dabei grob in unterschiedliche Gruppen unterteilen, man spricht von *Immunglobulinen*. Bekannt sind fünf verschiedene Immunglobulin-Klassen, die abgekürzt als IgA, IgD, IgE, IgG oder IgM bezeichnet werden. Sie unterscheiden sich in ihrer Größe und auch ihrer Zusammensetzung an Aminosäuren. Eine bestimmte Plasmazelle kann dabei immer nur einen bestimmten Typ von Immunglobulinen herstellen. Die wichtigste Gruppe stellt das IgG dar. Es tritt übrigens in der Schwangerschaft durch die Plazenta auch in den kindlichen Organismus über. Es schützt das werdende Kind – und später in den ersten Lebensmonaten auch den Säugling – vor Infektionen.

Andere und speziell größere Immunglobuline wie das IgM können das nicht. IgM stellt dabei die Gruppe der Immunglobuline dar, die bei einer Infektion als erstes gebildet wird. Die Antikörper haben alle die gleiche Grundstruktur. Sie bestehen aus vier Eiweißketten, die wie ein Y angeordnet sind. Die beiden oberen Schenkel des Y werden dabei durch die beiden leichteren Eiweißketten verstärkt. Sie stellen die Region dar, mit der sich der Antikörper an das Antigen anheftet, um es für die weiteren Reaktionen zu markieren.

Neben den genannten Zellen ist noch ein weiterer Zelltyp für das Funktionieren der körpereigenen Abwehr von entscheidender Bedeutung: Gemeint sind die beweglichen Makrophagen, die auch als Freßzellen bezeichnet werden, da sie den Eindringling direkt attackieren, zerstören und Bruchstücke in sich aufnehmen und praktisch verdauen können. Das birgt allerdings auch ein Risiko: Denn wenn es dem Makrophagen nicht gelingt, das aufgenommene Virus richtig abzutöten, so kann dieses in der Freßzelle persistieren und sich dort möglicherweise sogar vermehren. Es unterläuft so – wie es beim HIV bekannt wurde – die Mechanismen der Immunabwehr, und die Makrophagen tragen dann nicht mehr zur Vernichtung des Virus bei, sondern stellen sich vielmehr sogar als Vehikel für die Verbreitung der Viren zur Verfügung. Die Makrophagen erkennen im Normalfall Immunkomplexe, die sich durch die Anheftung des Antikörpers an das Antigen bilden. Sie werden ebenfalls im Knochenmark gebildet und gelangen als sogenannte Monozyten in den Blutstrom. Sie übernehmen dort eine gewisse Abräumfunktion und fungieren quasi als »Müllabfuhr des Immunsystems«.

Von den meisten Infektionen und Abwehrreaktionen bemerkt der Mensch dabei nichts. Krank wird er erst, wenn es dem Immunsystem nicht wie üblich gelingt, den Eindringling kurz und schmerzlos zu beseitigen, sondern wenn schwereres Geschütz aufgefahren werden muß, was sich dann zumeist als Fieber äußert. »Schmerzhaft« ist gelegentlich auch die Zeit bis zum »Sieg« der körpereigenen Abwehrkräfte, die mit Husten, Schnupfen, Heiserkeit oder anderen typischen Krankheitszeichen einhergehen kann. Es ist eben jene Zeit, die verstreicht, bis alle Mechanismen des Immunsystems in Gang gekommen sind und das System mit voller Kraft arbeitet, um den Eindringling abzuwehren. Dies geschieht meist sehr erfolgreich, was man schon daran erkennt, daß wir zwar mit einer ungeheuren Vielzahl von Krankheitserregern ständig konfrontiert sind, aber in aller Regel nur selten erkranken. Geschieht dies doch einmal, so stellt die Erkrankung nur die Spitze eines Eisberges dar, bei der wir die Funktion unseres Immunsystems einmal wahrnehmen. Ansonsten verrichtet es seine Arbeit praktisch unbemerkt.

Hilflos ist die körpereigene Abwehrmaschinerie allerdings, wenn es den Erregern – und hier insbesondere den Viren – gelingt, die Mechanismen des Immunsystems zu unterlaufen. Daß Viren dies tun können und sich einnisten oder aber das System geschickt überlisten können, wurde bereits geschildert. In solchen Fällen sind wir auf medikamentöse Hilfe oder entsprechende Vorsichtsmaßnahmen, wie etwa Impfungen, angewiesen.

≡ Niemand bleibt verschont – Viruserkrankungen bei Tieren, Pflanzen und Bakterien

Viruserkrankungen sind keineswegs auf den Menschen beschränkt. Das zeigt schon die Tatsache, daß es in Tübingen eine eigene Bundesforschungsanstalt für Viruskrankheiten der Tiere gibt. Viruserkrankungen beim Tier werden jedoch in der Öffentlichkeit weniger spektakulär behandelt als diejenigen beim Menschen, sie sind in aller Regel nur für die Tiermedizin interessant. Das liegt wohl daran, daß Viren, die beim Tier Erkrankungen verursachen, normalerweise beim Menschen keine Bedeutung haben. Beispiele stellen die Parvovirose beim Hund oder die Pockenkrankheit bei Kühen und Schafen dar.

Die Erkrankungen haben aber wirtschaftliche Bedeutung und sind vor allem bei den Tierzüchtern gefürchtet. Das gilt etwa für die Maul- und Klauenseuche, die praktisch alle Paarhufer befallen kann. Bedeutsam ist dies in der Rinder-und Schweinezucht. Die Infektionsgefahr ist – wenn das Virus erst einmal aufgetreten ist – extrem hoch, da die Viren sich nicht nur von Tier zu Tier, sondern auch über kontaminiertes Futter und andere Gegenstände über große Entfernungen verbreiten können.

Da sich die Viren fast immer auf ihren Wirt spezialisiert haben, ist eine Übertragung auf den Menschen zwar möglich, die Viren wirken bei diesem neuen »Wirt« allerdings zumeist nicht krankmachend (pathogen). Das gilt allerdings nur mit Einschränkungen. Einige Viren können sich nämlich durchaus auch in mehreren Wirten vermehren, wie das Beispiel der Tollwut zeigt, die normalerweise direkt durch den Biß eines Hundes oder Fuchses auf den Menschen übertragen wird. Die Tollwutviren rufen sowohl beim Tier als auch beim Menschen eine gefährliche Infektion hervor. Andere Virenarten nutzen hingegen Zwischenwirte, denen sie anscheinend nicht schaden und werden erst gefährlich, wenn sie auf den Menschen treffen. Dies ist der Fall beim Erreger der Frühsommer-Meningoenzephalitis (FSME), der durch den Biß einer Zecke, und beim Gelbfieber, das durch den Stich einer Mücke übertragen wird.

In die Schlagzeilen gerieten virusbedingte Tierseuchen immer wieder als »Rinderwahnsinn« und als Kratzkrankheit (Scrapie) beim Schaf. Hierbei handelt es sich jedoch nicht um »normale« Virusinfektionen, sondern um Infektionen mit besonders »langsamen« Viren, den sogenannten »Slow-Virus-Infections«. In der Öffentlichkeit fanden diese Tierseuchen großes Interesse, da lange Zeit befürchtet wurde, daß sich der Mensch durch den Verzehr von verseuchtem Fleisch möglicherweise selbst mit diesen unheimlichen Erregern infizieren könnte. Mit letzter Sicherheit kann dies auch heute noch nicht ausgeschlossen werden, da die Erreger bisher nicht einmal genau identifiziert werden konnten. Allerdings ist eine Übertragung auf den Menschen durch den Verzehr von infiziertem Fleisch unwahrscheinlich, da ansonsten schon verstärkt Krankheitsfälle beim Menschen hätten beobachtet werden müssen.

Nicht vergessen werden soll in diesem Zusammenhang, daß selbstverständlich auch Pflanzen – wie die Tabakpflanze vom Tabak-Mosaik-Virus – von Viren befallen werden. Allerdings verursachen diese Viren beim Menschen keine Erkrankungen. Sie finden deshalb zur Hauptsache bei Pflanzenzüchtern Interesse.

Und sogar Bakterien werden von Viren angegriffen und infiziert, man spricht in diesen Fällen von *Bakteriophagen*. Der Begriff »Bakteriophage« charakterisiert dabei ein Virus, das ausschließlich Bakterien und zumeist nur eine bestimmte Bakterienart befällt. Die Entdeckung der Bakteriophagen geht auf das Jahr 1915 und den britischen Forscher Frederick W. Twort zurück: Er suchte nach einfachen Viren, die sich vielleicht doch in Nährböden fortpflanzen können und impfte einen Nährboden mit Vacciniavirus. Zwar wuchs dieses Virus auf dem Nährboden nicht heran, wohl aber eine Bakterienkultur. Diese machte mit der Zeit eine Veränderung durch: Sie schien »wäßrig« zu werden und starb schließlich ab. Twort ging der Sache auf den Grund und erkannte, daß es sich um eine Infektion mit nicht sichtbaren, filtrierbaren Erregern handelte. Er veröffentlichte 1915 eine Arbeit, die die Vermutung enthielt, das beobachtete Phänomen könne durch ein Virus verursacht sein, das Bakterien befällt.

Diese Vermutung wurde kurz später durch die Arbeiten des kanadischen Wissenschaftlers Felix d'Herelle bestätigt, der freilich die Untersuchungen Tworts nicht kannte, sondern aus eigenen Beobachtungen zum gleichen Schluß kam. Er gab den Bakterienviren den Namen *Bakteriophagen*. D'Herelle war im Ersten Weltkrieg für kanadische Truppen in Frankreich verantwortlich. Sehr viele von ihnen litten an der Ruhr, einer Durchfallerkrankung, die zumeist durch Bakterien verursacht wird. D'Herelle stellte dabei in seinem Labor fest, daß es filtrierbare, aber nicht sichtbare Agenten geben mußte, die die Ruhr-Bakterien regelrecht auffraßen. Denn er konnte die Bakterien auf Nährböden züchten. Ließ er diese jedoch einige Tage stehen, so sahen sie aus, als hätten »die Motten sie angefressen«. Die beobachteten »Löcher« im Bakterien-Nährboden waren der eigentliche Beginn der Geschichte der Bakteriophagen.

Die Infektion der Bakterien mit den Phagen verläuft vom Mechanismus her ähnlich, wie es bereits für die normalen Körperzellen geschildert wurde. Das Virus heftet sich ebenfalls mit Hilfe eines Rezeptors an die Bakterienzelle an, und diese Bindung scheint ähnlich spezifisch zu sein wie bei den verschiedenen Körperzellen. Das Virus dringt schließlich in das Bakterium ein, und zwar lediglich das Phagengenom, während die Proteinhülle auf der Oberfläche verbleibt, sie wird beim Eindringen regelrecht abgestreift. Nach der Penetration des Virus in die Bakterienzelle kommt es im Normalfall zur Vermehrung von Phagennukleinsäure und Phagenproteinen, so wie dies auch für menschliche Zellen beschrieben wurde. Die Phagenpartikel werden zusammengebaut und schließlich über eine Zerstörung des Bakteriums als reife Phagen freigesetzt. Das Bakterium zerfällt meist schon innerhalb von 15 Minuten und gibt die Virennachkommen frei. Ein Bakteriophage erzeugt dabei in einer Bakterienzelle etwa 200 Nachkommen. Diese infizieren anschließend die benachbarten Bakterienzellen.

Allerdings gibt es auch Bakteriophagen, die die Bakterienzelle nicht sofort zerstören. Das Phagengenom wird vielmehr in das Bakterienchromosom integriert und bei der Bakterienvermehrung auf die Nachkommen vererbt. Da sich das Bakterium in sehr kurzer Zeit selbst vermehrt, wird das Virus jeweils mit fortgepflanzt. Aus einem Phagengenom können so millionenfache Kopien entstehen, die jeweils in die bakteriellen Genome integriert sind. Unter bestimmten Bedingungen, wie zum Beispiel unter UV-Strahlung, können sie sich aus dem bakteriellen Genom unter Mitnahme angrenzender DNA-Regionen herauslösen. Die Phagen vermehren sich und es kommt wie üblich zur Auflösung des betroffenen Bakteriums. Bei der Neuinfektion anderer Bakterien können dabei die DNA-»Schnipsel« des vorherigen Wirtes übertragen werden, man spricht von einer *Transduktion.*

Die Bakteriophagen haben ganz wesentlich zu unseren heutigen Kenntnissen über die Viren beigetragen. Denn der Bakteriophage ist zu einem Schlepper geworden, mit dem sich genetische Informationen übertragen lassen. Das Virus parasitiert dabei in Bakterien. Es kann dort Teile der bakteriellen Nukleinsäure anbinden und diese Teile auf andere Bakterien verschleppen. Je nachdem, welche genetische Information in dieser Nukleinsäure verschlüsselt ist, können dadurch die Eigenschaften des neu infizierten Bakteriums verändert werden. Zum Beispiel können Virulenzfaktoren verschleppt werden, so daß das Bakterium »plötzlich« zu aggressiveren Infektionen im Körper führt, als dies zuvor bekannt war. Andererseits lassen sich so auch gezielt Gene »verschleppen«, die das Bakterium zum Beispiel dazu bringen, eine bestimmte gewünschte Substanz zu produzieren. Mit der Entdeckung der Bakteriophagen wurde es erstmals möglich, die Genetik zu beeinflussen. Das war der Grundstein für die Gentechnologie.

Die Existenz von Viren, die Bakterien befallen und zerstören, lieferte aber auch Nährstoff für Hoffnungen auf ein völlig neues Therapieprinzip bei bakteriellen Infektionen mit Hilfe solcher »Bakterienfresser«. In vielen Labors und Kliniken hat es vor der Ära der Antibiotika entsprechende Therapieversuche gegeben. Allerdings gab man diese Forschungsrichtung später wieder auf. Denn die Bakteriophagen-Therapie eignete sich lediglich zur Bekämpfung bakterieller Infektionen des Magen-Darm-Traktes, da nur dort die Bakterien mit den Phagen direkt konfrontiert werden können. Damit die Bakteriophagen auch andere Infektionsherde erreichen, müßte man sie in die Blutbahn injizieren. Das aber wäre mit einem hohen Risiko verbunden, da die Gefahr immunologischer Reaktionen bis hin zum lebensbedrohlichen anaphylaktischen Schock nicht ausgeschlossen werden könnte. Die Entwicklung einer speziellen Therapie mit Hilfe der Phagen erübrigte sich zudem in den Folgejahren durch den außerordentlichen Siegeszug der Antibiotika im Kampf gegen die bakteriellen Infektionen.

≡ Das Unsichtbare sichtbar machen – Nachweis der Virusinfektion

Viren kann man mit dem Auge nicht sehen, man kann sie nicht hören, schmecken oder riechen. Man merkt folglich nicht, ob und wann der Körper infiziert ist. Auf Virensuche geht man in aller Regel nur, wenn bestimmte Krankheitszeichen den Verdacht auf eine Virusinfektion aufkommen lassen. Da die Symptome einer Virusinfektion sehr oft unspezifisch sind – zum Beispiel Fieber, Schwächegefühl oder Abgeschlagenheit –, ist häufig eine Abgrenzung zur bakteriellen Infektion notwendig. Auch andere Fragestellungen, wie etwa diejenige nach einer HIV-Infektion, können den Nachweis einer Virusinfektion erforderlich machen.

Gebräuchlich und durch die HIV-Infektion in der Öffentlichkeit am besten bekannt sind Testverfahren, mit denen indirekt die Antikörper nachgewiesen werden. Man macht sich dabei die Reaktion des Immunsystems auf den Eindringling zunutze. Denn die B-Zellen bilden, wie beschrieben, sehr spezifische Antikörper gegen ein bestimmtes Virus aus. Diese Antikörper zirkulieren im Blut und lassen sich mit Hilfe spezieller monoklonaler Antikörper nachweisen. Das sind antigenspezifische Antikörper, also solche, die sich spezifisch gegen die Antigene des gesuchten Virus richten. Sie können durch Zellfusionstechniken – zum Beispiel durch Fusion von Zellen der Maus mit Myelomzellen – in großen Mengen hergestellt werden und dienen inzwischen als wichtige Werkzeuge bei der Identifizierung von viralen oder bakteriellen Antigenen.

Gelingt der Nachweis eines bestimmten Antikörpers, so bedeutet das aber keineswegs, daß der betroffene Mensch krank ist. Es besagt lediglich, daß der Organismus mit einem bestimmten Virus konfrontiert war und daß sein Immunsystem auf den Erreger reagiert hat. Mit diesem Verfahren läßt sich beispielsweise zeigen, ob ein Mensch HIV-positiv ist, das heißt ob er HIV-Antikörper im Blut hat oder nicht. Ist er positiv, so wurde er mit dem Virus infiziert. Bei HIV bedeutet dies nach derzeitiger Erkenntnis, daß es wohl früher oder später zur AIDS-Erkrankung kommen wird, da eine Immunität gegen das Virus allem Anschein nach nicht erwirkt werden kann.

Anders dagegen bei den Röteln. Hier ist der Organismus in der Lage, immun zu werden, und diese Immunität gegen die Infektion läßt sich ebenfalls über den Nachweis der Antikörper belegen: Sind ausreichend Antikörper im Blut vorhanden, ist also der sogenannte Antikörper-Titer hoch, so kann eine erneute Infektion schnell erfolgreich abgewehrt werden; die betreffende Person wird nicht erkranken. Diese Untersuchung spielt eine wichtige Rolle, wenn eine junge Frau schwanger werden möchte und ausschließen will, daß dem werdenden Kind durch eine Rötelninfektion Gefahr drohen könnte.

Allerdings lassen sich Viren auch direkt mit Hilfe von Zellkulturen nachweisen: Etwa dadurch, daß die infizierten Zellen zerstört werden, oder auch durch immunserologische Nachweise über einen RIA-, EIA- oder ELISA-Test und über Nukleinsäurenachweise, wie eine DNA-Hybridisierung oder eine Polymerase-Ketten-Reaktion.

Dabei handelt es sich um direkte Nachweisverfahren, die in der Infektiologie in jüngster Zeit zunehmende Bedeutung erlangt haben. Beim direkt immunserologischen Nachweis werden virale Strukturbestandteile (Antigene) mit Hilfe spezifisch gegen sie gerichteter Antiseren nachgewiesen. Die entstehenden Antigen-Antikörper-Komplexe werden mittels immunserologischer Testverfahren identifiziert. Eingesetzt werden beispielsweise Teste mit radioaktiv markierten Antikörpern (Radioimmunassay, RIA) und enzymmarkierte Antikörper (EIA, Enzym-Immunassay).

Eine weitere Möglichkeit besteht darin, die Nukleinsäure des gesuchten Virus nachzuweisen, indem man versucht, diese an einen komplementären Strang zu binden, das heißt, sie zu hybridisieren. Dabei können komplementäre DNA-Abschnitte oder auch komplementäre DNA und RNA miteinander gepaart werden. Man setzt gezielt bekannte DNA- oder RNA-Abschnitte des gesuchten Virus ein. Kommt es zur Hybridisierung, so gilt dies als Nachweis des Erregers.

Ein sehr moderner Ansatz zum Virennachweis ist die sogenannte Polymerase-Kettenreaktion (Polymerase Chain Reaction, meist abgekürzt als PCR). Mit dieser Methode ist es möglich, selbst sehr geringe Virusmengen, zum Beispiel aus Blut, Serum, Liquor oder sogar aus Gewebeproben, Bronchial- oder Trachealsekret und aus Augenkammerwasser sowie Stuhlproben, zu identifizieren. Das Prinzip der Methode besteht in der Vermehrung (Amplifikation) ausgewählter DNA- oder RNA-Abschnitte. Diese können im Untersuchungsmaterial in geringsten Mengen aufgespürt werden. Die Sonden (Primer) binden an die jeweils komplementären Abschnitte der gesuchten DNA oder RNA. Durch Zugabe eines entsprechenden Enzyms, der Polymerase, werden die doppelsträngigen Ketten voneinander getrennt, und es werden komplementäre Abschnitte gebaut. Somit hat sich die ursprüngliche DNA-Sequenz verdoppelt.

Dieser Prozeß wird mehrfach wiederholt, und es kommt so zur Vermehrung des gesuchten, speziellen Genomabschnittes. Das Produkt, das schließlich in einer ausreichenden Konzentration vorliegt, kann nun beispielsweise durch eine Nukleinsäurehybridisierung direkt nachgewiesen werden. Die PCR ist dabei hochempfindlich und erlaubt den Nachweis geringster Virusmengen. Sie ist allerdings als Verfahren auch sehr aufwendig und damit teuer und eignet sich deshalb noch nicht zur Routinediagnostik von Virusinfektionen.

≡   **Ethische Probleme in der Virusforschung**

In der Virusforschung hat es in den vergangenen Jahren und Jahrzehnten erhebliche Fortschritte gegeben, und die Wissenschaftler verstehen insbesondere die Grundlagen einer Virusinfektion heute weitaus besser als noch vor kurzem. Der Fortschritt vollzieht sich in rasantem Tempo, und dennoch gibt es bis auf den heutigen Tag kein Allheilmittel, mit dem allen Virusinfektionen beizukommen wäre. Das wird auch auf absehbare Zeit so bleiben.

Früher waren Infektionskrankheiten die Todesursache Nummer eins. Dank der verbesserten hygienischen Verhältnisse und dank der Möglichkeit, mit Antibiotika zumindest die weitaus meisten bakteriellen Infektionen zu beherrschen, ist diese Zeit vorbei. Das allerdings darf uns nicht in der scheinbaren Sicherheit wiegen, Viren könnten uns – einmal abgesehen von HIV – kaum etwas anhaben. Sie gehören zu den gefährlichsten Krankheitserregern überhaupt, und sie bedrohen unsere Gesundheit und letztlich auch unser Leben in erheblichem Maße. Und dies gilt um so mehr, je weniger die Chancen der Impfungen genutzt werden. Speziell in diesem Bereich gibt es die deutlichsten Erfolge in jüngster Zeit. Fast Jahr für Jahr werden nämlich neue Impfstoffe entwickelt, und gegen verschiedene virale Infektionen, wie zum Beispiel die Hepatitis A, kann man sich seit kurzem wirkungsvoll schützen.

Doch schon die Impfstofforschung zeigt ein Dilemma auf, das bei der Virusforschung eine wichtige Rolle spielt. Denn es existiert eine ganze Reihe von ethischen Problemen, die bislang nicht gelöst werden konnten: Die Impfstoffe müssen nach ihrer Entwicklung auf ihre Sicherheit hin überprüft werden. Das ist zum Beispiel bei AIDS ein Problem, da einfache Tiermodelle fehlen. Wer aber würde sich freiwillig für einen Test eines HIV-Impfstoffs zur Verfügung stellen, wenn nicht mit letzter Sicherheit ausgeschlossen werden kann, daß der zu testende Impfstoff möglicherweise selbst HIV überträgt oder aber ein ungezügeltes Zellwachstum – und damit Krebs – provozieren kann? Sind solche oder ähnliche Versuche überhaupt vertretbar? Ähnliche Schwierigkeiten gibt es auch bei der Therapie von Infektionskrankheiten, wenn etwa die Wirksamkeit von Medikamenten gegen Virusinfektionen überprüft werden soll.

Ein anderes Problem besteht darin, daß insbesondere bei tödlich verlaufenden Infektionskrankheiten wie AIDS eine »ordentliche« medizinische Forschung ethisch kaum mehr zu verantworten ist. Denn normalerweise verlangen die Gesundheitsbehörden vor der Zulassung eines Medikamentes, daß dieses in umfangreichen klinischen Studien auf seine Wirksamkeit, Sicherheit und Unbedenklichkeit überprüft wurde. Solche Studien laufen »doppelblind« ab. Das heißt, eine Gruppe von Patienten erhält das Prüfpräparat, eine andere Gruppe ein wirkungsloses Scheinpräparat. Weder Arzt noch Patient wissen vor Abschluß der Untersuchung, welcher der Probanden mit dem echten und welcher mit dem Scheinpräparat behandelt wurde. Nur solche Untersuchungen liefern im Normalfall wertvolle Aussagen über die Wirksamkeit und die Nebenwirkungen eines neuen Medikamentes. Doppelblindstudien sind aber bei lebensbedrohlichen Infektionen wie AIDS inzwischen praktisch unmöglich geworden. Wer kann schon aus ethischen Erwägungen heraus einem todgeweihten Menschen ein wirkungsloses Scheinpräparat (Placebo) verabreichen, wenn gleichzeitig die Hoffnung besteht, ihm durch ein neues, aber noch nicht ausreichend erprobtes Medikament möglicherweise helfen zu können?

Völlig anders ist die Lage bei Menschen, die mit einem Virus infiziert sind, das eventuell in der Zukunft ihre Gesundheit bedrohen könnte. Das ist etwa bei den Papillomaviren der Fall. Diese Viren können bei einem gewissen Prozentsatz der betroffenen Frauen einen Gebärmutterkrebs hervorrufen – aber eben nur bei einem gewissen Prozentsatz, und wir kennen die anderen beteiligten Faktoren hierfür nicht. Einmal angenommen, man könnte die Frau wirkungsvoll gegen die Papillomainfektion behandeln – heißt dies, daß jede Frau therapiert werden müßte, bei denen sich solche Viren nachweisen lassen? Dies würde bedeuten, daß ein großer Prozentsatz der Frauen behandelt würde, obwohl sie nie an Konsequenzen der Infektion leiden würden. Sie müßten damit potentielle Nebenwirkungen der Therapie in Kauf nehmen, ohne jedoch dafür einen Nutzen aus der Behandlung zu ziehen – von einem rein statistisch reduzierten Erkrankungsrisiko einmal abgesehen.

Und noch ein ethisches Problem: Es ist kaum vertretbar, daß sich viele Länder der Dritten Welt großangelegte Impfkampagnen etwa gegen die Hepatitis B aus rein finanziellen Gründen kaum oder gar nicht leisten können. Speziell in der Dritten Welt ist aber die Durchseuchung an Hepatitis B besonders hoch – Impfungen hätten demzufolge erhebliche Konsequenzen für das persönliche Schicksal der Menschen und auch allgemein für eine Eindämmung der Erkrankung. Und dieser Aspekt gilt keineswegs nur für Impfungen, sondern auch für die Behandlung: Denn neue Therapieansätze sind in aller Regel durch den erheblichen Forschungsaufwand, der erforderlich ist, extrem teuer. So teuer, daß an eine Behandlung der Menschen in Entwicklungsländern meist gar nicht zu denken ist.

Virus und Mensch – eine ungesunde Beziehung

Es gibt fast ebensoviele Viruserkrankungen wie Virusarten, und ähnlich vielfältig sind auch die Erscheinungsformen und Krankheitsbilder: Das Spektrum reicht von vergleichsweise banalen Erkrankungen, wie der Erkältung, bis zum heute immer noch tödlichen AIDS. Die Infektion kann »stumm« verlaufen – der betroffene Mensch merkt dann nicht einmal, daß er infiziert ist, oder »symptomatisch«, also mit deutlich spürbaren Krankheitszeichen. Die Beschwerden reichen von Schmerzen über Fieber und Hautrötungen bis hin zu Schwindel, Mattigkeit, Abgeschlagenheit, Durchfall oder Lähmungen. Sie können akut (zeitweilig) oder chronisch (dauerhaft) auftreten. Manche Infektionen heilen komplett aus, d. h. am Ende sind alle Viren aus dem Körper entfernt. Bei anderen bleibt der Erreger trotz scheinbarer Heilung im Körper und verursacht zu einem späteren Zeitpunkt erneut Beschwerden.

Noch eines ist von Virus zu Virus unterschiedlich: Gegen einige Viren können wir – sofern wir einmal mit ihnen infiziert wurden – eine gewisse Immunität entwickeln. Dies ist bei Kinderkrankheiten, wie beispielsweise den Röteln, der Fall. Wie der Name schon sagt, wird man meist im Kindesalter bereits mit diesen Viren infiziert. Der Organismus bildet als Reaktion auf die Infektion Antikörper gegen die Viren, die im Körper verbleiben und ihn vor einer erneuten Infektion schützen. Bei anderen Viren scheint dies aufgrund ihrer hohen Wandlungsfähigkeit nicht zu gelingen: Die Antikörper »passen« bei einer erneuten Begegnung nicht mehr. Das Virus entzieht sich also durch die Verwandlung seiner Oberfläche der körpereigenen Immunität.

Selbstverständlich können in diesem Rahmen nicht alle vorkommenden viralen Krankheiten beschrieben werden. Es sollen deshalb lediglich die wichtigsten und in diesen Breitengraden bekanntesten Krankheitsformen erläutert werden.

Beim Menschen dringen die Viren auf unterschiedlichen Wegen in den Körper ein. Jedes Virus hat dabei ein bestimmtes »Zielorgan«. Das heißt, es befällt mehr oder weniger gezielt ein bestimmtes Organ des Körpers, also zum Beispiel die Atemwege, die Leber, das Immunsystem oder die Haut. Wenngleich dies nicht streng gilt und Viren meist verschiedene Organe im Organismus angreifen können, sollen dennoch hier aus Gründen der Übersichtlichkeit die unterschiedlichen Virusinfektionen entsprechend der jeweils zur Hauptsache beteiligten Organe besprochen werden.

Von der Grippe bis zum Durchfall: banal, aber nicht harmlos

Am auffälligsten und wohl auch am häufigsten sind dabei Infektionen des Magen-Darm-Traktes sowie solche der Atemwege. Sie äußern sich entsprechend in einer Magen-Darm-Erkrankung oder einer Erkältung. Aus medizinischer Sicht sind das meist banale Infektionen, die spontan nach wenigen Tagen vom Körper völlig geheilt werden. Sie verlaufen aber nicht immer harmlos, sondern können bei besonders gefährdeten Menschen zu einem ernsten gesundheitlichen Problem werden. Auch treten bei diesen auf den ersten Blick harmlos erscheinenden Infektionen unter Umständen Komplikationen auf, nämlich dann, wenn es dem Körper – wie dies bei der Kinderlähmung beschrieben ist – nicht gelingen sollte, das weitere Eindringen des Virus vom Darm aus in andere Körperregionen zu unterbinden.

Das gilt zum Beispiel für die berüchtigte »**Darmgrippe**«. Betroffene mögen sie kaum beim Namen nennen, sind sie doch im wahrsten Sinne des Wortes nicht mehr salonfähig. Doch jedermann weiß, was sich hinter diesem Begriff verbirgt: Bauchschmerzen, Übelkeit, Durchfälle lassen eine Magen-Darm-Infektion sehr schnell zu einem wahrlich anrüchigen Thema werden, das den Betroffenen durchaus einige Tage ins Bett oder besser ausgedrückt auf den kurzen Weg zwischen Schlaf- und Badezimmer zwingen kann. Sehr oft sind die Viren die Ursache der Beschwerden.

Sie können in unseren Magen-Darm-Trakt eindringen und zu einer akuten Infektion führen. Als Übeltäter zu nennen sind hier in erster Linie Rotaviren; aber auch Norwalk-, Adeno-, Astro-, Calici- und Coronaviren können eine solche »Darmgrippe« (Gastroenteritis) verursachen. Das wichtigste Symptom einer virusbedingten Magen-Darm-Infektion ist – ebenso wie bei der bakteriell verursachten Infektion – der Durchfall. Er ist meist wäßrig, tritt plötzlich auf und wird von Erbrechen begleitet oder angekündigt. Eine gezielte Behandlung der Infektion ist nicht möglich und zumeist auch nicht notwendig, da sie in der Regel in unseren Breitengraden innerhalb weniger Tage ausheilt. Allerdings sollte man möglichst für eine ausgeglichene Bilanz von Wasser und Mineralstoffen sorgen, da der Körper diese durch die Durchfälle verliert. Daher rührt auch das oft außerordentliche Schwächegefühl, das durch die verstärkte Zufuhr von Wasser und Mineralstoffen (viel Trinken, vor allem Mineralwasser und eventuell Coca Cola, Essen von Salzstangen und auch Bananen) verringert werden kann.

Anders ist die Situation in den Entwicklungsländern. Magen-Darm-Infektionen stellen in den Ländern der Dritten Welt ein zentrales gesundheitliches Problem dar. Wie gefährlich Virusinfektionen des Magen-Darm-Traktes für die Menschheit sind, zeigt die Tatsache, daß sie die Hauptursache für die hohe Säuglingssterblichkeit in den Ländern der Dritten Welt darstellen. Nach Schätzungen der Weltgesundheitsorganisation sterben dort jährlich etwa vier bis fünf Millionen Kinder an einer virusbedingten Gastroenteritis! Die Erreger können sich infolge der mangelnden hygienischen Verhältnisse praktisch ungehindert ausbreiten. Deshalb arbeitet man derzeit auch intensiv an der Entwicklung eines Impfstoffes gegen Rotaviren, die hier als eine der wichtigsten Krankheitsursachen gelten. Man hofft, sobald man einen solchen Impfstoff in der Hand hält, durch flächendeckende Impfungen der Kinder in den Entwicklungsländern die hohe Kinder- und Säuglingssterblichkeit dort eindämmen zu können.

Ausgesprochen häufig befallen Viren jedoch auch die **Atemwege.** Hierbei kann es ebenfalls zu banalen, aber auch zu äußerst gefährlichen Erkrankungen kommen. Die Adenoviren sind ein gutes Beispiel dafür, welch unterschiedliche Erkrankungen die Viren einer Familie verursachen können. Die Virologen kennen inzwischen etwa 80 verschiedene Serotypen dieser Familie, und zirka 30 von ihnen stehen im Verdacht, beim Menschen Krankheitssymptome auszulösen. Das kann, wie beschrieben, eine Darmgrippe sein, doch häufiger konzentrieren sich die Adenoviren auf den Respirationstrakt, also die Atemwege. In sehr seltenen Fällen können sie aber auch in den Herzmuskel oder sogar das zentrale Nervensystem vordringen und dort Entzündungsreaktionen hervorrufen. Die Adenoviren können dabei auch für jahrelang persistierende Infektionen verantwortlich sein und beispielsweise lange Zeit in den Tonsillen (Mandeln) erhalten bleiben, ohne daß dies zwangsläufig zu Krankheitserscheinungen führen muß. Sie verursachen allerdings normalerweise akute Erkrankungen, wie eine Erkältung, aber auch eine Rachenentzündung oder in schweren Fällen sogar eine Lungenentzündung. Übertragen werden die Adenoviren, bei denen es sich um DNA-Viren handelt, entweder per Tröpfchen- oder per Schmierinfektion.

Von den meist harmlos verlaufenden, aber sehr häufigen Erkältungen muß die eigentliche Grippe abgegrenzt werden, auch wenn eine Erkältung im Volksmund oft als Grippe bezeichnet wird. Die »echte« **Grippe** ist dabei keineswegs harmlos, sondern als Erkrankung sehr ernst zu nehmen. Das zeigt sich am besten an einem eindrucksvollen Beispiel: Denn mehr Todesopfer als der Erste Weltkrieg hat in den Jahren 1918 und 1920 die spanische Grippe gefordert. Etwa 500 Millionen Menschen waren damals mit dem Grippevirus infiziert; 22 Millionen verstarben, so die offiziellen Schätzungen. Die Grippe dürfte damit die wichtigste und vor allem die gefährlichste Virusinfektion der Atemwege darstellen. Während für die Erkältung verschiedene Erreger verantwortlich zeichnen können, wird die echte Grippe immer durch *Myxovirus influenzae* Typ A, B oder C verursacht. Im Fachjargon nennt man die Viren deshalb auch Influenza-Viren und die Grippe »Influenza«. Der grippale Infekt und die Erkältung werden dagegen nicht von Influenzaviren, sondern entweder von Bakterien oder von Adeno-, Reo-, Rhino-, Echo- oder Coxsackieviren hervorgerufen. Damit sind Viren auch für den »banalen Schnupfen« im Rahmen von weitgehend harmlosen Erkältungskrankheiten verantwortlich. Fast jeder Mensch leidet hierzulande ein- oder mehrmals jährlich an einer solchen Erkältung. Diese dürfte insgesamt gesehen die häufigste Erkrankung des Menschen überhaupt darstellen. Schon dieses Beispiel zeigt, daß die Viren als Krankheitserreger enorm ernst genommen werden müssen. Sie gehen nicht immer mit Krankheiten einher, bei der die Frage nach Leben oder Tod gestellt werden muß. Sie sind aber sehr oft Krankheitsursache und verursachen damit Unwohlsein und Fehltage am Arbeitsplatz und damit sowohl direkte wie indirekte Kosten für die Volkswirtschaft.

Beim Höhepunkt der Erkrankung halten sich im Nasen-Rachen-Raum Millionen von infektiösen Viren auf. Die Übertragung erfolgt als Tröpfcheninfektion, und zur Infektion sind etwa 320 Virusteilchen erforderlich. Klinisch kommt es zum Katarrh der oberen Luftwege,

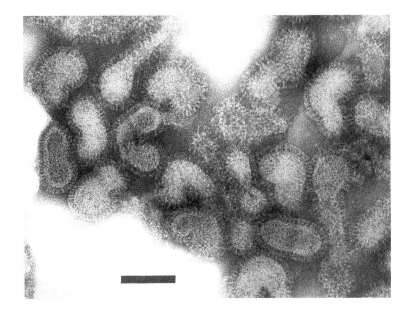

a

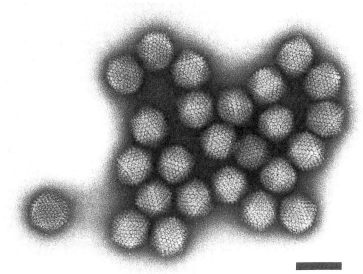

b

Abb. 11 a Grippeviren (»Influenzaviren«) zeigen nach Negativ-Kontrastierung eine flexible,
dicht mit Oberflächenglykoproteinen besetzte Hülle. Vergrößerung: × 150 000
b Adenoviren nach Negativ-Kontrastierung: Der Aufbau des Viruskapsids aus
morphologischen Untereinheiten (Kapsomeren) ist gut erkennbar. Vergrößerung:
× 125 000, Länge des Balkens: 100 nm

meist begleitet von Husten, Schnupfen, Kopf- und Gliederschmerzen, manchmal auch von Fieber. Typisch ist eine generelle Beeinträchtigung des Allgemeinbefindens, Abgeschlagenheit usw. Die Symptome sind wohl jedermann bekannt. Die Krankheitserscheinungen der Influenza ähneln mit Husten, Muskel- und Gliederschmerzen sowie Fieber denjenigen bei einer Erkältung, sind jedoch in aller Regel erheblich schwerer ausgeprägt. Die große Gefahr bei der Grippe ist das Auftreten von Komplikationen, etwa wenn die Viren sich nicht nur auf die Atemwege beschränken, sondern auch in anderen Körperregionen ausbreiten. So kann es zur Lungenentzündung kommen, es kann sich aber auch eine Hirnhaut- oder eine Herzbeutelentzündung entwickeln, wenn Gehirn und Herz befallen werden.

Als Krankheitserreger spielt dabei das Influenza A-Virus die größte Rolle. Es handelt sich um ein weltweit verbreitetes RNA-Virus, das sowohl regional begrenzte Epidemien als auch – wie zum Beispiel bei der spanischen Grippe oder zuletzt im Jahre 1968 bei der Hongkong-Grippe – eine weltweite Infektionswelle, eine sogenannte *Pandemie*, auslösen kann. Der Name »Hongkong-Grippe« sagt dabei nichts über die Verbreitung aus, sondern gibt an, daß das Virus erstmals in der asiatischen Metropole auftrat und daß die Erkrankung dort ihren Ausgang nahm. Erstmals wurde das Influenza A-Virus Ende der 20er Jahre aus Schweinen isoliert und im Jahre 1933 in London auch bei einem infizierten Menschen.

Von der Grippe betroffen werden können prinzipiell alle Menschen. Allerdings ist das Risiko bei kleinen Kindern, älteren Personen und solchen mit einer Abwehrschwäche überdurchschnittlich hoch. Eine Impfung empfiehlt sich deshalb bei sogenannten Risikopatienten, d. h. Patienten mit chronischen Herz- oder Lungenerkrankungen, Nierenkranken, Diabetikern, Patienten mit angeborenen oder erworbenen Immundefekten sowie Senioren ab dem 60. Lebensjahr. Die Impfung stellt allerdings keinen sicheren Schutz vor der Grippe dar, da sich die Influenzaviren durch eine ungewöhnlich hohe Wandlungsfähigkeit auszeichnen. Mit List und Tücke können sie sich stetig verändern und so einmal aufgebaute Abwehrkräfte praktisch immer wieder unterlaufen. Sie können somit einen Menschen durchaus mehrmals während seines Lebens infizieren. Möglich ist dies, da die Influenzaviren einer ständigen Mutation unterliegen. Alle zehn bis zwanzig Jahre kommt es dabei zum Auftreten veränderter Influenza-Viren-Subtypen, man spricht von einem Antigenwandel. Vollzieht sich dieser Wandel langsam, so spricht man wissenschaftlich von einer Antigen*drift*. Das Virus ändert sein »Aussehen« dabei nicht komplett, sondern nur in einzelnen Strukturbestandteilen. Das aber reicht in aller Regel aus, daß auch das Immunsystem bereits früher infizierter Personen und speziell dasjenige von Menschen mit einer eingeschränkten Abwehrkraft die Viren nicht mehr wieder erkennt. Es steht ihnen zunächst hilflos gegenüber, so wie bei einer Infektion mit einem unbekannten Virus, anstatt über die Gedächtniszellen auf vorliegende Antikörper und bekannte Abwehrstrategien gegen den Eindringling zurückzugreifen.

Neben dieser Antigendrift, bei der sich die Veränderungen des Virus langsam, aber kontinuierlich vollziehen, können sich die Erreger auch relativ plötzlich in ihren antigenen Strukturen verändern, man bezeichnet den Vorgang als Antigen*shift*. Er kommt dadurch zustande, daß die Influenza-Viren Teile ihres Genoms untereinander austauschen. Dadurch können »plötzlich« bestimmte Virus-Typen, die zuvor beispielsweise nur beim Schwein oder der Ente zu Erkrankungen führten, auch für andere Tierarten oder gar den Menschen gefährlich werden. Beides, Antigendrift, wie Antigenshift, sind dafür verantwortlich, daß bei der Grippe immer wieder Epidemien oder sogar Pandemien – Seuchen, die sich über Länder und Kontinente ausbreiten – auftreten und sehr viele Todesopfer fordern können. Solche Pandemien haben wir in der Vergangenheit immer wieder in Abständen von Jahrzehnten erlebt, sie wurden als »russischer Schnupfen« oder auch als »spanische Grippe« bekannt.

Die verfügbaren Impfstoffe werden alljährlich den sich schnell wandelnden Virenstämmen angepaßt, sie bieten einen sehr guten, keineswegs jedoch einen absolut sicheren Schutz vor der Erkrankung. Falsch ist es außerdem anzunehmen, die »Grippe-Schutzimpfung« könne den Körper vor Erkältungen oder einem sogenannten grippalen Infekt schützen, da hier – wie geschildert – völlig andere Viren am Werk sind. Der Verlauf der Grippe und des viralen grippalen Infektes ist aber meist harmlos, unser Immunsystem wird mit den Eindringlingen in aller Regel gut alleine fertig. Darüberhinaus gibt es inzwischen mit dem Wirkstoff Amantadin außerdem durchaus medikamentöse Möglichkeiten, die Influenzaviren zu stoppen. Man kann zudem die Symptome lindern, beispielsweise mit schmerzlindernden, fiebersenkenden Medikamenten sowie hustenstillenden oder schleimlösenden Mitteln. Vorsicht ist aber bei Menschen geboten, die an einer Schwächung ihres Immunsystems leiden. Sie sind oft von Komplikationen bedroht. Das kann etwa eine Lungenentzündung sein, wenn es auf dem Boden der Immunschwäche zusätzlich zu einer Infektion mit Bakterien kommt.

≡ Ziegenpeter und andere Kinderkrankheiten

Der alte, heute nicht mehr gebräuchliche englische Begriff »to mumps« – ins Deutsche übersetzt heißt das »Grimassen schneiden« – gab einer Viruserkrankung, die schon im 5. Jahrhundert vor unserer Zeitrechnung beschrieben wurde und noch heute eine große Bedeutung hat, ihren Namen: **Mumps,** im Volksmund auch als »Ziegenpeter« bekannt.

»Grimassen« schneiden die Betroffenen aus folgendem Grund: Das Virus, ein dem Grippevirus verwandter Erreger aus der Familie der Paramyxoviren und wie das Influenza-Virus auch ein RNA-Virus, befällt nämlich gezielt die Ohrspeicheldrüsen und verursacht deren Entzündung und Schwellung, was dem Patienten meist große Schmerzen bereitet. Das Virus, das nur den Menschen als »Wirt« akzeptiert, dringt dabei über den Mund in den Körper ein und gelangt schließlich in die Speicheldrüsen und insbesondere die Ohrspeicheldrüse. Die Infektion ist deshalb in erster Linie durch die genannte schmerzhafte Schwellung der Ohrspeicheldrüsen charakterisiert. Eine gezielte antivirale Behandlung der Infektion ist bislang nicht möglich, was erneut die Bedeutung einer rechtzeitigen Impfung der Kinder unterstreicht. Diese ist seit einigen Jahren möglich, wird aber hierzulande nach Ansicht vieler Experten noch viel zu wenig praktiziert.

Die Impfung wäre dabei in erster Linie sinnvoll, um die drohenden Komplikationen zu vermeiden. Denn das Mumpsvirus kann auch andere Organe als die Speicheldrüsen befallen, was nicht selten zu schwerwiegenden Komplikationen führt. Dieses Risiko besteht insbesondere, wenn das Virus nicht wie meist üblich Kinder, sondern Erwachsene infiziert. So kann es zum Beispiel bei Männern zu einer Hodenentzündung mit dem Risiko der Unfruchtbarkeit kommen. Auch ein Befall der Hirnhäute und des Gehirns oder der Bauchspeicheldrüse ist möglich, eine Spätfolge kann damit Diabetes sein. Das Risiko, erst im Erwachsenenalter an Mumps zu erkranken, ist in jüngster Zeit durch die stark verbesserten hygienischen Verhältnisse angestiegen. Kinder werden seltener mit dem Mumpsvirus konfrontiert, die maximale Durchseuchung verschiebt sich zu den älteren Jahrgängen. Damit steigt die Zahl der nicht-immunen Erwachsenen an und es steigt auch das Risiko, sich erst in höherem Lebensalter erstmals zu infizieren und damit eine schwerer verlaufende Erkrankung zu erleiden. Derzeit schätzt man, daß etwa 70 bis 85 Prozent der Erwachsenen gegen das Mumpsvirus immun sind.

Mumps gehört zu den Kinderkrankheiten, weil man diese Erkrankung – wie der Name schon andeutet – typischerweise im Kindesalter durchmacht. Ist das der Fall, so erkrankt man im Normalfall nicht wieder an dieser Infektion, da das körpereigene Abwehrsystem eine lebenslang andauernde Immunität aufgebaut hat. Allerdings gibt es auch Ausnahmen von dieser Regel. Der Ausdruck »Kinderkrankheiten« sollte dabei keinesfalls so verstanden werden, daß es sich um harmlose Erkrankungen handelt, die das Kind »nun einmal durchmachen muß«. Vielmehr ist das Gegenteil der Fall: Viele Infektionen verlaufen sehr schwer und können die Gesundheit des Kindes nachhaltig gefährden und sogar sein Leben bedrohen. »Sinn« der Kinderkrankheiten ist es dabei lediglich, eine Immunität aufzubauen und zukünftig gegen die betreffenden, meist weit verbreiteten Viren gefeit zu sein. Das allerdings kann in den meisten Fällen auch durch eine Impfung erreicht werden und die Impfexperten wenden sich immer wieder mit Plädoyers an die Öffentlichkeit, solche Chancen besser zu nutzen, anstatt den kindlichen Organismus nach dem Prinzip »der stärkere wird schon überleben« dem Kampf mit den Viren auszusetzen. Das gilt besonders für die **Masern,** die neben Röteln und Mumps wohl zu den bekanntesten, von Viren verursachten Kinderkrankheiten zählen. Eine generelle Impfung empfiehlt sich andererseits nicht gegen die Windpocken, die vom Varizella-zoster-Virus, welches wiederum zu den Herpesviren gehört, hervorgerufen werden. Das Varizella-zoster-Virus kann auch nach der akuten Infektion im Körper verbleiben und später beim Erwachsenen eine Gürtelrose verursachen. Sie sollen an entsprechender Stelle deshalb zusammen mit den Herpes-Viren besprochen werden.

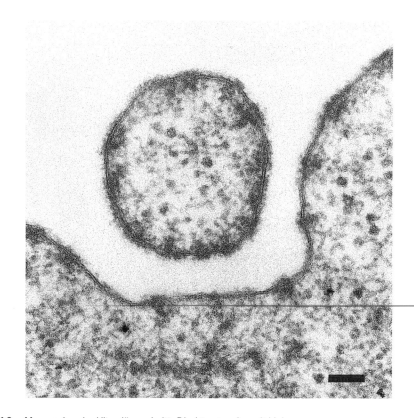

Abb. 12   Masernvirus im Ultradünnschnitt: Direkt unter der mit kleinen
Oberflächenfortsätzen besetzten Virushülle liegen, fleckförmig verteilt,
virus-spezifische Ribonukleoprotein-Stränge.
Vergrößerung: × 100 000, Länge des Balkens: 100 nm

Bei Masern scheinen die Beschwerden zuerst harmlos zu sein:
Husten und Heiserkeit, Brennen der Augen und eventuell Fieber deuten zwar auf eine Infektion hin, es scheint sich aber um eine banale Erkältung zu handeln. Daß dies nicht der Fall ist, merkt man erst nach Tagen, wenn an der Wangenschleimhaut typische kleine weiße Flecken
mit umgebender Rötung, sogenannte Koplik-Flecken, auftreten. Diese
bilden sich nach wenigen Tagen zurück und es kommt zu einer fleckigen
Rötung der Mundschleimhaut. Außerdem zeigt sich ein Hautausschlag
mit roten Papeln. Sie treten erst im Kopfbereich auf und schließlich am

Rest des Körpers. Gleichzeitig kommt es zu hohem Fieber mit oft mehr als 39 Grad Celsius. Der Körper versucht damit, sich gegen das Masernvirus zu wehren. Dieses gehört ebenso wie das Mumpsvirus zu den Paramyxoviren; es handelt sich folglich um ein RNA-Virus, das auch mit dem Influenzavirus entfernt verwandt und ebenso wie dieses weltweit verbreitet ist. Ähnlichkeiten bestehen außerdem mit dem Hundestaupe-Virus und dem Rinderpest-Virus.

Die Masern stellen noch »sehr junge Viren« dar, denn sie sind in idealer Weise nur an das Leben in der modernen Zivilisation angepaßt: Man kennt Masernepidemien etwa seit dem 18. Jahrhundert, und in der »alten Welt« hätten die heutigen Viren wohl kaum überleben können. Sie sind nämlich äußerst instabil und empfindlich gegenüber Sauerstoff, Hitze und Kälte. Sie befallen außerdem nur den Menschen und hinterlassen in einem einmal Infizierten eine lebenslange Immunität. Nur durch unsere moderne Lebensform in dichtbesiedelten Regionen und mit einer hohen Mobilität kann es deshalb dem Virus gelingen, immer wieder neue Wirte zu finden, die noch nicht mit Masern infiziert waren. In einer isolierten kleinen Gesellschaft würden die Masern dagegen früher oder später aussterben.

Das Virus ist aber hochinfektiös, es kann als Tröpfcheninfektion selbst über eine Entfernung von fünf Metern von Mensch zu Mensch übertragen werden. Dadurch sind die Masern praktisch eine Kinderkrankheit: Kaum ein Kind steckt sich nämlich mit diesen Erregern nicht an, die Durchseuchung beträgt etwa 90 Prozent, und fast alle Erwachsenen besitzen wirkungsvolle Antikörper gegen das Masernvirus. Wie infektiös die Masern sind, zeigt die Geschichte der Färöer-Inseln: Dort kam es 1846 zum verheerenden Ausbruch der Masern, nachdem diese seit praktisch 60 Jahren nicht mehr aufgetreten waren. Von gut 7700 Einwohnern wurden etwa 6000 krank. Die Ursache: Ein Tischler aus Dänemark, der Masern hatte, war eingereist! Ähnliche Epidemien durch das Einschleppen des Virus sind auch aus anderen Ländern bekannt. So starben 1875 auf den Fidschi-Inseln 40 000 von insgesamt 150 000 Eingeborenen, als die Masern aus Sydney eingeschleppt wurden. Im Ersten Weltkrieg traf das gleiche Schicksal sehr viele neuseeländische Soldaten, die nach Europa kamen und gegen die Masern nicht immun waren.

Denn die Masern stellen keineswegs – wie viele Menschen meinen – eine harmlose Kinderkrankheit dar. Sie können auch heutzutage im Zeitalter der modernen Medizin und ihrer vielfältigen Möglichkeiten zu gefährlichen Komplikationen führen, und die Weltgesundheitsorganisation schätzt, daß jedes Jahr weltweit mehr als zwei Millionen Kinder an dieser Infektion versterben. Selbst bei der guten medizinischen Versorgung in Europa können die Masern bei den betroffenen Kindern zu lebensbedrohlichen Folgeerkrankungen führen! Zwar kommt es selten, aber wenn, dann zu sehr schweren Komplikationen. Denn das Masernvirus befällt bei durchschnittlich einem von 1000 bis 2000 Erkrankten das Gehirn und kann dort eine Entzündung hervorrufen. Eine solche Gehirnentzündung bedeutet aber bis auf den heutigen Tag Lebensgefahr. Außerdem können lebenslange Schädigungen, wie zum Beispiel eine geistige Behinderung, Persönlichkeitsveränderungen oder eine Epilepsie die Folge sein.

Eine ebenfalls gravierende Komplikation ist die sogenannte »subakute sklerosierende Panenzephalitis«, abgekürzt SSPE, eine Krankheit, die langsam verläuft und mit einem Gewebeumbau und mit Entzündungen im gesamten Gehirn einhergeht. Von einer Million Masernkranken müssen statistisch gesehen drei bis vier Personen mit einer solchen Komplikation rechnen. Die Folgen sind verheerend: Etwa die Hälfte der Betroffenen stirbt innerhalb weniger Monate, bei den anderen zieht sich das Leiden zum Teil über Jahre hin, der Tod ist jedoch praktisch auch heute noch unvermeidlich.

Häufiger als diese schweren sind die leichteren Komplikationen der Masern: So ist der Körper durch die Masernviren erheblich geschwächt und anfällig gegenüber anderen Infektionen. 10 bis 20 Prozent der Kinder entwickeln zusätzlich eine Mittelohrentzündung. Auch eine Lungenentzündung oder andere bakterielle Infektionen können im Gefolge der Masern auftreten, denn das Masernvirus befällt nicht, wie man vielleicht denken möchte, nur die Haut. Dort sind die Krankheitserscheinungen lediglich besonders auffällig. Das Virus dringt vielmehr über die Atemwege in den Körper ein und vermehrt sich deshalb dort zunächst auch. Es gelangt dann über den Lymph- und Blutweg in die Haut und verursacht dort die charakteristischen roten Papeln. Allerdings kann das Virus durchaus auch Zellen des Immunsystems und hier insbesondere die T-Lymphozyten befallen. Das führt zu einer Verarmung dieser Zellen und bedingt eine vorübergehende Immunschwächung, die den Organismus entsprechend anfällig für andere Infektionen macht. Besonders hoch ist das Komplikationsrisiko, wenn die Kinder im Säuglingsalter oder aber, wenn sie relativ spät erkranken oder wenn die Masern sogar erst im Erwachsenenalter auftreten: Bei Masern-Kindern, die älter als zehn Jahre sind, ist generell die Gefahr einer Komplikation zwei- bis dreimal häufiger als bei Kindern im zweiten oder dritten Lebensjahr.

Ein wirkungsvolles Medikament gegen die Masernviren gibt es bislang nicht; möglich ist lediglich eine Behandlung der Symptome, etwa durch fiebersenkende Mittel. Allerdings verfügen wir seit den 60er Jahren über einen Impfstoff, und die Experten empfehlen in den zivilisierten Ländern die Impfung der Kinder ab dem 15. Lebensmonat, wobei zumeist gleichzeitig gegen Masern, Mumps und Röteln geimpft wird. Geimpft wird dabei mit einem sogenannten Lebendimpfstoff. Das heißt, der Organismus wird mit abgeschwächten, nicht krankmachenden Erregern konfrontiert. Er bildet daraufhin Antikörper, die ihn in der Folgezeit vor einer Infektion schützen. Etwa ein bis zwei Wochen nach der Impfung kann es zu einer flüchtigen Rötung kommen, die als »Impfmasern« bezeichnet wird, jedoch nicht ansteckend ist.

Auch die ständige Impfkommission (STIKO) des Bundesgesundheitsamtes empfiehlt derzeit die Impfung aller Kinder gegen Masern. Um die im 15. Lebensmonat bei der Kombinationsimpfung von Masern, Mumps und Röteln nicht erfaßten Kinder auch zu schützen und auch jene, bei denen die Impfung nicht »angegangen« ist, rät die STIKO darüberhinaus zu einer zweiten Impfung gegen Masern im frühen Schulalter. Diese bietet insgesamt einen besseren Schutz für mehr Kinder und schadet denjenigen, die bereits geimpft sind oder inzwischen eine Infektion durchmachten, nicht.

Weniger gefährlich als die Masern verlaufen die **Röteln.** Sie werden ebenfalls durch ein RNA-Virus verursacht, dieses gehört aber der Familie der Togaviren an. Das Rötelnvirus ist wie das Masernvirus weltweit verbreitet, es wird ebenfalls durch eine Tröpfcheninfektion übertragen. Die Infektion selbst verläuft ähnlich wie bei den Masern: Es kommt zunächst zu Beschwerden, die an eine Erkältung denken lassen, nach wenigen Tagen können die Lymphknoten anschwellen und druckempfindlich werden. Es zeigt sich der typische rote Hautausschlag, der ebenfalls im Kopfbereich beginnt und schließlich auf den restlichen Körper übergeht. Die Röteln verlaufen jedoch in aller Regel weniger schwer als die Masern, etwa jeder Dritte bemerkt nicht, daß er an einer Rötelninfektion leidet. Nach wenigen Tagen ist die Infektion zumeist abgeklungen. Dennoch sind auch schwere Komplikationen, wie eine Gehirnhautentzündung, bei den Röteln möglich. Dies kommt allerdings seltener vor als bei den Masern: Lediglich in einem von 5000 Fällen muß mit einer solchen Folge gerechnet werden.

Sehr gefährlich sind Röteln aber bei schwangeren Frauen und hier insbesondere während der ersten drei bis vier Monate der Schwangerschaft. Denn hat eine Frau im gebärfähigen Alter keine wirkungsvollen Antikörper gegen die Rötelnviren und infiziert sie sich während der Schwangerschaft, so kann dies für den wachsenden Feten erhebliche Konsequenzen haben. Dies ist seit vielen Jahren bekannt. Und doch werden jedes Jahr hierzulande über 30 000 Frauen schwanger, ohne gegen Röteln geschützt zu sein. Dem Ungeborenen drohen dadurch Blindheit, Taubheit, Herzfehler, geistige Behinderung, Leberentzündungen, Knochenveränderungen, Fehl- oder Totgeburt oder zumindest ein zu geringes Geburtsgewicht und Wachstumsstörungen. Jahr für Jahr werden darüberhinaus Hunderte von Schwangerschaften unterbrochen, weil die werdende Mutter im ersten Schwangerschaftsdrittel an Röteln erkrankt und damit ein erhebliches Mißbildungsrisiko für das werdende Kind besteht.

☰ Was man vorher wissen sollte:
Viren und Schwangerschaft

Jede Frau, die schwanger war oder ist, kennt das Problem aus eigener Erfahrung: Wird das Kind auch gesund sein? Oder wird es vielleicht mißgebildet, eventuell nicht lebensfähig sein? Fragen und Ängste, die werdende Mütter und selbstverständlich auch werdende Väter heimsuchen. Die Sorgen drehen sich meist darum, ob das Kind genetische Defekte, wie etwa eine Trisomie 21, bekannter als Mongolismus, aufweisen könnte. Um andere Schädigungsmöglichkeiten des Embryos – vom Nikotin über Alkohol bis hin zu solchen durch Virusinfektionen – scheint man sich erstaunlicherweise weniger zu sorgen. Wie sonst wäre es zu verstehen, daß Jahr für Jahr allein in Deutschland zahlreiche Säuglinge mit einer Rötelnembryopathie geboren werden – einer Schädigung, die darauf beruht, daß sich die Mutter in den ersten Monaten der Schwangerschaft mit **Röteln** infizierte, in einer Zeit, in der beim Kind wichtige Organe angelegt werden. Diese werden durch das Virus geschädigt, es kommt beim Neugeborenen je nach Zeitpunkt der mütterlichen Infektion zu Blind- oder Taubheit, zu Herzfehlern, Leber- oder Knochenschädigungen und meist auch zu einer geistigen Behinderung.

Dieses Schicksal könnte den Kindern erspart werden. Denn mit einem einfachen Bluttest, bei dem analysiert wird, ob ein Schutz gegen Röteln besteht, und eventuell mit einer anschließenden Impfung wäre eine Infektion der Mutter und damit eine Störung der kindlichen Entwicklung sicher zu verhindern gewesen. Obwohl dies sehr einfach erscheint, kommen doch Jahr für Jahr allein in Deutschland 40 bis 50 Kinder mit einer schweren Rötelnembryopathie zur Welt. Eine Möglichkeit der Therapie gibt es in diesen Fällen nicht, weder vor noch nach der Geburt. Ungefähr 15 Prozent der rötelninfizierten Kleinkinder sterben dabei noch während ihres ersten Lebensjahres! Außerdem werden immerhin zirka 1500 Schwangerschaftsabbrüche hierzulande jährlich wegen Rötelnverdacht vorgenommen. Das Dilemma: Viele Frauen wissen gar nicht, welche Gefahr dem werdenden Kind durch die Röteln droht. Denn es wird wenig bedacht, daß bestimmte Virusinfektionen, die ansonsten für den Körper weitgehend harmlos sind und zumindest im Normalfall neben der akuten Infektion keine bleibenden Schädigungen hervorrufen, während einer Schwangerschaft zu einem besonderen Problem werden können.

Die Gefahr der Schädigung des Ungeborenen ist dabei schon seit den 40er Jahren bekannt. Nach einer ungewöhnlich starken Rötelnepidemie im Jahre 1939 stellte nämlich der in Sydney lebende Augenarzt Gregg fest, daß Schwangere, die in den ersten drei Monaten an Röteln erkrankt gewesen waren, überdurchschnittlich oft Kinder mit einem angeborenen Star zur Welt brachten. Die Beobachtungen wurden international bestätigt. Zugleich wurde festgestellt, daß die Röteln auch einer Fehlgeburt Vorschub leisten, sowie Taubheit, Stummheit und geistige Entwicklungsstörungen hervorrufen können. Um solche Schädigungen des Kindes zu vermeiden, empfahlen die Ärzte früher den jungen Mädchen die absichtliche Infektion durch Inhalation von versprühtem, filtriertem Rachenwasser von Rötelnerkrankten! Nichtimmunen Schwangeren wurde geraten, sich von Familien mit Rötelnerkrankten fernzuhalten.

Doch wissen leider selbst heute viele Frauen nicht, ob sie gegen diese Infektion geschützt sind. So kommt es immer wieder vor, daß Frauen glauben, in der Kindheit an Röteln erkrankt gewesen und somit vor einer Zweitinfektion geschützt zu sein. Im Test zeigt sich dann, daß keine oder nicht ausreichend Antikörper im Blut vorhanden sind. Vielleicht war die vermeintliche Rötelninfektion in der Kindheit eine andere Erkankung, wer kann das im nachhinein noch kontrollieren? Hinzu kommt, daß es heute keine Seltenheit mehr darstellt, wenn Frauen über 30 oder 35 Jahren entscheiden, Mutter zu werden. Sie können dann jedoch nicht mehr zwangsläufig davon ausgehen, daß sie bei in der Kindheit durchgemachten Röteln oder auch bei einer Impfung um das 13./14. Lebensjahr, wie sie derzeit propagiert wird, in diesem Alter noch geschützt sind. Denn der Impfschutz läßt nach etwa zehn Jahren nach. Will eine Frau schwanger werden, so sollte sie deshalb immer vorher abklären lassen, ob ein Antikörperschutz gegen Röteln gegeben ist oder nicht.

Wird eine Frau ohne entsprechenden Schutz schwanger und infiziert sich mit dem Rötelnvirus, so stellt sich oft die Frage, ob die Schwangerschaft tatsächlich ausgetragen werden soll oder ob – ungeachtet der ethischen Probleme dieser Frage – ein Schwangerschaftsabbruch gerechtfertigt ist. Diese Entscheidung stellt den behandelnden Arzt und vor allem die werdende Mutter sowie den werdenden Vater vor enorme Probleme. Die Schwierigkeit besteht meist darin, abzuklären, ob die Infektion auf das Kind übergegangen ist und ob eine Rötelnembryopathie droht. Dies hängt von verschiedenen Faktoren ab. Das ist zunächst der Zeitpunkt der Infektion: Denn das Mißbildungsrisiko sinkt mit der Dauer der Schwangerschaft, es beträgt bei einer Infektion im ersten Schwangerschaftsmonat etwa 60 Prozent, im zweiten 25 Prozent, im dritten schließlich 15 und ab dem vierten Monat weniger als zehn Prozent. Nach dem vierten Schwangerschaftsmonat ist kaum mehr mit gravierenden Schädigungen zu rechnen, da zu diesem Zeitpunkt die Organentwicklung im Normalfall abgeschlossen ist. Als Faustregel gilt: Kommt es erst ab der 20. Schwangerschaftswoche zur Infektion, so ist das Risiko für das Ungeborene sehr gering.

Ob der Embryo geschädigt wurde, kann oft nur durch eine Blutentnahme aus der Nabelschnur in der Gebärmutter unter Ultraschallsicht und durch entsprechende Blutanalysen entschieden werden. Denn das Kind bildet etwa ab der 16. Schwangerschaftswoche sogenannte Immunglobulin M-Antikörper. Sind diese vorhanden, so weiß man, daß das Kind eine Infektion mitgemacht hat. Hat der Infekt während des gefährdeten Zeitraums stattgefunden, so ist eine Schädigung sehr wahrscheinlich.

Schädigungen des werdenden Kindes zu verhindern, ist dabei das eigentliche Ziel der Impfung, die seit vielen Jahren gegen Röteln möglich ist. Die Mediziner empfehlen dabei die Impfung gegen Röteln zusammen mit der Masern- und Mumpsimpfung bei Kindern ab dem 15. Lebensmonat. Darüberhinaus sollten alle Mädchen zwischen dem 11. und 15. Lebensjahr geimpft werden, damit sie im gebärfähigen Alter geschützt sind. »Besser« geschützt sind sie allerdings, wenn sie in ihrer Kindheit mit den »echten« Viren infiziert waren. Einige Wissenschaftler vertreten deshalb die Ansicht, daß man Kleinkinder nicht unbedingt gegen Röteln impfen, sondern – da keine Komplikationen wie bei den Masern drohen – durchaus die Infektion zulassen sollten, damit insbesondere die Mädchen später als werdende Mütter sicher geschützt sind. Allerdings setzt dies voraus, daß bei den jungen Mädchen kontrolliert wird, ob ein Schutz besteht oder nicht und daß im Zweifelsfall die Impfung dann im Alter von 13 bis 14 Jahren erfolgt.

Will eine junge Frau schwanger werden, so ist es außerdem ratsam, vorher durch den Arzt abklären zu lassen, ob tatsächlich genügend

Antikörper gegen die Rötelnviren im Blut sind und ob somit ein sicherer Infektionsschutz besteht. Ist dies nicht der Fall, so empfiehlt sich spätestens zu diesem Zeitpunkt die Impfung oder Auffrischung. Mit einer Schwangerschaft sollte man dann etwa noch drei Monate warten und außerdem nochmals testen lassen, ob durch die Impfungen nun ausreichend Antikörper im Blut vorhanden sind.

Doch die Röteln stellen keineswegs die einzige Gefahr durch Viren für das Ungeborene dar, auch andere Viren können seine Entwicklung stören. Das gilt etwa für die **Zytomegalie-Viren.** Bei einer Infektion mit diesen Erregern ist ebenfalls mit einer kindlichen Mißbildung zu rechnen. Zwar arbeitet man an einem Impfstoff gegen die Zytomegalie, doch ist ein solcher derzeit noch nicht verfügbar. Deshalb sollte sich jede Schwangere möglichst vor einer solchen Infektion schützen, indem sie den Kontakt zu akut infizierten und erkrankten Personen meidet, etwa wenn eine Zytomegalieinfektion im Kindergarten ausbricht oder bei einem Familienangehörigen bekannt ist. Außerdem gibt es zusätzliche Schutzmöglichkeiten durch die Injektion von Immunglobulinen, worauf man bei einer bestehenden Gefährdung nicht verzichten sollte.

Ferner kann auch eine Infektion mit Varizellen oder Parvoviren das wachsende Kind gefährden. Parvoviren verursachen die **Ringelröteln,** eine Infektion, die ebenfalls im Normalfall harmlos verläuft. Anders ist dies während der Schwangerschaft: Infiziert sich die schwangere Frau, so drohen dem werdenden Kind erhebliche Wachstums- und Entwicklungsstörungen. Etwa 30 Prozent der Kinder entwikkeln einen sogenannten »Hydrops fetalis«, im Volksmund als »Wasserkopf« bezeichnet. Dieser führt in einem Drittel der Fälle zum Tod des Ungeborenen und zur Fehlgeburt. Ein lebensfähiges Kind wird in aller Regel nicht geboren, da diese Viren das blutbildende System des werdenden Kindes zerstören. Anders als bei den Röteln spielt die Dauer der Schwangerschaft bei den Ringelröteln zum Zeitpunkt der Infektion keine Rolle für das Schädigungsrisiko des Kindes. Man kann also nicht davon ausgehen, daß die Gefahr gebannt sei, wenn die Schwangere sich erst im fünften oder sechsten Monat infiziert. Allerdings läßt sich leichter feststellen, ob das Kind Schaden genommen hat, da der Hydrops fetalis im Ultraschall gut zu diagnostizieren ist.

Bekannter als die geschilderten Risiken durch Virusinfektionen bei Schwangeren ist die Gefahr der Übertragung einer **HIV-Infek-**

tion der Mutter auf das werdende Kind. Dieses Risiko wurde anfangs überschätzt, es liegt nach den jüngsten Daten bei etwa 20 Prozent. Das heißt konkret, daß etwa jedes fünfte Kind einer HIV-positiven Schwangeren ebenfalls mit dem HI-Virus infiziert ist und an AIDS erkranken wird. Auch andere Viren können von der Mutter auf das Kind weitergegeben werden. Bei **Herpes genitalis** ist dieses Risiko beispielsweise dann sehr hoch, wenn die werdende Mutter kurz vor der Niederkunft eine aktive Infektion mit Bläschenbildung aufweist. Das Kind kann sich dann beim Durchtritt durch den Geburtskanal infizieren und es droht ihm wegen seines noch nicht völlig ausgereiften Immunsystems eine schwere Infektion. Gefährdet sind die Säuglinge auch, wenn der werdenden Mutter eine **Hepatitis B-Infektion** droht oder sie sogar infiziert ist. Denn in Deutschland werden jährlich etwa 1000 Neugeborene von ihren Müttern mit Hepatitis B infiziert. Etwa acht Säuglinge sterben pro Jahr nach einer solchen sogenannten »vertikalen Transmission« an einer schweren Leberentzündung. Auch in solchen Fällen, also bei bekanntem Herpes genitalis oder auch der Hepatitis B, sollten schwangere Frauen deshalb besondere Vorsicht walten lassen und sich mit ihrem Arzt beraten. Denn besondere Schutzmaßnahmen für das Ungeborene sind fast immer möglich – im Zweifelsfall beim Herpes genitalis, in dem man sich zu einer Geburt per Kaiserschnitt entschließt, um den Säugling nicht zu gefährden, oder bei der Hepatitis B, in dem das Kind nach der Geburt sofort geimpft wird.

≡ Die vielen Formen der Hepatitis – Viruserkrankungen der Leber

Vor welch enorme Herausforderung die Viren ihre Erforscher, also die Virologen, stellen, und wie schnell sich Fortschritte in der Virologie vollziehen können, macht das Beispiel von Infektionen der Leber mit Hepatitis-Viren deutlich: Noch vor wenigen Jahren glaubte man, daß im wesentlichen einige wenige Viren für eine Leberentzündung (Hepatitis) verantwortlich seien. Seit Jahren werden aber nun »neue« Viren entdeckt, die eine Hepatitis hervorrufen können, und die Experten rechnen damit, daß sich dieser Trend fortsetzt. Der »Einfachheit halber« hat man die Viren als Hepatitis-Viren und die Untergruppen entsprechend der zeitlichen Abfolge ihrer Entdeckung nach dem Alphabet als Hepatitis A-, B-, C- oder D-Virus bezeichnet. Bekannt sind die Viren inzwischen von A – E, aber man schätzt, daß es auch Hepatitis F- und Hepatitis G-Viren gibt, ohne daß man diese bisher hätte nachweisen können. Der Wissenschaft stehen also in diesem Bereich wahrscheinlich noch einige Entdeckungen bevor.

Denn auch für die Zukunft ist zu erwarten, daß die geschilderte Entwicklung – also das schnelle Finden und Umsetzen neuer Informationen – noch längst nicht abgeschlossen ist. Die Virologen müssen ihre Einsichten und Erkenntnisse, aber insbesondere auch immer wieder ihre Arbeitsweisen, Techniken und Forschungsmethoden an den sich rasant entwickelnden Fortschritt anpassen; Stillstand und Routine kommt in dieser Wissenschaftsgruppe derzeit wohl kaum auf. Das liegt auch daran, daß die Lebererkrankung je nach Virustyp harmlos verlaufen oder aber erhebliche Konsequenzen bis hin zur Lebensbedrohung nach sich ziehen kann. Sie muß deshalb sehr ernst genommen werden.

Falsch ist es anzunehmen, die Hepatitis-Erreger seien einer bestimmten Virusfamilie zuzuordnen. Ihr einziges gemeinsames Merkmal ist allein die Tatsache, daß sie eine Hepatitis, also eine Leberentzündung, hervorrufen. So handelt es sich beispielsweise beim Hepatitis A-Virus um ein RNA-Virus aus der Familie der Picornaviren, während das Hepatitis B-Virus ein DNA-Virus aus der Familie der Hepadna-Viren darstellt. Das Hepatitis C-Virus gehört zu den RNA-Viren und wird den Togaviren zugeordnet. Allerdings ist hier das letzte Wort noch nicht gesprochen, und es könnte, so die Meinung von Professor Brede aus Frankfurt, durchaus sein, daß sich hinter dem Hepatitis C-Virus mehrere Virusuntergruppen verbergen. Diese dürften, so die derzeitigen Vermutungen, in der Nähe der Pestiviren oder des Gelbfiebervirus anzusiedeln sein und somit sicherlich mit den anderen bekannten Hepatitis-Viren keine nähere Verwandtschaft aufweisen. Beim Hepatitis D-Virus handelt es sich ebenfalls um ein RNA-Virus, das nur in Verbindung mit dem Hepatitis B-Virus zur Leberentzündung führt. Es verstärkt die Infektion und enthält auch selbst Antigene des Hepatitis B-Virus. Deshalb schützt eine Impfung gegen die Hepatitis B auch gegen die Hepatitis D. Das Hepatitis E-Virus gehört schließlich zu den RNA-Viren und wird der Familie der Calici-Viren zugeordnet.

Bevor man die Hepatitis C-, D- und E-Viren kannte, wurden durch sie hervorgerufene Infektionen als Hepatitis Non-A-Non-B klassifiziert. Erkrankungen durch die Typen A und E gehören zu den akuten Infektionen, sie heilen meist ohne Therapie aus. Hepatitis B, C und D können dagegen chronisch verlaufen und müssen behandelt werden.

Jedes Jahr erkranken dabei etwa 5000 Deutsche an einer **Hepatitis A,** jeder vierte bringt das Virus aus dem Urlaub mit. Es kann als Schmierinfektion in unsauberen Toiletten übertragen werden, aber auch mit ungeschältem Obst, nicht abgekochtem Trinkwasser, durch Speiseeis oder über Eiswürfel in Drinks. Eine wesentliche Gefahrenquelle sind Muscheln aus mit Fäkalien verunreinigten Gewässern. Das Virus vermehrt sich nur in Leberzellen und wird mit der Galle über den Darm ausgeschieden. Die Beschwerden der Infizierten ähneln denjenigen einer Grippe: Man fühlt sich müde und abgeschlagen, hat keinen Appetit und leidet unter Übelkeit, Erbrechen, Kopfschmerzen und gelegentlich unter Fieber. Später färben sich die Augen, Schleimhäute und allgemein die Haut gelb, auch ein Laie erkennt dann die Leberentzündung als sogenannte Gelbsucht. Die gelbe Farbe kommt durch einen Übertritt von Gallenflüssigkeit aus der Leber ins Blut zustande. Gleichzeitig mit der Gelbfärbung der Haut färbt sich der Urin dunkel, der Stuhl hell, was ebenfalls mit den veränderten Ausscheidungswegen für die Gallenflüssigkeit zu tun hat.

Bei Säuglingen und Kleinkindern verläuft die Erkrankung meist milde und oft sogar beschwerdelos und deshalb unbemerkt. Anders bei Erwachsenen: Ihnen macht eine Hepatitis A meist ordentlich zu schaffen. Dennoch erholt man sich im Normalfall in einigen Wochen von der Infektion. Vorbeugen kann man der Hepatitis A durch die Injektion von Gammaglobulinen, das sind spezielle Antikörper. Allerdings ist der Schutz nicht hundertprozentig sicher und hält zudem auch nur wenige Wochen an. Seit kurzem ist darüberhinaus ein aktiver Impfstoff gegen diese Infektionskrankheit verfügbar. Der Schutz ist nahezu 100prozentig und hält wahrscheinlich länger als fünf Jahre an. Wer bereits eine Hepatitis A durchgemacht hat, ist gegen eine erneute Infektion immun und braucht sich um Impfung und Prophylaxe keine Sorgen mehr zu machen.

Weitaus gefährlicher als eine Hepatitis A ist dabei die **Hepatitis B.** Sie gehört zu den wichtigsten chronischen Infektionen und zudem zu den weltweit häufigsten Virusinfektionen. Die Erkrankung ist dabei keineswegs ein Problem der heutigen Zeit, sondern wurde schon von

Hippokrates beschrieben. Übertragen wird die Hepatitis B durch Blut, Speichel und Intimkontakte, weshalb die Infektionshäufigkeit bei Drogenabhängigen, Partnern von Hepatitis B-Kranken und bei Homosexuellen besonders hoch ist. Eine weitere Risikogruppe sind Menschen, die in Krankenhäusern oder in Arztpraxen arbeiten, da sie mit dem Blut von infizierten Patienten in Kontakt kommen können. Auch bei der Geburt besteht ein Risiko, da die Infektion von der Mutter auf das Kind übergeht.

Einige wenige Zahlen verdeutlichen bereits die hohe Bedeutung dieser Virusinfektion: Insgesamt gibt es etwa 300 Millionen Menschen, die nachweisbare Antikörper gegen das Hepatitis-B-Virus im Blut tragen, und mehr als 250 000 Menschen sterben jährlich an den Folgen einer akuten oder chronischen Lebererkrankung durch Hepatitis B! In Deutschland wird jährlich mit 20 000 Neu-Infektionen gerechnet. Allerdings gibt es eine hohe Dunkelziffer, so daß die Zahl der Betroffenen noch weitaus größer sein dürfte. Sie wird auf 80 000 bis 100 000 geschätzt. Weltweit ist die Häufigkeit der Hepatitis B sehr unterschiedlich. Besonders stark ist das Problem in großen Teilen Asiens, Afrikas und Südamerikas, weniger stark im Mittleren Osten, Süd- und Osteuropa und am geringsten in Nordamerika, Westeuropa, Australien und Neuseeland.

Die Hepatitis B ist für den Menschen mit einem besonderen Risiko verbunden, da die chronische Virusinfektion früher oder später in eine Leberzirrhose und sogar in Leberkrebs münden kann. Wegen der hohen Bedeutung der Hepatitis B wird derzeit von seiten der Weltgesundheitsorganisation auch ein weltweites Impfprogramm für Kinder erwogen. Die Experten hoffen dabei, die Hepatitis B letztlich weltweit ausrotten zu können. Denn der Hauptinfektionsweg in den Ländern der Dritten Welt besteht wahrscheinlich in der Übertragung von der Mutter auf das Kind. Die infizierten Kinder werden mit sehr hoher Wahrscheinlichkeit früher oder später chronisch krank werden und können die Erkrankung ebenfalls an andere weitergeben. Diesen Teufelskreis zu durchbrechen, ist das wesentliche Ziel großangelegter und möglichst flächendeckender Impfkampagnen.

Das Hepatitis-B-Virus ist ein DNA-Virus, wobei die DNA teilweise doppelsträngig und teilweise einsträngig vorliegt. Das Virus ist von Hüllproteinen umgeben, die als S-Antigen (Surface-Antigen) oder auch als HBsAg (Hepatitis-B-S-Antigen) bezeichnet werden. Man nutzt sie heute zur Diagnostik einer Hepatitis B-Virusinfektion.

Erstes Anzeichen einer Hepatitis B ist eine Dunkelfärbung des Urins. Die Leber schwillt an, und der Oberbauch ist druckempfindlich. Die Patienten klagen zumeist über Abgeschlagenheit, Müdigkeit, Appetitlosigkeit und haben oft Fieber. Typisch sind auch Störungen des Geruchs- oder Geschmackssinnes. Nach einigen Tagen färben sich wie bei der Hepatitis A die Augen, Schleimhäute und allgemein die Haut gelblich. Es dauert oft Monate, bis die Erkrankung ausheilt und in sehr vielen Fällen entwickelt sich eine chronische Hepatitis, also eine chronische Leberentzündung. Die Patienten fühlen sich meist müde und sind kaum mehr leistungsfähig: Die chronische Hepatitis führt oft zur Frührente und verursacht damit erhebliche volkswirtschaftliche Kosten. Sie ist außerdem für die Betroffenen mit einem hohen Risiko verbunden und geht statistisch gesehen eindeutig mit einer Einschränkung der allgemeinen Lebenserwartung einher.

Die Infektion kann allerdings auch jahrelang klinisch stumm verlaufen, also ohne daß Krankheitssymptome auftreten. Solche chronisch infizierten Personen können dabei durchaus als Virusüberträger fungieren, ohne daß sie selbst davon Kenntnis haben. Umfangreiche Untersuchungen zeigten in der Vergangenheit andererseits, daß es bei etwa 30 Prozent der Patienten mit einer Hepatitis B zu einer Leberzirrhose und in zehn Prozent der Fälle zum Leberkrebs kommt. Die Zusammenhänge mit dem Leberzellkarzinom lassen sich auch daran nachweisen, daß diese Krebsform in jenen Regionen besonders häufig ist, in denen überdurchschnittlich oft Hepatitis B-Infektionen beobachtet werden. Die chronische Hepatitis B wird deshalb inzwischen als ein sehr starker Risikofaktor für das Leberzellkarzinom angesehen, wenngleich der Mechanismus der Krebsentstehung durch die Infektion nicht genau geklärt ist. Die Hepatitis stellt aber eindeutig ein Beispiel dafür dar, daß Viren durchaus auch Krebserkrankungen verursachen können.

Wie bedeutsam dies ist, läßt sich am ehesten anhand von Zahlen demonstrieren: Der Leberkrebs ist insgesamt der vierthäufigste Tumor beim Menschen, und man schätzt, daß jährlich etwa 500 000 Menschen weltweit an dieser Krankheit versterben. Eine Therapie gibt es –

von einer Lebertransplantation abgesehen – bis heute nicht. Die einzige Möglichkeit, diese Krebsform zu verhindern, besteht deshalb in der Verhinderung der Hepatitis B-Infektion. Dies ist möglich, da seit Jahren bereits ein wirkungsvoller Impfstoff zur Verfügung steht. Die Impfung wird generell Angehörigen der Heilberufe, aber auch anderen Risikopersonen wie homosexuellen Männern und Personen, die mehr oder weniger regelmäßig mit Blutprodukten behandelt werden, empfohlen. Über eine Impfung, die jeweils nach drei bis fünf Jahren aufgefrischt werden muß, nachdenken sollten darüberhinaus all jene Menschen, die sich durch häufige Auslandsreisen in besonders gefährdeten Gebiete einem erhöhten Risiko aussetzen (müssen).

Allerdings kennt man inzwischen auch Behandlungsmöglichkeiten der chronischen Hepatitis B. Klinische Studien haben nämlich gezeigt, daß sich das Krankheitsbild durch die Gabe von Interferonen günstig beeinflussen läßt. Bei den Interferonen handelt es sich um körpereigene Eiweißverbindungen, denen nicht nur antivirale Eigenschaften zukommen. Sie wirken auch einem ungezügelten Zellwachstum entgegen und stimulieren Immunreaktionen. Wie diese Wirkungen im Detail im Körper vermittelt werden, ist derzeit noch Gegenstand der Forschung. Der therapeutische Effekt der Interferone bei Virushepatitiden ist aber bereits seit einigen Jahren bekannt, und die körpereigenen Botenstoffe werden inzwischen schon routinemäßig bei diesen Erkrankungen eingesetzt. Wenngleich das Hepatitis B-Virus normalerweise durch die Interferone nicht beseitigt werden kann, kommt es doch bei immerhin 35 bis 50 Prozent der Patienten mit einer chronischen Hepatitis B zu einer Normalisierung schon krankhafter Leberwerte und einer Besserung der Symptomatik.

Ähnlich wie das Hepatitis B-Virus wird auch das Hepatitis C-Virus, das erstmals im Jahre 1988 isoliert und charakterisiert wurde – wie man inzwischen weiß –, vorwiegend über Blut und Blutprodukte übertragen. Die **Hepatitis C** tritt damit ebenfalls besonders häufig nach Bluttransfusionen, bei Drogenabhängigen oder anderen Risikopersonen, wie zum Beispiel Angehörigen der Heilberufe, auf. Obwohl es sich um ein völlig anderes Virus handelt, kann auch die Hepatitis C ähnlich wie die Hepatitis B zu einem chronischen Krankheitsbild werden. Sie läßt sich ebenfalls bei den meisten Patienten durch eine Behandlung mit Interferon günstig beeinflussen, wenngleich die Erfahrungen hier noch nicht so gesichert sind wie bei der Hepatitis B. Ein Therapieversuch mit Interferon wird dennoch von den Wissenschaftlern praktisch in jedem Fall empfohlen, denn man weiß auch bei der Hepatitis C, daß es durch die chronische Entzündung auf Dauer zu einer Leberschädigung kommt. Außerdem wird auch für diese Virusinfektion eine mögliche Verbindung zum Leberkrebs diskutiert. Über die Durchseuchung in der Bevölkerung liegen bislang erst wenige Daten vor. Untersuchungen an Blutspendern in Deutschland zeigten, daß nur etwa 0,4 bis 1,2 Prozent von ihnen gegen das Hepatitis C-Virus gerichtete Antikörper in sich tragen. Hoch ist dagegen die Durchseuchung bei Risikogruppen, sie wird derzeit bei Drogenabhängigen mit 70 bis 80 Prozent angegeben.

Die **Hepatitis D,** früher auch als Hepatitis-Delta bezeichnet, ist fast immer mit einer Hepatitis B vergesellschaftet. Sie läßt sich damit im klinischen Bild kaum von dieser trennen und kann, ebenso wie die Hepatitis B, chronisch werden. Völlig anders sieht die Situation bei der **Hepatitis E** aus: Das Hepatitis E-Virus scheint relativ harmlos zu sein, die Infektion heilt wie bei der Hepatitis A im Regelfall auch ohne Behandlung in kurzer Zeit völlig aus. Sehr ernst kann die Erkrankung aber bei Schwangeren verlaufen. Allerdings sind die Kapitel der Forschung bei den Virushepatitiden noch längst nicht geschlossen. Es liegen nämlich Hinweise darauf vor, daß es weitere Hepatitis-Viren gibt, die bisher nicht identifiziert werden konnten. Die Liste der Virushepatitiden könnte sich damit bald auf die Hepatitis-F und eventuell auch die Hepatitis-G erweitern.

Neben den Hepatitis-Viren können jedoch auch andere Viren die Leberzellen infizieren. Das gilt beispielsweise für das **Gelbfiebervirus,** ein RNA-Virus aus der Familie der Togaviren, das um das Jahr 1900 als erstes, den Menschen krank machendes Virus identifiziert wurde. Es handelte sich dabei um ein hierzulande nicht vorkommendes Virus, sondern um einen »Exoten«. Es gehört zudem zu den Viren, die sowohl innere Organe wie die Leber und die Nieren, aber auch das Gehirn und das Nervensystem befallen können.

Beim Gelbfieber handelt es sich um eine schwere, nicht selten lebensbedrohliche Tropenkrankheit. Die Viren werden ähnlich wie bei der Malaria durch nacht- und morgenaktive Mücken – oder auch von Mensch zu Mensch – übertragen. Das Gelbfieber-Virus war dabei ur-

sprünglich nur in Afrika »heimisch«. Mit den Handels- und Sklaven-
schiffen wurde es nach Amerika »importiert« und verursachte in der Vergangenheit dort große Epidemien – ein teurer Preis der Sklaverei! Das
Risiko, sich mit Gelbfieber zu infizieren, ist entsprechend seiner Verbreitung in verschiedenen Regionen Afrikas und Südamerikas besonders
hoch.

Das Virus befällt nicht nur Menschen und Mücken *(Aedes ae-
gypti,* die sogenannte Gelbfiebermücke), sondern auch Affen, Fleder-
mäuse und beispielsweise Schlangen. Diese Tiere dienen ihm damit quasi als Reservoir. Durch den Stich der Mücke gelangt es in die Blutbahn
des Menschen und von dort in die inneren Organe wie Leber, Milz, Knochenmark oder auch Zellen des Immunsystems. Die Erkrankten bekommen plötzlich Fieber, leiden an Kopf- und Gliederschmerzen, die Leber
schwillt an und die Haut färbt sich gelb; daher auch der Name »Gelbfieber«.

Eine effektive Behandlung der Infektionskrankheit ist nicht bekannt; einzige Möglichkeit der Vorbeugung ist, neben dem generellen
Schutz vor Mücken in den genannten Regionen, die Impfung, die für die
Einreise in einige Länder sogar zwingend erforderlich ist. Vor einer Reise in tropische Länder sollte man sich deshalb frühzeitig erkundigen, ob
eine Gelbfieberschutzimpfung erforderlich ist oder empfohlen wird, zumal die Impfung selbst nicht in jeder Arztpraxis, sondern nur bei autori-
sierten Stellen, wie zum Beispiel den Gesundheitsämtern größerer Städte, möglich ist.

☰ Unglaublich, aber wahr: Viren und Krebs

Krebs – wer fürchtet sich nicht vor dieser Diagnose, die so manchen Menschen aus vermeintlich bester Gesundheit heraus getroffen hat. Über die Ursachen von Krebserkrankungen weiß man dabei letztlich kaum etwas. Es wird zwar viel spekuliert, wissenschaftlich gesichert sind die Auslöser der Tumorentstehung bis auf wenige Ausnahmen – wie etwa das Zigarettenrauchen beim Lungenkrebs – nicht. Daß dabei durchaus auch Viren mit der Krebsentstehung im Zusammenhang stehen können, wurde bereits bei der Hepatitis B und dem Leberzellkarzinom gezeigt. Der Leberkrebs gehört zu den weltweit zehn häufigsten Krebsformen und macht – so die Schätzungen – in der Dritten Welt wahrscheinlich 30 Prozent aller Krebserkrankungen aus. Damit sterben weltweit derzeit deutlich mehr Menschen an einer solchen Virusinfektion der Leber als etwa an AIDS.

Wenngleich es sich beim Krebs nicht um eine infektiöse, anstekkende und epidemieartig verlaufende Erkrankung im strengen Sinne handelt, gibt es doch inzwischen eindeutige Belege dafür, daß eine Reihe von Viren an der Krebsentstehung mitbeteiligt sind. Das ist leicht verständlich: Schließlich können einige Viren die Zelle und deren genetischen Apparat nachhaltig verändern. Das kann zum Verlust der Wachstumskontrolle und damit zum ungezügelten Zellwachstum und so zum Tumor führen. Leicht verständlich wird dies, wenn man sich vor Augen führt, daß jede Zelle auf ein bestimmtes Signal hin mit ihrer Teilung beginnt. Wenn Viren diese »Wachstumsblockade« aufheben, kommt es zu wiederholten vorzeitigen, unkontrollierten Zellteilungen und schließlich zu ungezügeltem Wachstum und Vermehrung.

Nicht alle Viren folgen einem solchen Mechanismus, und längst nicht alle Viren spielen deshalb bei der Tumorentstehung eine Rolle, wohl aber einige wenige. Sie werden daher auch als krebserzeugende Viren oder als Tumorviren bezeichnet. Zur Zeit ist von Vertretern aus vier Virusgruppen bekannt, daß sie ursächlich zu bestimmten Tumorerkrankungen des Menschen beitragen. Es sind dies neben dem Hepatitis B-Virus das Epstein-Barr-Virus aus der Gruppe der Herpes-Viren, die Retroviren und hier insbesondere die Viren HTLV-1 und HTLV-2 sowie die Papillomaviren.

Die Entdeckung der Tumorviren geht dabei auf die frühen 30er Jahre zurück: Damals beobachteten amerikanische Jäger hornartige, warzige Auswüchse bei Kaninchen, und der amerikanische Wissenschaftler Richard Shope konnte nachweisen, daß die Warzen ein »filtrierbares infektiöses Agens« enthielten, das bei gesunden Kaninchen ebenfalls Warzen hervorruft. Warzen sind weit verbreitet: Mit Spucke einreiben, »besprechen« oder einfach warten, bis der Zauber vorbei ist – es gibt kaum ein Mittel, das nicht versucht wurde, um diesem in erster Linie lästigen und kosmetischen Problem beizukommen. Die Warzen sind dabei schon lange bekannt und haben andererseits an Aktualität bis auf den heutigen Tag nichts verloren: Schon im Jahre 1893 wurde ihre Übertragbarkeit von Mensch zu Mensch beschrieben, also praktisch ihre Bedeutung als Infektionskrankheit erkannt. Die Infektion wird durch Papillomaviren verursacht. Es handelt sich hierbei um DNA-Viren aus der Familie der Papovaviren mit inzwischen mehr als 60 Vertretern, von denen wiederum 26 beim Menschen klinische Symptome hervorrufen können.

Es wird immer deutlicher, daß diese Viren mit der Bildung von Tumoren in Verbindung stehen. Sie können – wie das Beispiel der Warzen zeigt – für gutartige, aber durchaus auch für bösartige Tumore verantwortlich sein. So hat man in den vergangenen Jahren zeigen können, daß einige Vertreter der humanen (den Menschen befallenden) Papillomaviren mit einem Gebärmutterkarzinom gekoppelt sind, und zwar allem Anschein nach im Zusammenspiel mit anderen Faktoren. Allerdings entwickeln nur vergleichsweise wenige Frauen ein Gebärmutterkarzinom, obwohl die Infektion mit den krebserzeugenden Papillomaviren sehr weit verbreitet ist. Nach Schätzungen des Heidelberger Krebsforschers Professor Dr. Harald zur Hausen kommt es »lediglich« bei einer von 15 infizierten Frauen im gebärfähigen Alter zum Gebärmutterkrebs. Die Inkubationszeit ist dabei mit zehn bis zwanzig Jahren sehr lang. Aber das Beispiel zeigt, daß die »Warzenviren« – zumindest als Familie betrachtet – keineswegs harmlos sind. Sehr ernst genommen werden müssen insbesondere die Genitalwarzen, die sogenannten Kondylome, die ebenfalls durch Papillomaviren verursacht werden. Auch hier ist bekannt, daß bei besonderen Formen, wie den flachen Kondylomen (Kondylomata accuminata), der zunächst gutartige Tumor in eine bösartige Krebserkrankung übergehen kann. Genitalwarzen sollten deshalb

– und auch wegen der Übertragbarkeit auf den Sexualpartner – immer unverzüglich durch den Arzt entfernt werden.

Die Viren sind dabei wahrscheinlich nicht alleine für die Krebserkrankung verantwortlich. Sie sind ein zwar notwendiger, aber keineswegs ein allein ausreichender Faktor der Krebsentstehung. Auch können längst nicht alle Papillomaviren den Gebärmutterkrebs provozieren, sondern lediglich die beiden Viren HPV 16 und 18. Die Abkürzung HPV steht für Humanes (menschliches) Papilloma-Virus. Was dabei im einzelnen geschieht, soll ein neues Fachgebiet, die Tumor-Virologie, künftig klären. Diese untersucht verstärkt die Hepatitis- und die Papillomaviren, denn diese beiden Gruppen scheinen, so der Tumorvirologe zur Hausen, zusammen für immerhin 90 Prozent der virusbedingten Krebserkrankungen verantwortlich zu sein. Der Tumorvirologie kommt eine große Bedeutung zu, denn die Identifizierung von Krebserregern bietet letztlich auch eine wesentliche Möglichkeit der Vorbeugung von Krebserkrankungen, wie sich dies bei der Impfung gegen eine Hepatitis B, die damit ja auch eine Impfung gegen den Leberkrebs darstellt, schon gezeigt hat. Möglicherweise lassen sich durch solche vorbeugenden Maßnahmen eine ganze Reihe von Krebserkrankungen verhindern, denn, so zur Hausen, etwa 15 Prozent der weltweit vorkommenden Tumoren dürften sich Virusinfektionen zuordnen lassen. Die Viren sind damit nach dem Tabakrauchen der zweitwichtigste Risikofaktor.

Die »krebserregende« Wirkung der Viren kann dabei relativ leicht erklärt werden. Während die DNA bei den »harmlosen Warzenviren« nämlich normalerweise im Zytoplasma der Wirtszelle verbleibt, kommt es bei den Tumorviren zum Einbau der viralen DNA in das Genom der Zelle. Man kann die Viren, laut zur Hausen, deshalb auch als »wildgewordene Gene« ansehen. Denn der Einbau in die menschliche DNA kann fatale Folgen haben: Das Erbmaterial der Viren kann nun mit dem Erbmaterial der Zelle in Kontakt treten. Gene der Wirtzelle können so direkt unter die Kontrolle viraler Schaltelemente gelangen. Konkret kann dies bedeuten, daß blockierte Onkogene direkt zu vermehrter Aktivität stimuliert werden. Die Onkogene werden aktiv und leiten das Zellwachstum ein. Auch ist denkbar, daß durch die viralen DNA-Gene, die die Onkogene hemmen, inaktiviert werden. Das hat den gleichen Effekt: Die Onkogene können ungehemmt arbeiten und die Zellteilungen forcieren. Die Veränderungen am Erbgut bewirken so schließlich, daß ein verändertes Zellwachstum resultiert und daß es zum Verlust der Steuerung von Wachstums- und Differenzierungsvorgängen kommt. Die viralen Gene scheinen damit regelrecht eine »Wachstumsbremse der zellulären Gene zu lösen«. Die Folge ist ein unkontrolliertes Zellwachstum, mit anderen Worten: Krebs.

Ob dies geschieht, scheint im wesentlichen dadurch bestimmt zu werden, an welcher Stelle die viralen Gene in das Genom der Zelle inkorporiert werden. Dies dürfte nach derzeitiger Kenntnis wohl zufällig erfolgen. Das ist ein Ansatz, der erklärt, warum bestimmte Menschen, die mit einem bestimmten Virus nachweislich konfrontiert wurden, eine Krebserkrankung entwickeln, andere jedoch nicht. Doch ein weiterer Aspekt kommt hinzu. Die Tumorviren – oder zumindest einige von ihnen, wie beispielsweise die Papillomaviren – sind wohl nicht alleine für die Krebsentstehung ausreichend. Darauf deutet schon die normalerweise sehr lange Zeit zwischen Infektion und Krebsausbruch hin. Experimentelle Befunde legen außerdem nahe, daß bestimmte Tumorviren im Verein mit chemischen und physikalischen erbgutverändernden Faktoren, sogenannten Noxen, bei der Krebsentstehung kooperativ oder synergistisch zusammenwirken. Diese Noxen können wahrscheinlich den Überwachungsapparat in den Zellen derart schädigen, daß es zu einer verstärkten viralen Genexpression kommt. Damit beschleunigt sich die Entgleisung des Zellwachstums. Der Prozeß entwickelt eine Eigendynamik, da die Virusprodukte wahrscheinlich zu weiteren Veränderungen des Erbgutes führen können. Es kommt so zu einer regelrechten Kaskade von Reaktionen, an deren Ende Wachstum und Metastasierung steht.

Dies gilt auch bei der Entstehung des Gebärmutterkarzinoms unter Beteiligung der Papillomaviren, bei der dieser Mechanismus gut untersucht wurde. Der Gebärmutterkrebs ist immerhin die zweithäufigste Krebsform der Frau und insgesamt mit etwa 16 Prozent weltweit am Krebsgeschehen beteiligt. Die Papillomaviren sind außerdem nicht nur für den Gebärmutterkrebs verantwortlich, sondern können auch bei Männern zum Peniskarzinom führen. Dies wurde vor allem für das Papillomavirus 16 (HPV-16) bewiesen.

Zwischen dem Epstein-Barr-Virus aus der Familie der Herpesviren, das in den 60er Jahren entdeckt wurde, und bestimmten Tumoren sind inzwischen ebenfalls Zusammenhänge bekannt: Das betrifft Tumore des lymphatischen Systems, das Burkitt-Lymphom, und einen Krebs des Rachens, das anaplastische Nasenpharynxkarzinom. In jüngster Zeit mehren sich Befunde, die das gleiche Virus mit Lymphomen bei Patienten nach Transplantationen und mindestens einer Untergruppe der Hodgkinschen Erkrankung in Bezug bringen. Das Epstein-Barr-Virus kann dabei bestimmte weiße Blutzellen so verändern, daß sie in Kultur dauernd weiterwachsen. Normale Zellen können dies nicht.

Auch Retroviren, wie HTLV 1 und 2, konnten vor Jahren als Verursacher einer vor allem in südjapanischen Küstengebieten auftretenden Blutkrebsform, der adulten T-Zell-Leukämie, identifiziert werden. Speziell diese Viren werden derzeit sehr gut untersucht, da schließlich auch HI-Viren zu den Retroviren gehören. Retroviren werden in das Genom der menschlichen Zelle eingebaut, und erst dadurch können diese Viren vermehrt werden. Bei ihrer Vermehrung und der Freisetzung in andere Zellen können aber DNA-Abschnitte aus dem menschlichen Genom miteingebaut werden. Sie sind anschließend Bestandteil der viralen DNA und werden mit dieser bei der Infektion anderer Körperzellen weitergegeben, es kommt zu einer Art »Verschleppung von Genen«. Die genetischen Informationen können dabei Wachstumsfaktoren betreffen und Onkogene, die – isoliert aus dem Genom, das normalerweise ihre Funktion kontrolliert – ungehindert aktiv sein können. Auch so ist die Auslösung von Krebs durch Viren heute denkbar. Die meisten virusinduzierten Tumore werden nach Angaben von Professor Brede aus Frankfurt wahrscheinlich nicht direkt durch ein Virus verursacht, sondern durch eine solche »Verschleppung« von Viren, die sich der normalen Steuerungskontrolle entziehen. Die Viren selbst dienen dabei als Spediteur, quasi als Schlepper der Onkogene.

Doch die Zusammenhänge zwischen Viren und Krebs sind für uns nicht immer zwangsläufig negativ, sie können auch positive Konsequenzen haben: Der geschilderte Mechanismus beinhaltet nämlich die Möglichkeit, die Viren als Vektoren einzusetzen und mit ihrer Hilfe gezielt bestimmte Gene in Krebszellen einzuschleusen oder die Krebszellen generell verwundbar gegenüber einer Therapie zu machen. So wird zum Beispiel versucht, mit Hilfe von Retroviren, Hirntumore zu behandeln. Denn Retroviren befallen bevorzugt Zellen, die sich teilen. Normale Gehirnzellen tun dies nicht, wohl aber Zellen eines Gehirntumors. Daher kann man möglicherweise über ein Retrovirus gezielt bestimmte Substanzen oder Strukturen in die Zellen des Hirntumors einbringen und sie dadurch leichter angreifbar machen.

Die Retroviren werden dabei zunächst mit einem Gen aus Herpesviren behandelt. Es handelt sich dabei um ein Gen, das für ein bestimmtes Enzym, die Thymidinkinase, kodiert. Dieses Gen ist für die Virusvermehrung von entscheidender Bedeutung, es kann allerdings durch das Medikament Ganzyklovir, das sich bei der Behandlung von Infektionen mit Herpesviren bereits bewährt hat, abgeschaltet werden. Dieses Gen wird gezielt in das Retrovirus eingeschleust und dank dem gezielten Weg der Retroviren auch in die Zellen des Gehirntumors. Diese werden dadurch nach Ansicht amerikanischer Wissenschaftler verwundbar gegenüber einer anschließenden antiviralen Therapie mit Ganzyklovir. Versuche mit einer solchen Gentherapie bei Ratten waren bereits erfolgreich.

Außerdem gibt es Hinweise, daß bestimmte Viren den Organismus vor Krebs schützen. Schon in den 60er Jahren konnte die amerikanische Wissenschaftlerin Helene Toolan aus Vermont aufdecken, daß Hamster, die mit Parvoviren infiziert sind, 20mal seltener an Krebs erkranken als nichtinfizierte Tiere. Kurze Zeit später entdeckte man, daß durch Retroviren hervorgerufene Leukämien bei Katzen mit Hilfe von Parvoviren – die zu den kleinsten bisher bekannten Viren gehören – unterdrückt werden können. Parvoviren können wahrscheinlich, das haben die weiteren Forschungen gezeigt, die Tumorentstehung unterdrükken, und zwar unabhängig davon, wodurch diese induziert wurde. Die Parvoviren sind dabei für den Menschen weitgehend ungefährlich. Zwar können sie die Ringelröteln hervorrufen, doch verläuft diese Erkrankung in aller Regel harmlos. Vorsicht ist allerdings bei einer Schwangerschaft geboten, da speziell das Parvovirus B 19 das werdende Kind schädigen kann.

Die Parvoviren haben ein Charakteristikum: Sie können sich nur in Zellen vermehren, die sich im Stadium der Zellteilung befinden. Damit sind Krebszellen ihr bevorzugtes Ziel. Die Parvoviren schädigen die krebsartig veränderten Zellen, während sie für andere Zellen allem Anschein nach ungefährlich sind. Warum dies so ist, ist bisher nicht genau bekannt. Doch es besteht eine berechtigte Hoffnung, daß sich in der

Zukunft mit Hilfe der Parvoviren auch neue Strategien zur Vorbeugung und/oder Behandlung von Krebserkrankungen entwickeln lassen. Denn detaillierte Untersuchungen haben bereits gezeigt, daß Parvoviren bevorzugt menschliche Krebszellen, die Mäusen injiziert wurden, zerstören, während sie gesunde Zellen in den Tieren nicht töten.

≡ Herpesviren – die »Weltmeister« unter den viralen Erregern

Sehr viele Menschen kennen und fürchten das Problem: Im Bereich der Lippen kündigt ein stetes leises Jucken und Prickeln die drohende Erkrankung an. Schon kurze Zeit später zeigen sich Rötung und schließlich typische, mit Flüssigkeit gefüllte Bläschen: Der Herpes labialis »blüht auf«. Besonders häufig ist dies nach Erkältungen der Fall oder nach überstarker körperlicher oder psychischer Belastung. Denn solche Situationen können Viren aktivieren, die ansonsten unbemerkt im Körper »schlummern«, die Herpesviren. Der Begriff »Herpes« kommt aus dem Griechischen und bedeutet soviel wie »schleichen« oder »kriechen«. Das symbolisiert bereits die sich bei vielen Menschen langsam, über Tage entwickelnden Symptome bis hin zur ausgeprägten Bläschenbildung, zum Beispiel an den Lippen.

Der Herpes labialis ist zwar wohl die bekannteste, aber längst nicht die einzige Erkrankung, die durch Herpes-Viren hervorgerufen wird. Denn diese bilden eine sehr große Gruppe von Erregern, die für unterschiedliche Erkrankungen verantwortlich zeichnen. Bekannt wurden die Herpes-Viren aber in der Öffentlichkeit vor allem durch zwei Krankheitsbilder, den **Herpes labialis** mit schmerzhaften Bläschen im Bereich der Lippen und den **Herpes genitalis** mit schmerzhaften Bläschen in der Genitalregion, die sexuell übertragen werden. Beide Erkrankungen beruhen auf einer Infektion mit dem Herpes-simplex-Virus (HSV), der jedoch in verschiedenen Formen vorliegt: HSV 1 ist für den Herpes labialis und HSV 2 für den Herpes genitalis verantwortlich. Zwar kann auch HSV 2 einen Herpes labialis verursachen und HSV 1 einen Herpes genitalis, doch sind diese beiden Fälle selten. Zu der Gruppe der Herpes-Viren gehören weiterhin das Varizella-zoster-Virus, das Epstein-Barr-Virus, das Zytomegalie-Virus und HHV6 (Humanes Herpes-

Virus Typ 6), das mit dem Dreitagefieber in Zusammenhang gebracht wird. Man kennt inzwischen auch das HHV 7 und das HHV 8, weiß aber nicht, ob diese mit Erkrankungen assoziiert sind. Es gibt darüberhinaus weitere Herpes-Viren, die jedoch weniger bedeutsam für den Menschen sind.

Dem HHV 6 kommt möglicherweise eine besondere Rolle zu. Dieses Virus wurde erst vor wenigen Jahren entdeckt. Es befällt ebenso wie HIV (Human Immundeficiency Virus, der Erreger von AIDS) bevorzugt besondere Blutzellen, die T-Lymphozyten, und steht möglicherweise – so meinen es jedenfalls einzelne Wissenschaftler – außerdem mit der HIV-Infektion in Beziehung. HIV und HHV6 könnten sich somit synergistisch verhalten. Das heißt: Ist ein Mensch mit HHV6 infiziert und infiziert sich gleichzeitig oder anschließend mit HIV, so sterben mehr T-Lymphozyten ab, als es bei der Summe der Einzelinfektionen zu erwarten wäre, die Krankheit schreitet erheblich schneller fort. Allerdings ist dies eine Hypothese, wissenschaftlich nachgewiesen wurde ein solcher Mechanismus bislang nicht. Bei gesunden Menschen wird HHV6 normalerweise von der Immunabwehr »in Schach gehalten«. Infizieren sich diese Menschen jedoch mit HIV, so kann es bei einem gewissen Grad der Zerstörung des Immunsystems allem Anschein nach zum »Aufflackern« des HHV 6 kommen. Das Virus kann nicht mehr unter Kontrolle gehalten werden und vermehrt sich entsprechend. Dies erklärt möglicherweise auch seine Begleiteffekte bei AIDS, denn schließlich greifen in dieser Situation zwei Viren aus unterschiedlichen Familien gleichzeitig das Immunsystem an. Dieses kann dann oft nur noch kapitulieren.

Außerdem gibt es Herpes-Viren bei Tieren wie das Herpes B-Virus des Affen (Herpes labialis des Affen), das beim Menschen eine tödlich verlaufende Infektion verursacht. Aber die Infektion ist nur in Einzelfällen möglich, etwa beim Arbeiten mit solchen Viren im Labor, bei Tierpflegern im Zoo oder in ähnlichen Sonderfällen. Insgesamt kennt man bei den Herpes-Viren 70 bis 80 verschiedene Spezies, die beim Menschen oder bei Tieren und sogar bei Pflanzen eine Rolle spielen. Unter den Viren gilt das Herpes-Virus als eine Art »Weltmeister«. Denn die Herpes-Viren sind extrem weit verbreitet. Sie bringen sich nach der Erstinfektion in Sicherheit, indem sie sich zum Beispiel in die Nervenzellen der Ganglien, die Schaltstellen der Nervenbahnen, zurückziehen.

Dort können sie von den Antikörpern des Immunsystems nicht erreicht und attackiert werden. Da keine besonderen Oberflächenrezeptoren ausgebildet sind, werden die infizierten Zellen auch von den T-Killerzellen als solche nicht erkannt und beseitigt. Sie können so in den Nervenzellen Jahre überdauern und verlassen diese erst wieder bei passender Gelegenheit, um zur Peripherie zu wandern, wo sie sich vermehren und weitere Zellen infizieren. Die Infektion verläuft in aller Regel für den Menschen nicht bedrohlich oder sogar tödlich. Dies wäre unklug, da es langfristig die Virusvermehrung gefährden würde.

Die Herpes-Viren, die zu den DNA-Viren gehören und von einer Lipidhülle umgeben sind, machen vielmehr meist nur harmlose Beschwerden wie zum Beispiel beim Herpes labialis. Sie können dem Menschen in seltenen Fällen aber auch sehr gefährlich werden und etwa eine Gehirnhautentzündung (Meningitis) verursachen. Herpes-Viren und speziell HSV 2 stehen außerdem im Verdacht, bei Krebs und hier speziell bei Genitaltumoren beteiligt zu sein. Herpes-Infektionen können praktisch überall auf der Haut die gefürchteten schmerzhaften Bläschen bilden, allerdings gibt es einige bevorzugte Lokalisationen. Das sind in erster Linie die Lippen und der Genitalbereich. Aber auch die Augen, das Gehirn und praktisch die gesamte Körperoberfläche können von der Herpes-Infektion betroffen sein. So gibt es Herpes an den Füßen, an den Händen oder an den Nägeln, was gelegentlich zu Fehldiagnosen in der Praxis führt, da diese Formen im allgemeinen sehr selten sind.

Eine weitere seltene Krankheitsform stellt das sogenannte Ekzema herpeticatum bei Patienten mit einer Neurodermitis dar, das als sehr schwere Infektion verlaufen kann. Auch die sogenannte Gingivo-Stomatitis herpetica bei Kindern, im Volksmund als »Mundfäule« bezeichnet, kann schwer verlaufen. Sie geht mit Schluckbeschwerden, Fieber und Hautausschlägen im Mundbereich einher.

Doch zurück zum Herpes-simplex-Virus, das sehr weit verbreitet ist: Mit HSV 1 sind über 90 Prozent der Bevölkerung und mit HSV 2 über 50 Prozent durchseucht. Das bedeutet allerdings nicht, daß diese Menschen krank wären. Sie tragen zwar das Virus in den Nervenzellen ständig in sich, krank werden sie allerdings erst, wenn die Viren sich vermehren und wenn es dadurch akut zu Krankheitszeichen kommt. Bei etwa zehn Prozent der Menschen in den Industrienationen treten aber regelmäßig Symptome wie die Herpesbläschen an der Lippe auf. Etwa zehn Millionen Bundesbürger sind von diesem Herpes labialis mehr oder weniger häufig betroffen. Zu Krankheitssymptomen kommt es erst bei einer Abwehrschwäche, etwa bei einer Erkältung, nach starker körperlicher Erschöpfung, psychischen Belastungen oder nach intensiven Sonnenbädern. Die Erkrankung kann damit in Abständen von Wochen, Monaten oder sogar Jahren immer wieder auftreten.

Die Herpesviren wandern nach der Aktivierung, deren Mechanismus nicht genau geklärt ist, von der Nervenzelle zum Ort der ursprünglichen Infektion und verursachen dort erneut Beschwerden, wenn auch meist weniger ausgeprägt als bei der Erstinfektion. Die Viren vermehren sich lediglich in der Hautregion. So entstehen die Bläschen, die mit Tausenden infektiöser Viren gefüllt sind. Diese Viren können durch die Verästelungen der Nervenzelle bis zu ihrem Zellkörper wandern und sich dort einnisten.

Herpes labialis wie auch genitalis sollte medizinisch behandelt werden, wenn die Bläschen den Patienten stark stören und schmerzen und wenn sie das körperliche oder psychische Wohlbefinden einschränken. Das gilt ganz besonders bei sehr schwerem oder häufig wiederkehrendem Krankheitsverlauf wie etwa einem mehrfach jährlich auftretenden Herpes genitalis. Hier besteht eine besondere Notwendigkeit zur Behandlung, da die Ansteckungsgefahr für den Partner in der Zeit am höchsten ist, in der sich die gefürchteten Bläschen bereits gebildet haben. Das Vermeiden der Bläschenbildung senkt deshalb auch das Risiko einer Virusübertragung auf den Sexualpartner.

Zur Infektion kommt es beim Herpes labialis in erster Linie durch direkten Schleimhautkontakt etwa beim Küssen. Meist geschieht dies in sehr früher Kindheit. In den ersten Lebenswochen haben 50 bis 60 Prozent der Kinder durch die Muttermilch Antikörper gegen HSV 1. Die Antikörperkonzentration nimmt in der Folge ab. Mit der Zahl der sich infizierenden Kinder steigt der Prozentsatz dann wieder an und im Erwachsenenalter ist die Durchseuchung schließlich auf etwa 90 Prozent angestiegen. Von 100 Menschen, die sich erstmalig mit HSV 1 infizieren, erkranken aber 90 überhaupt nicht an der Infektion; sie merken gar nicht, daß sie sich infiziert haben.

Beim Herpes genitalis kommt es in erster Linie durch Sexual-kontakte zur Erstinfektion. Allerdings kann er auch schon bei der Geburt, also beim Durchtritt des Neugeborenen durch den Geburtskanal, übertragen werden, wenn die Mutter selbst mit diesen Viren infiziert ist. Das Risiko für einen Herpes genitalis ist dabei während der Schwangerschaft erhöht, da es zu einer veränderten Immunlage kommt, die eventuell auch die Bereitschaft zum Krankheitsausbruch erhöht.

Treten Bläschen auf, so sollte die Schwangere zum Arzt gehen und sich untersuchen lassen, denn auch der Muttermund könnte befallen sein und es ist nicht genau bekannt, inwieweit auch das werdende Kind gefährdet ist. Ob eine Therapie erforderlich oder sinnvoll ist, kann dabei nur der Arzt in der individuellen Situation entscheiden. Man weiß zwar, daß HSV wohl nicht zu kindlichen Mißbildungen führt – zumindest nicht derart, wie dies von anderen Viruserkrankungen während der Schwangerschaft bekannt ist –, doch ist in dieser Situation immer Vorsicht geboten.

Ein besonderes Problem besteht zudem bei einer Herpes-genitalis-Infektion kurz vor der erwarteten Entbindung, da hier das Risiko besteht, die Viren während der Geburt direkt auf das Neugeborene zu übertragen. Man wird in solchen Fällen eine Geburt per Kaiserschnitt erwägen, um diese Gefahr zu umgehen. Denn bei einer Infektion droht dem Säugling ein sogenannter Herpes neonatorum, der für das Neugeborene eine sehr schwere und lebensbedrohliche Erkrankung darstellt.

Gefährlich werden die Herpes-Viren für den Menschen auch, wenn sie ins Auge gelangen. Sie können nämlich aus den Nervenbahnen bei ihrer Aktivierung auch entlang der Gesichtsnerven (Trigeminus) bis zum Auge wandern und dort schließlich eine Augen-Herpes-Infektion hervorrufen. Sie zeigt sich diagnostisch als »Bäumchen« im Auge und gilt als eine der häufigsten Ursachen erworbener Blindheit in den Industrienationen.

Gelegentlich »irren« sich die Viren auf ihrem Weg entlang der Nervenbahnen und »wandern« in die falsche Richtung, in das Gehirn. Sie können dort eine Entzündung des Gehirns (Enzephalitis) auslösen. Es handelt sich um die schwerste bekannte Herpes-Infektion. In 30 Prozent der Fälle liegt dabei eine Erstinfektion mit Herpes-Viren oder einem neuen Herpes-Stamm vor, bei 70 Prozent der Fälle um einen Rück-

fall (Rezidiv). Die **Herpes-Enzephalitis** ist eine sehr schwere Erkrankung. Früher lag die Sterblichkeit bei etwa 90 Prozent. Sie konnte dank
spezieller antiviral wirksamer Medikamente (Virostatika), wie dem Aciclovir, dessen Wirkmechanismus an späterer Stelle (Seite 155 ff) bei den
Therapiemöglichkeiten besprochen wird, erheblich gesenkt werden.
Früh genug diagnostiziert, kann die Erkrankung heute fast immer wirkungsvoll bekämpft werden.

Die Gehirnhautentzündung wird vor allem durch HSV 1, selten
durch HSV 2, hervorgerufen, und zwar im Grunde genommen in einer
Art »Unfall«: Denn das latent in den Nervenbahnen sitzende Virus geht
– so die sehr wahrscheinliche Hypothese der Wissenschaftler – bei einem akuten Schub der Erkrankung nicht den normalen Weg entlang
der Nervenbahnen in die peripheren Nerven nach vorne, um die störenden und schmerzhaften Lippenbläschen zu verursachen, sondern wandert in die falsche Richtung und landet schließlich im Rückenmark und
im Gehirn, um sich dort zu vermehren. Das geschieht zwar selten, ist
aber, wenn es zu einem solchen »Zwischenfall« kommt, immer lebensbedrohlich.

Erreger aus der Familie der Herpesviren sind auch für weitere
Hauterkrankungen verantwortlich. Es sind dies die als Kinderkrankheit bekannten **Windpocken** und die **Gürtelrose.** Paradoxerweise
werden beide Erkrankungen von ein und demselben Virus, dem Varizella-zoster-Virus verursacht, wobei »Varizella« der medizinische Ausdruck für »Windpocken« ist und »Zoster« für »Gürtelrose« steht. Ähnlich
wie beim Herpes simplex, bedeutet das Überwinden der Erstinfektion –
in aller Regel der Windpocken – nämlich nicht, daß das Virus aus dem
Körper verschwunden ist. Es zieht sich vielmehr ins Nervengewebe zurück und kann dort über Jahre und Jahrzehnte als latente Infektion unbemerkt verbleiben. Kommt es zur erneuten Aktivierung, so wandert
das Virus über die Zwischenrippennerven des Rücken- und Brustrau-
mes in die Haut zurück. wodurch auch der typische gürtelförmige und
fast immer halbseitig begrenzte Hautausschlag, die Gürtelrose, erklärt
wird.

Hatte man als Kind Windpocken, so kann im Alter die Varizella-
zoster-Infektion damit als Gürtelrose erscheinen. Bei etwa 10 bis 20 Prozent der Betroffenen ist dies der Fall. Die Gürtelrose ist sehr schmerz-

haft und kann eine sehr schwere Krankheit bedeuten, insbesondere dann, wenn sie am Auge oder am Ohr auftritt. Der »Zoster« kündigt sich fast immer zunächst durch Schmerzen an, nach ein bis zwei Tagen kommt es dann zur Rötung und den typischen Hautbläschen. Windpokken verlaufen im Kindesalter meist harmlos, sie sind ein größeres Problem bei Erwachsenen und insbesondere in der Schwangerschaft, weil es vor allem im ersten Drittel zu Mißbildungen des werdenden Kindes kommen kann; man spricht von einem fetalen Varizellen-Syndrom. Eine Frau, die während der Schwangerschaft an Windpocken erkrankt, sollte deshalb unbedingt zum Arzt gehen. Gefährlich ist die Infektion auch kurz vor der Geburt, denn dann kann das Kind bei der Geburt infiziert werden. Es hat keine Antikörper und kann diese auch noch nicht bilden. Es erkrankt dann meist an einer sehr schweren Windpocken-Infektion, und 30 Prozent der betroffenen Neugeborenen sterben daran.

Ferner ist zu beachten, daß auch der Herpes zoster, also die Gürtelrose, Windpocken übertragen kann, wenngleich dies in der Realität nur ausgesprochen selten geschieht. Andererseits kann aber die Gürtelrose keine Gürtelrose direkt übertragen, erkranken können demnach nur diejenigen, die bereits an Windpocken in ihrer Kindheit gelitten haben.

Die Gürtelrose tritt mit steigendem Lebensalter zunehmend auf und gilt deshalb als eine typische Krankheit älterer Menschen, an der man aber normalerweise nur einmal im Verlaufe des Lebens erkrankt. Nur in ein bis zwei Prozent aller Fälle kommt es zweimal bei einem Patienten zu einer Gürtelrose. Jeder zweite Mensch erkrankt bis zum 80. Lebensjahr im Mittel an einem »zoster«, wobei dieser am häufigsten am Körperstamm lokalisiert ist, seltener sind das Gesicht oder andere Regionen betroffen.

Zwar wäre prinzipiell eine Impfung gegen den Herpes zoster und damit in erster Linie gegen die Windpocken möglich, routinemäßig durchgeführt wird sie jedoch nicht. Lediglich bei bestimmten Risikosituationen, wie zum Beispiel bei krebskranken Kindern, die nicht an einer Infektionskrankheit erkranken sollen, wird gegen die Windpocken geimpft. Man empfiehlt die Impfung nicht generell, da nicht ausgeschlossen werden kann, daß die Viren über diesen Weg erstmals in den Körper gelangen und nach vielen Jahren und Jahrzehnten schließlich eine Gürtelrose auslösen. Sowohl bei den Windpocken wie auch bei der Gürtelrose sind Komplikationen gefürchtet. So kann es bei den Windpokken bei älteren Kindern oder Erwachsenen zur Lungenbeteiligung bis hin zur Pneumonie kommen, aber in den meisten Fällen heilt die Infektion nach wenigen Tagen ab. Bei Erwachsenen dauert die Krankheit länger, ist schwerer und geht mit einem höheren Risiko für Komplikationen einher, in schweren Fällen ist eine antivirale Behandlung notwendig, wobei auch hier Aciclovir zum Einsatz kommt. Dies gilt auch, wenn das Gesicht betroffen ist, also etwa bei einer Beteiligung der Augen oder der Nerven im Gesichtsbereich. Denn dann können Verwachsungen und Vernarbungen auftreten, Sehstörungen, Linseneintrübungen oder chronische Infektionen, das Augenlicht ist potentiell bedroht. Es handelt sich somit immer um eine sehr schwere Infektion, bei der die Erkrankten möglichst schnell einen Arzt aufsuchen sollten.

Auch beim **Zoster oticus,** einer Herpes-Infektion im Bereich der Ohren, ist dies notwendig, da ebenfalls Komplikationen drohen. Die Erkrankung ist zudem nicht unproblematisch, da sie ohne große sichtbare Hauterscheinungen verlaufen kann. Die Patienten leiden an Schmerzen im oder am Ohr, sie klagen über Gleichgewichtsstörungen, Schwindel oder Sehstörungen, aber Hauterscheinungen sind nicht zu sehen. Es besteht deshalb ein hohes Risiko für Fehldiagnosen. Wird der Zoster oticus rechtzeitig erkannt, läßt er sich therapieren und das Risiko von Komplikationen, wie z. B. Neuralgien, also anhaltende Schmerzen oder einer teilweisen Gesichtslähmung (Fascialisparese), minimieren. Die Gefahr einer postherpetischen Neuralgie (Schmerzen über das Abklingen der Infektion hinaus) steigt dabei mit dem Lebensalter und liegt bei über 70jährigen bei immerhin mehr als 70 Prozent. Sie entwickelt sich, soweit man weiß, aufgrund von nicht mehr rückbildungsfähigen Nervenschädigungen.

Viele Menschen wissen nicht, daß es mittlerweile ein wirkungsvolles Medikament zur Behandlung von Herpes-Infektionen gibt, das Aciclovir, dessen Wirkungsweise allerdings erst im Kapitel zur Therapie viraler Infektionen vorgestellt werden soll (Seite 136 ff). Mit diesem Medikament können die Krankheitserscheinungen gemildert oder sogar zum Verschwinden gebracht werden. Das Virus bleibt freilich im Körper enthalten und kann zu gegebener Zeit erneut aktiviert werden. Dennoch sind die Herpesviren praktisch das erste Beispiel dafür, daß eine spezifische Behandlung bei Viruserkrankungen möglich ist, und zwar nicht nur über eine Behandlung der Symptome, sondern auch insofern kausal, indem das Virus an seiner Vermehrung gehindert wird. Man kann zum einen das akute Stadium der Erkrankung behandeln und eine Linderung und auch zeitliche Abkürzung der Symptomatik erwirken. Außerdem ist es möglich, das Mittel prophylaktisch mittels einer Dauertherapie einzusetzen und dadurch das Auftreten neuer akuter Erkrankungen zu verhindern. Denn Aciclovir unterdrückt die Virusaktivität und gibt Patienten, die dieses Medikament dauerhaft – und das bedeutet Tag für Tag einnehmen – die Möglichkeit, einen Krankheitsausbruch zu verhindern. Aciclovir kann das Virus leider nicht aus dem Körper entfernen, doch das latent vorhandene Virus wird unterdrückt, da die Substanz praktisch immer verfügbar ist und die Vermehrung verhindert.

Eine zwingende Behandlungsnotwendigkeit besteht bei einer Herpes-Enzephalitis. Man gibt wegen des hohen Risikos hochdosiertes Aciclovir intravenös, und zwar im Krankenhaus in stationärer Behandlung. Auch bei einem Herpes genitalis wird man sich bei einer schweren Erstinfektion, die den Betroffenen stark beeinträchtigt, für eine Behandlung entscheiden. Bei Rezidiven sowie beim Herpes labialis bestehen zwei Möglichkeiten: Bei der leichten Krankheitsform bietet sich die Behandlung mittels einer Creme an, während bei mittelschwerem Verlauf Tabletten eingenommen werden sollten. Bei häufigen Rückfällen (Rezidiven) – einige Patienten leiden praktisch jeden Monat an den störenden und schmerzhaften Bläschen – wird auch eine niedrig dosierte Dauertherapie als Prophylaxe erwogen. Auch bei einer Gingivitis stomatitis und einer Gürtelrose wird man sich für eine antivirale Therapie entscheiden. Bei der Gürtelrose, die sich zwar in Hautausschlägen äußert, aber dennoch eine Erkrankung darstellt, die »von innen« kommt, kann diese nur systemisch und nicht lokal durchgeführt werden, da Erfolgschancen ansonsten gering sind. Bedeutsam ist die Therapie selbstverständlich auch für alle Augeninfektionen, die je nach Schweregrad lokal oder systemisch angegangen werden. Und eines darf man nicht vergessen: Es ist wichtig, bei einer schweren Herpes-Infektion so früh wie möglich zum Arzt zu gehen, da die Erfolgsaussichten einer jeden Medikation um so größer sind, je früher man in das Krankheitsgeschehen eingreifen kann. Hier gilt: Jeder Tag zählt! Bedeutsam ist das nicht allein zur Linderung der akuten Beschwerden, sondern vor allem, um dem Auftreten schwerer Komplikationen vorzubeugen.

Größere diagnostische und auch therapeutische Probleme als bei den geschilderten Herpes-Infektionen gibt es zumeist bei symptomatischen Infektionen mit **Epstein-Barr-** oder mit **Zytomegalie-Viren,** die ebenfalls der Gruppe der Herpesviren angehören. Gesunden Menschen fügen die Viren im Normalfall kaum Schaden zu. Die Krankheiten, die sie verursachen, wie etwa das Pfeiffersche Drüsenfieber beim Epstein-Barr-Virus, sind fast immer weitgehend harmlos. Schwere Infektionen mit diesen Viren treten aber bei schwerkranken Menschen auf, speziell solchen mit einer stark geschwächten Abwehrlage. Es sind dies in erster Linie Patienten nach einer Organtransplantation, bei denen Immunreaktionen medikamentös unterdrückt werden, damit das neue Spenderorgan vom Körper nicht abgestoßen wird. Auch Krebskranke, die durch die Zytostatika eine aggressive Chemotherapie erfahren, sowie generell Menschen mit Immundefekten, wie etwa AIDS-Kranke, sind häufig von den genannten Infektionen betroffen. Das Zytomegalie-Virus gehört inzwischen bereits zu den wichtigsten Erregern opportunistischer Infektionen bei AIDS- und Transplantationspatienten und ist hier für sehr viele Todesfälle verantwortlich.

Wie die anderen Herpes-Viren, so können auch die Zytomegalie-Viren im Körper unbemerkt persistieren. Sowohl die Zytomegalie- als auch die Epstein-Barr-Viren bleiben dabei nicht in den Nervenzellen, sondern nur in besonderen Blutzellen und eventuell dem Knochenmark oder der Lunge erhalten. Von dort können sie – wie die anderen Herpes-Viren aus den Nervenzellen – auch nach der Primärinfektion bei einer Abwehrschwäche erneut aktiviert werden. In Europa tragen etwa 50 Prozent aller Menschen das Zytomegalie-Virus in sich, in den Entwicklungsländern sind es wahrscheinlich sogar nahezu 100 Prozent. Die meisten Infektionen laufen beim ansonsten gesunden Menschen jedoch völlig unbemerkt ab. Eventuell kann es zu Fieber, einer Lmyphknotenschwellung oder auch einer flüchtigen Hautrötung kommen. Da das Allgemeinbefinden aber kaum beeinträchtigt ist, wird dies im Normalfall wohl kaum als Infektion gedeutet. Schwieriger ist die Situation in der Schwangerschaft, da die Viren bei der Geburt von der Mutter auf das Kind übertragen werden. Und noch schlimmer wirken sich Neuinfektionen mit Zytomegalie-Viren während der Schwangerschaft aus, da dem Kind bleibende Mißbildungen und Entwicklungsstörungen drohen.

Beim Epstein-Barr-Virus kommt hinzu, daß dieses wahrscheinlich als Tumorvirus fungieren, also mit der Tumorentstehung in Zusammenhang gebracht werden kann. Der Mechanismus ist aus wissenschaftlicher Sicht noch nicht eindeutig geklärt, doch gibt es einige wenige Krebsarten, wo kaum noch Zweifel an einer Beteiligung von Epstein-Barr-Viren bei der Tumorentstehung bestehen. Es sind dies das sogenannte Burkitt-Lymphom, von dem vor allem afrikanische Kinder befallen sind, sowie das Nasenpharynx-Karzinom, das in erster Linie in Südchina beobachtet wird. Allerdings stellt das Nasenpharynx-Karzinom auch in Deutschland etwa vier Prozent aller bösartigen Tumoren im Hals-Nasen-Ohren-Bereich.

☰ Viren gehen unter die Haut und an den Nerv

Viele Viren verursachen, wie wir bereits gesehen haben, Hauterkrankungen. Das gilt beispielsweise für das Masern- und das Rötelnvirus, die Windpocken, die Herpesviren und auch die Papillomaviren, die für die weitverbreiteten Warzen verantwortlich zeichnen. Eine Hauterkrankung ist es aber auch, die zeigt, daß der Mensch den Kampf gegen die Viren durchaus gewinnen kann. Denn im Jahre 1977 hatte die Weltgesundheitsorganisation (WHO) einen sensationellen Erfolg zu verbuchen: Dank einer großangelegten Impfkampagne konnten die **Pocken,** jahrhundertelang eine gräßliche Geißel der Menschheit, als weltweit ausgerottet erklärt werden. Die Pocken, die durch ein DNA-Virus (Poxvirus) hervorgerufen werden, stellen damit heute keine Bedrohung mehr dar. Sie sind vielmehr ein Beispiel dafür, wie sich auch ohne effektive Heilungsmöglichkeit alleine über das Prinzip der Impfung, Krankheitserregern durchaus der Garaus machen läßt.

Ihren Namen erhielten die »Pocken«, die früher auch als »Blattern« bezeichnet wurden, durch die typischen Hauterscheinungen – zunächst rote Flecken, die sich schließlich zu Bläschen und Pusteln umwandeln –, die bei der Infektion auftreten. Die Pocken waren früher sehr weit verbreitet: Von 100 Deutschen im Alter von 30 Jahren sollen nur vier die Pocken nicht mitgemacht haben. Daß Pockennarben ein übliches »Merkmal« zu jener Zeit waren, zeigt ein Steckbrief von 1776. Der Flüchtige wurde darin als »nicht blattersteppig« beschrieben. Die typi-

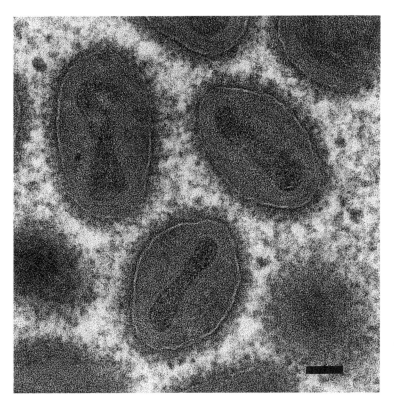

Abb. 13   Pockenviren im Zytoplasma einer infizierten Zelle: Diese größten Viren zeigen
einen sehr komplexen Aufbau (Ultradünnschnitt).
Vergrößerung: × 100 000, Länge des Balkens: 100 nm

schen Pockennarben derjenigen, die die Erkrankung überlebten, waren
insbesondere bei Mädchen und jungen Frauen gefürchtet, denn sie ent-
stellten nicht selten das Gesicht, so als hätte »der Teufel Erbsen darauf
gedroschen«.

Gefährlich ist die Erkrankung vor allem, weil es zu Komplikationen durch eine Beteiligung verschiedener Organe, wie Herz und Lun-
gen, kommt: In jedem fünften Fall verlief die Infektion früher tödlich.
Den Überlieferungen zufolge starben in Europa im 18. Jahrhundert
jährlich 400 000 Menschen an dieser Seuche. Allein in Island raffte eine
Epidemie Anfang des 18. Jahrhunderts innerhalb von zwei Jahren 1800

von insgesamt 50 000 Einwohnern hinweg, 1871/72 starben im damaligen Preußen 125 000 Personen, und in England fielen der Seuche 23 000 Menschen zum Opfer. Deshalb waren die Pocken auch in den vergangenen Jahrhunderten eine der gefürchtetsten Erkrankungen: Sie sind die Ursache dafür, daß es in Europa bis zur Mitte des 19. Jahrhunderts zu einem Stagnieren der Bevölkerungszahl kam, und zwar trotz hoher Geburtenziffern.

Nicht zuletzt wegen der hohen Sterblichkeit bei dieser Infektion haben die Pocken auch maßgeblichen Anteil an Fortschritten bei der Entwicklung von Impfschutzmöglichkeiten gehabt. Die erste beschriebene Impfung führte der Engländer Edward Jenner 1786 bei einem kleinen Jungen durch. Er infizierte ihn mit Schweinepockenmaterial, und der Junge blieb gesund. Bis zur Impfpflicht in Europa vergingen dann aber etwa noch 100 Jahre, und es dauerte nochmals etwa 100 Jahre, bis die Pocken schließlich weltweit als ausgerottet deklariert werden konnten.

Daß dies überhaupt möglich war, verdankt man dabei einerseits den enormen Bemühungen um weltweite Impfungen und andererseits einigen Besonderheiten der Pockeninfektion: So verläuft diese praktisch immer mit einer typischen dramatischen Erkrankung. Es gibt somit keine Menschen, die das Virus in sich tragen, ohne daß dies von außen erkennbar ist. Da die Infektion entweder mit dem Tod oder der kompletten Genesung des Betroffenen endet, gibt es außerdem keine unauffälligen Virusträger und -ausscheider, die das Virus unbemerkt weitergeben und so als Virusreservoir fungieren können. Die Infektion ist darüberhinaus sehr leicht an den typischen Hauterscheinungen auch von Laien erkennbar, so daß beim Melden von Erkrankungsfällen eine hohe Sicherheit besteht. Hinzu kommt, daß der Impfschutz so gut wie 100prozentig ist; Impfversager gibt es bei den Pocken praktisch nicht.

Wie weit die Pocken noch in den sechziger Jahren verbreitet waren, belegt eine Statistik der WHO: Jahr für Jahr wurde mit etwa 100 000 Neuerkrankungen weltweit und folglich zirka 20 000 bis 25 000 Todesfällen gerechnet. Noch in den 50er Jahren wurde es in den hiesigen medizinischen Lehrbüchern als ein Kunstfehler bezeichnet, wenn der »Absonderungsraum«, in dem sich die Pockenkranken wegen der Infektionsgefahr aufhielten, nicht mit fliegendichten Fenstern und Türen, welche mit DDT besprüht wurden, versehen war, damit das Pockenvirus nicht durch Fliegen übertragen werden konnte.

Verschiedene Viren können – oft nach einer anderen akuten Infektion – aber auch ins Gehirn gelangen. Bekannt ist zum Beispiel, daß die AIDS-Erreger, obwohl sie in erster Linie das Immunsystem befallen, ins Gehirn eindringen und dort sehr schwere Komplikationen verursachen können. Auch bei den Masernviren ist dies – wie bereits geschildert – möglich. Andere Viren, wie die Herpesviren, können sich nach Abklingen der akuten Erkrankung in die Nervenzellen zurückziehen und zu einem späteren Zeitpunkt wieder aktiv werden.

Daneben gibt es allerdings auch Viren, deren Hauptzielort das zentrale Nervensystem ist und die entsprechende Krankheitssymptome auslösen. Dazu gehören zum Beispiel die Erreger der spinalen Kinderlähmung. Viele kennen wahrscheinlich noch den Slogan »Schluckimpfung ist süß – Kinderlähmung ist grausam«, mit dem in den 60er Jahren verstärkt für die Impfung geworben wurde. Die Kampagne hatte Erfolg: Die Möglichkeit der Schluckimpfung wurde genutzt, und die Kinderlähmung, im Fachjargon als **Poliomyelitis** oder kurz als Polio bezeichnet, gilt hierzulande seit Jahren weitgehend als ausgerottet. Die Krankheit hatte deshalb längst ihren Schrecken verloren. Allerdings hat auch diese Medaille eine Kehrseite: Die spinale Kinderlähmung droht nämlich wegen der allgemeinen Impfmüdigkeit wieder aufzuflakkern, da längst nicht mehr alle Kinder wirkungsvoll vor dem drohenden Schicksal geschützt sind. Zwar gelten die Polioviren hierzulande als ausgerottet, doch nicht weltweit. Die Keime werden nicht zuletzt vor dem Hintergrund des zunehmenden Tourismus bei Fernreisen immer wieder in unsere Region »importiert«.

Daß die Gefahr eines Wiederaufflackerns nicht nur rein theoretisch besteht, sondern praktisch »hautnah«, hat sich in jüngster Zeit in den Niederlanden gezeigt. Dort infizierten sich im Sommer 1992 mindestens 60 Menschen mit Polioviren und trugen schwere Lähmungen davon. Sie waren alle nicht geimpft und gehörten einer Gruppe orthodoxer Calvinisten an, die aus religiösen Gründen Impfungen ablehnen. Die lokal begrenzte Epidemie führte dazu, daß auch in Deutschland verstärkt zur Impfung von Kindern und zu Auffrischimpfungen bei Erwachsenen mit dem berühmten »Stück Zucker« aufgerufen wurde.

Das Beispiel der Kinderlähmung – hervorgerufen durch drei verschiedene Typen von Polioviren – zeigt andererseits ebenso wie das der Pocken, wie erfolgreich eine Impfkampagne sein kann. Während in den 50er Jahren etwa 10 000 Menschen in Deutschland an der Polio erkrankten und mit mehr als 700 Todesfällen gerechnet werden mußte, sank diese Zahl bei Einführung der Schluckimpfung zu Beginn der 60er Jahre kontinuierlich ab. Mitte der 60er Jahre gab es »nur« noch etwa 50 Krankheitsfälle und fünf Todesfälle, und 1982 war der Tiefpunkt erreicht: In Deutschland wurde kein Krankheitsfall bekannt. Innerhalb weniger Jahre nahmen dabei etwa 20 Millionen Menschen an der Impfung teil, die Polio war danach und somit praktisch »über Nacht« hierzulande kein Thema mehr.

Wie groß die Furcht vor einer Infektion früher war, das zeigt am besten ein Blick in die Geschichte: Beschrieben wurde die spinale Kinderlähmung erstmals 1840. Mit der intensiven Erforschung begann man aber praktisch erst nach 1920. Der Grund: Der damalige Präsident der USA, Franklin D. Roosevelt, erkrankte an der Polio. Er gründete eine Stiftung zur Bekämpfung dieser Infektionskrankheit, die auch für die Entwicklung der allgemeinen Virologie enorme Bedeutung erlangte. Vor Einführung wirksamer Impfstoffe galt die spinale Kinderlähmung als eine wesentliche Bedrohung der Kinder. Die Furcht war so groß, daß viele Mütter ihren Kindern im Sommer den Besuch im Schwimmbad nicht erlaubten oder sie aus Sorge vor einer Ansteckung möglichst ganz zu Hause behielten!

Die statistischen Erhebungen der Weltgesundheitsorganisation, die sich zum Ziel gesetzt hat, die Poliomyelitis bis zum Jahre 2000 auszurotten, zeigen seit Jahren inzwischen nicht nur hierzulande, sondern weltweit einen deutlichen Rückgang dieser Virusinfektion. Seit 1985 reduzierte sich die Polio-Häufigkeit um etwa die Hälfte. Dennoch wurden im Jahre 1990 noch weltweit mehr als 16 000 Fälle gemeldet, die meisten davon aus Indien oder China.

Die Infektion wird vorwiegend fäkal-oral, also als Schmierinfektion übertragen. Als Vehikel dienen den Viren dabei verunreinigte Hände und Gebrauchsgegenstände, aber auch verunreinigtes Wasser und eventuell Fliegen. Da sich die Viren durch herkömmliche Reinigungs- und Desinfektionsmittel nicht ohne weiteres inaktivieren lassen, ist

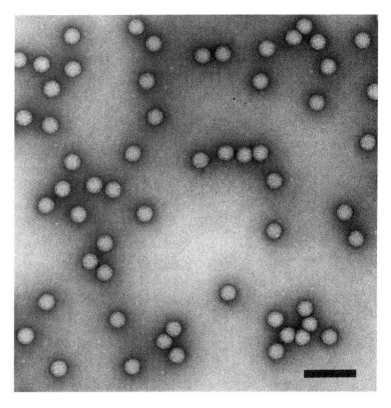

Abb. 14   Polioviren nach Isolierung im Dichtegradienten und Negativkontrastierung zeigen ein isometrisch-rundliches Kapsid ohne klar erkennbare Kapsomeren. Vergrößerung: × 150 000, Länge des Balkens: 100 nm

auch bei guten hygienischen Verhältnissen eine Übertragung des Virus innerhalb des familiären Milieus praktisch unvermeidbar.

Hat sich ein Mensch mit den Polioviren infiziert, so droht ihm – wie der Impfslogan bereits andeutet – unter Umständen tatsächlich ein grausames Schicksal: Allerdings sind die anfänglichen Beschwerden (Fieber, Kopfschmerzen, Appetitlosigkeit) vergleichsweise leicht. Die Infektion mit Polioviren beschränkt sich außerdem normalerweise auf den Rachenraum oder den Darmtrakt und verläuft in der Regel harmlos. Gefährlich wird es aber, wenn es dem Virus gelingt, ins Nervensystem einzudringen und die Nervenzellen zu zerstören: Es kommt zu ei-

ner schweren Lähmung, die – da in erster Linie Kinder betroffen sind –
als Kinderlähmung bekannt wurde. Bei den Betroffenen steigt etwa
eine Woche nach den anfänglichen Beschwerden das Fieber erneut an,
Nackensteifigkeit kommt hinzu, die Kranken reagieren empfindlich auf
Berührungen. Lähmungen setzen ein, und das kann soweit gehen, daß
der Kranke künstlich über die sogenannte »eiserne Lunge« beatmet werden muß, etwa wenn sich die Lähmungen auf die Atmungsmuskulatur
ausdehnen. Vielen Betroffenen droht der Tod – oder aber anhaltende
Lähmungen und ein Leben im Rollstuhl.

Auch wenn der Name dies andeutet und vielleicht früher gerechtfertigt war, so ist die Kinderlähmung doch inzwischen längst keine
Erkrankung mehr, die nur Kinder befällt. Sie kann in jedem Alter auftreten, und etwa jeder 100. Mensch – so schätzt man –, der sich infiziert,
wird auch erkranken. Eine effektive Behandlung gegen die Infektion
mit dem Virus, das vor kurzem von amerikanischen Wissenschaftlern
erstmals als vollständiges Virus außerhalb lebender Zellen nachgebil-
det werden konnte, gibt es nicht. Deshalb müssen die Berichte über einzelne Erkrankungsfälle ernst genommen werden. So werden in Deutschland jährlich derzeit durchschnittlich fünf Fälle gemeldet. Meist handelt es sich um Urlaubsreisende, die sich die Erkrankung im Ausland
»holen«. Dies liegt vor allem daran, daß trotz Impfung im Laufe der Zeit
die Immunität langsam abnimmt und viele Erwachsene deshalb nicht
mehr vor einer Infektion geschützt sind. Sie müssen die Impfung etwa
alle zehn Jahre auffrischen lassen.

Auch andere Viren werden gefährlich, wenn sie den Nerv treffen. Das gilt beispielsweise für das **Tollwutvirus,** ein RNA-Virus, das
zur Familie der Rhabdoviren gehört. »Vor Wut Schaum vor dem Mund
haben« oder auch »vor Wut schäumen« – diese Redewendungen charakterisieren die Virusinfektion, die auch heute noch den Menschen massiv
gefährden kann. Sie wird im Normalfall durch den Biß eines infizierten
Tieres – sei es ein Hund, eine Katze, ein Fuchs oder ein Dachs – übertragen und endet unbehandelt immer tödlich. Vor dem Tod kommt es zu typischen Symptomen – von Lähmungserscheinungen bis hin zu einem
überstarken Speichelfluß, eben dem »Vor-Wut-Schäumen«.

Auch bei der Tollwut, die durch das sogenannte Rabiesvirus
übertragen wird, nisten sich die Viren bevorzugt in der grauen Substanz

des Zentralnervensystems ein. Sie vermehren sich aber zunächst in Muskelzellen im Bereich der Bißwunde und wandern erst einige Zeit später in die Zellen des Nervensystems. Dort vermehrt sich das Virus weiter, es gelangt über diesen »Umweg« schließlich in die Speicheldrüsen. Von dort kann es mit dem Speichel freigesetzt werden und so auf die »Suche« nach einem neuen Wirt gehen. Da sich das Virus fast ausschließlich im Nervengewebe aufhält, wird das Immunsystem erst sehr spät aktiviert – zu spät, nämlich dann, wenn die Viren sich sehr stark vermehrt haben und von der körpereigenen Abwehr nicht mehr überwältigt und beseitigt werden können.

Die Erkrankung selbst beginnt mit einer Rötung der Bißnarbe, es stellen sich Kopfschmerzen ein und in der Folge tonische Krämpfe der Schlund-, Kehlkopf- und Atemmuskulatur mit Erstickungsgefühl, Atemnot und starkem Speichelfluß. Die Betroffenen leiden unter qualvollem Durst, ohne jedoch schlucken zu können. Es kommt schließlich zur Atem- und zur Herzlähmung und damit zum Tod. Eine effektive Behandlung dieser Infektion ist bis auf den heutigen Tag nicht möglich. Allerdings gibt es die Möglichkeit der Vorbeugung durch die Impfung.

Die Geschichte der Tollwutimpfung ist dabei schon sehr alt, sie geht auf Louis Pasteur und damit das 19. Jahrhundert zurück. Pasteur ist es zu verdanken, daß das Prinzip der »Wutschutzkur«, wie er es nannte, und generell das Prinzip der Impfung erheblich vorangetrieben wurde, obwohl man zum damaligen Zeitpunkt Viren als Krankheitserreger überhaupt noch nicht kannte.

Auch bei der Tollwut führt der Biß eines infizierten Tieres nicht unbedingt zur Infektion beim Menschen. Aber jeder fünfte bis zehnte, der von einem tollwütigen Tier gebissen wurde, wird erkranken. Außerdem kann, wenn eine Verletzung besteht, auch das Lecken eines tollwütigen Hundes zum Verhängnis werden, da die Viren über den Speichel ausgeschieden werden. Problematisch ist deshalb oft die Frage, ob ein Mensch, der von einem tollwutverdächtigen Tier, beispielsweise einem Hund, gebissen wurde, wahrscheinlich mit den Tollwut-Viren infiziert wurde oder nicht. Deshalb sollte das Tier nach einer Bißverletzung möglichst eingefangen und isoliert werden. Zeigen sich innerhalb von sieben bis 14 Tagen keine typischen Symptome der Tollwut, so war es sicherlich nicht infektiös. Denn vom Auftreten des Virus im Speichel bis zum Auftreten typischer Symptome, unter denen das Tier verendet, vergeht höchstens eine Woche.

Dennoch wird man nach einer Bißverletzung durch ein tollwut-verdächtiges Tier immer vorbeugende Maßnahmen ergreifen. Neben der gründlichen Wundbehandlung ist dabei auch die Gabe eines Anti-Tollwut-Hyperimmunglobulins sowie des Totimpfstoffs unverzichtbar. Denn die sehr lange Inkubationszeit der Infektion – sie liegt bei durchschnittlich ein bis drei Monaten – macht es möglich, den Betroffenen aktiv zu impfen, obwohl er bereits infiziert ist. Dadurch kann das noch in der Wunde befindliche Virus durch das Immunsystem erkannt und inaktiviert werden, bevor es seinen folgenschweren Weg in das zentrale Nervensystem antreten kann. Die Impfung muß aber spätestens drei Tage nach dem Tierbiß erfolgen.

An die Tollwut muß man dabei nicht nur hierzulande denken, sondern insbesondere auch auf Reisen in entfernte Länder. So ist diese Virusinfektion zum Beispiel in Indien ein großes Problem. Immerhin 30 000 Menschen sterben dort jährlich an Tollwut, etwa 700 000 Menschen müssen sich einer Tollwutbehandlung nach einem Hundebiß unterziehen. Das sollte Reisenden in Indien, Thailand, Pakistan oder anderen Entwicklungsländern bewußt sein, insbesondere wenn sie ihre Reise nicht auf die großen Städte beschränken, sondern etwa mit dem Rucksack über das Land ziehen. Hat man solches vor, so sollte man vor Reiseantritt auch eine entsprechende Impfprophylaxe durchführen.

Einen Impfschutz sollte man auch dann in Erwägung ziehen, wenn man durch ein anderes Virus, das sogenannte **FSME-Virus**, besonders gefährdet ist. Anders als früher braucht man sich nämlich heute bei einem Waldspaziergang nicht mehr vor großen, wilden Tieren wie Bären oder Wölfen zu fürchten. Es sind eher die kleinen Tiere, denen wir möglichst ausweichen sollten: So kann die Zecke, der Volksmund nennt sie »gemeiner Holzbock«, eine gefährliche Viruserkrankung übertragen, die FSME. Hinter dieser Abkürzung verbirgt sich ein komplizierter medizinischer Begriff: die Frühsommer-Meningoenzephalitis, die auch als »zentraleuropäisches Zeckenfieber« bezeichnet wird. Der Name gibt bereits Auskunft über Charakteristika der Erkrankung: Sie tritt vorwiegend in Zentraleuropa auf und hier insbesondere im Frühsommer, und die Viren sind in erster Linie für eine Entzündung der Gehirnhaut verantwortlich.

Die FSME stellt eine sehr schwer verlaufende, allerdings hierzulande seltene Viruserkrankung dar. Etwa 60 bis 120 Menschen erkranken jährlich in Deutschland. Das Infektionsrisiko ist im Frühsommer – also in der Zeit von Mai bis Juli und zum Teil sogar bis Oktober – besonders hoch. Denn dann werden die Tiere nach ihrem Winterschlaf wieder aktiv. Sie lassen sich von Bäumen oder Blättern fallen und beißen sich in ihren Opfern – Tieren oder Menschen – regelrecht fest. Virusreservoire sind dabei im wesentlichen kleine Nagetiere. Von dort holt sich die Zecke »ihre« Infektion und kann sie auf den Menschen übertragen.

Dabei ist längst nicht jeder Zeckenbiß gefährlich. Denn »nur« jede 20ste bis etwa jede 500ste Zecke ist – je nach Region – in Mitteleuropa mit den Viren infiziert. Außerdem erkrankt nicht jeder Mensch, der von einer infizierten Zecke gebissen wird. Bei zwei Drittel der Betroffenen verläuft die Infektion völlig symptomlos. Derzeitige Schätzungen gehen davon aus, daß bei etwa jedem 1000sten Zeckenbiß mit einer sehr schweren Infektion zu rechnen ist. Diese macht sich zunächst nur durch leichtere grippeähnliche Beschwerden bemerkbar. Erst nach einigen Wochen kommt es dann zu hohem Fieber, Kopfschmerzen und Lähmungserscheinungen. Denn die Viren können ins Gehirn wandern und dort sowohl eine Hirnhaut- wie auch direkt eine Gehirnentzündung verursachen. Lähmungen sind zumeist die Folge, nicht selten auch Sprachstörungen oder eine lang anhaltende Bewußtlosigkeit. Die Sterblichkeit wird bei dieser Virusinfektion mit immerhin ein Prozent angegeben, bleibende Schäden treten bei etwa jedem zehnten Patienten auf.

Das Risiko für eine FSME ist dabei von der jeweiligen Region abhängig: Hoch ist es in Süddeutschland, also in Bayern und Baden-Württemberg, sowie in Österreich, Ungarn, der ehemaligen Sowjetunion und Süd-Skandinavien. Gefährdet sind neben Forstarbeitern vor allem Spaziergänger oder Kinder, die im Unterholz spielen. Eine Impfung ist möglich, wird jedoch wegen des allgemein rückläufigen Infektionsrisikos hierzulande nicht generell, sondern lediglich für besonders gefährdete Personen wie Förster oder Waldarbeiter empfohlen. Neben der Impfung kann man sich außerdem durch das Tragen langer, fester Hosen weitgehend schützen.

Wird man von einer Zecke befallen, so sollte man nicht versuchen, diese mit Öl, Nagellack oder Klebstoff zu behandeln, wie dies häufig empfohlen wird. Denn im Todeskampf kann die Zecke besonders viel infiziertes Material in den Stichkanal freisetzen. Sinnvoller ist es deshalb nach Meinung der Ärzte, die Zecke möglichst dicht an der Haut mit einer Pinzette zu fassen und zu entfernen.

Traurige Popularität durch AIDS: Viruserkrankungen des Immunsystems

Durch einen seltenen Tumor kam man Anfang der 80er Jahre einer »neuen« Erkrankung auf die Spur: AIDS. Kaum ein anderes Krankheitsbild hat die Gemüter so stark erhitzt, so viele Ängste geweckt, über Jahre soviel öffentliche Diskussion entfacht und der Forschung einen derartigen »Schub« gegeben wie AIDS. AIDS, das heißt ausgeschrieben »Acquired Immune Deficiency Syndrom« und ins Deutsche übersetzt »Erworbenes Immunschwächesyndrom«. Die Entdeckung geht streng genommen ins Jahr 1981 zurück: Damals beschrieben amerikanische Forscher das ungewöhnlich häufige Auftreten des Kaposi-Sarkoms, eines bösartigen Tumors der Haut, der bei jungen Männern in Europa und Nordamerika bis dato ausgesprochen selten war. Gleichzeitig wurde außerdem überdurchschnittlich oft eine Lungenentzündung durch den Parasiten *Pneumocystis carinii* beschrieben. An einer solchen Lungenentzündung erkranken in aller Regel nur Menschen mit einem geschwächten Immunsystem. Dies liegt beispielsweise bei bestimmten angeborenen Defekten vor oder nach einer Krebsbehandlung mit sehr aggressiven Medikamenten sowie nach einer Organtransplantation, bei der anschließend meist das Immunsystem unterdrückt werden muß, damit das neue Organ von diesem nicht abgestoßen wird.

Anfang der 80er Jahre häuften sich aber die Fälle von *Pneumocystis carinii*-Infektionen bei Menschen, bei denen keinerlei Grund für eine solche Infektionsbereitschaft erkennbar war. Es lag nahe, bei diesen Patienten nach anderen Gründen für eine Immunsuppression zu suchen, und schon Ende 1981 konnte festgestellt werden, daß ihnen allen eines gemeinsam war: Sie zeigten einen Verlust an bestimmten Immunzellen, den T-Helferzellen. Es handelt sich hierbei um eine Untergruppe der weißen Blutkörperchen, die eine zentrale Rolle bei der Abwehr von Krankheitserreger spielen. Im Labor können diese Zellen durch ein bestimmtes Antigen, das CD4, das sie auf ihrer Zelloberfläche tragen, erkannt werden.

Die oberste amerikanische Gesundheitsbehörde, das Center of Disease Control in Atlanta, stellte in der Folge einen ganzen Symptomenkatalog auf, der mit dem Verlust der T-Zellen einhergeht; das Krankheitsbild wurde als AIDS bezeichnet. Man erkannte nach und nach, daß ebenso wie bei der Hepatitis B besondere Personengruppen überproportional häufig erkranken, und zwar homo- und bisexuelle Männer, Konsumenten harter Drogen (Fixer) sowie Bluter. Dies legte den Verdacht auf eine infektiöse Erkrankung nahe, die über das Blut und Blutprodukte oder allgemein Körperflüssigkeiten und so auch über Sexualkontakte übertragen wird.

In den Jahren 1982–84 schließlich wurde das Virus praktisch parallel von zwei Forschergruppen, und zwar der französischen Arbeitsgruppe um Luc Montagnier und der amerikanischen Arbeitsgruppe um Robert Gallo, isoliert. Es wurde schließlich nach internationaler Übereinkunft als HIV-1 (Humanes Immundefizienz-Virus, früher auch als LAV und HTLV-III, klassifiziert) bezeichnet. Dabei handelt es sich um ein Retrovirus, das in seiner Struktur aufgeklärt wurde und von dem man sehr bald sicher wußte, daß es für die AIDS-Infektion verantwortlich ist.

Retroviren sind RNA-Viren. Sie unterteilen sich in drei Unterfamilien: die Onkoviren, die Spumaviren und die Lentiviren, zu denen das HIV gehört. Die verwandtschaftliche Nähe zu den Onkoviren kann dabei auch die beobachtete große Häufigkeit von Tumorerkrankungen bei HIV-infizierten Personen erklären. Die Größe der Virionen variiert zwischen 90 und 120 Nanometer, und sie scheinen im elektronenmikroskopischen Bild aus einem mehr oder weniger runden elektronendichten Körper zu bestehen, der von einer Lipidhülle umgeben ist. Die Lipidhülle entstammt dabei jener Zelle, von der das Virus sich abgeschnürt hat. Diese lipidhaltige Hülle ist für die hohe Instabilität des Virus verantwortlich. So wird HIV bereits durch mäßiges Erhitzen oder beispielsweise durch 70prozentigen Alkohol in seiner Infektiosität zerstört. Die RNA liegt im Zentralkörper einsträngig vor und enthält sich wiederholende Nukleinsäuresequenzen, welche bei der Integration der Nukleinsäure in das Genom der Wirtszelle Bedeutung zu haben scheinen.

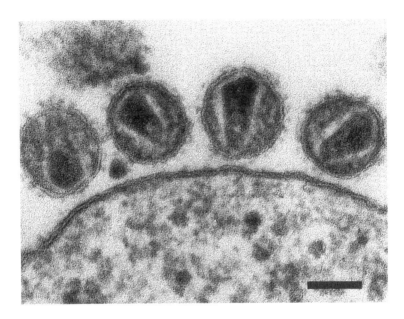

Abb. 15   Morphologisch reife HIV-Partikel an der Zellmembran: Im Ultradünnschnitt wird
der Lentivirus-typische konische Virusinnenkörper in unterschiedlicher Projektion
dargestellt. Die Virusoberflächenfortsätze sind auf den Viren nur noch zum Teil
vorhanden.
Vergrößerung: $\times$ 150000, Länge des Balkens: 100 nm

Sehr lange war nicht bekannt, daß Retroviren überhaupt Erkrankungen beim Menschen verursachen können. Die Retroviren wurden lediglich mit Erkrankungen bei Tieren in Zusammenhang gebracht. Ihre Entdeckung geht auf die Anfänge dieses Jahrhunderts und den amerikanischen Forscher Peyton Rous zurück, der ein Virus isolierte, das bei Hühnern Leukämie und bösartige Tumore, die sogenannten Sarkome, hervorruft und als Rous-Sarkom-Virus bezeichnet wurde. In der Folge wurden weitere Viren entdeckt, die bei Katzen oder auch Affen eine Leukämie auslösen können, sowie solche, die Erkrankungen beim Menschen wie eine Leukämie (HTLV-I und HTLV II) oder die Immunschwächekrankheit AIDS verursachen. HTLV-I wird dabei ebenso wie HIV durch Blut und Blutprodukte sowie bei Sexualkontakten übertragen, scheint aber weitaus weniger infektiös zu sein als HIV. Außerdem erkrankt nach derzeitiger Erkenntnis nur etwa jeder 1000ste Virusträger nach vielen Jahren der latenten Infektion an einer Leukämie.

Einen weiteren Meilenstein in der Geschichte der Erforschung der Retroviren haben Mitte 1993 deutsche Forscher vom Paul-Ehrlich-Institut in Langen bei Frankfurt gesetzt: Sie wiesen nämlich die Existenz endogener Retroviren nach, die sich direkt im menschlichen Genom befinden. Die Wissenschaftler konnten weiter zeigen, daß etwa ein Prozent des Genoms des Menschen von Retroviren stammt, wobei es sich zumeist allerdings nur um Fragmente handelt. Sie werden von Generation zu Generation weiter vererbt, so daß die Menschen ein regelrechtes stammesgeschichtliches Fossil in ihrem Erbgut mit sich herumschleppen. Warum dies so ist, das ist nach Angaben von Professor Dr. Reinhardt Kurth, Direktor des Institutes in Langen unbekannt. Unklar ist bisher außerdem, ob diese endogenen Viren oder Virenfragmente, die als HERV (Humanes endogenes Retrovirus) bezeichnet werden, eine Rolle bei Erkrankungen wie zum Beispiel Tumoren oder Autoimmunerkrankungen spielen können. Es gibt jedoch Hinweise, daß HERV repliziert wird und zudem im Genom, in dem es zum Teil mit 40 bis 50 Kopien vertreten ist,»wandern« kann. Kommt es in die Nähe von Onkogenen, so könnte es diese unter Umständen stören und möglicherweise aktivieren oder aber die Wirkung von tumorunterdrückenden Genen aufheben.

Während in diesem Bereich noch sehr viel spekuliert wird, können die Wissenschaftler bei HIV schon eher mit harten Fakten aufwarten. Man weiß inzwischen, daß mindestens zwei Retroviren beim Menschen AIDS hervorrufen können: Neben HIV 1 ist seit 1986 auch HIV 2 bekannt, welches ebenfalls AIDS auslöst. Es unterscheidet sich in den Antigenen deutlich von HIV 1 und wurde deshalb früher durch herkömmliche HIV-Tests nicht erfaßt. Diskutiert wird immer wieder auch die Existenz eines dritten HI-Virus, doch ist auch hier die Datenlage bislang keineswegs eindeutig. Außerdem gelangt immer wieder die Meldung in die Schlagzeilen, AIDS könne auch ohne Beteiligung irgendwelcher Viren ausbrechen. Denn es gibt wohl, weltweit gesehen, einige – wenngleich sehr wenige – Fälle, in denen sich Viren oder Antikörper im Blut von AIDS-Kranken anscheinend nicht nachweisen lassen. Ob es sich dabei tatsächlich um eine erworbene Immundefizienz handelt, ohne daß diese durch Viren ausgelöst worden wäre, ist ebenfalls wissenschaftlich bisher noch nicht eindeutig belegt.

Im Laufe der vergangenen Jahre stellte sich sehr bald heraus, daß die HIV-Infektion und somit auch AIDS kein regionales, sondern ein weltweites Problem darstellt. Wie gravierend dies in der Tat ist, machen Zahlen von Mitte 1993 klar, die die Weltgesundheitsorganisation (WHO) veröffentlichte: Die Zahl der HIV-Infizierten wird derzeit auf etwa 14 Millionen Menschen weltweit geschätzt. Allein etwa acht Millionen von ihnen dürften in Schwarzafrika leben. Für das Jahr 2000 rechnet die WHO mit 40 Millionen Betroffenen weltweit, davon 90 Prozent in den Ländern der Dritten Welt. Im Jahre 2000 sollen dabei weltweit gesehen zehn Millionen Kinder HIV-infiziert sein. An AIDS erkrankt sind den offiziellen Meldungen zur Folge inzwischen mehr als 500 000 Menschen. Diese Zahl basiert auf den Angaben aus 168 Nationen. Die Zahl der tatsächlich Erkrankten dürfte aber weitaus höher liegen, da längst nicht alle Fälle gemeldet werden. Sie wird von der WHO auf etwa zwei Millionen geschätzt. Die Organisation betont dabei, daß auch diese Schätzung noch eher zurückhaltend ist.

Besonders groß ist das Problem in Afrika und neuerdings auch in Asien. So werden sich einer Studie der kenianischen Regierung zufolge in den kommenden zwei bis drei Jahren voraussichtlich mehr als zwei Millionen Menschen in Kenia mit dem HI-Virus infizieren. Die persönlichen und volkswirtschaftlichen Konsequenzen sind unvorstellbar. Bereits bis Ende 1991 starben allein in Kenia mindestens 42 000 Menschen an AIDS, mehr als 700 000 Kenianer waren HIV-infiziert. Aus asiatischen Ländern, wie beispielsweise Thailand, wird außerdem über eine erschreckende Zunahme der Häufigkeit von HIV-Infektionen berichtet, wobei hier dem Sextourismus eine nicht unerhebliche Rolle bei der Verbreitung der Erkrankung zugesprochen wird. Alle 15 bis 20 Sekunden infiziert sich dabei weltweit gesehen ein Mensch mit HIV – so die Schätzung von Experten der WHO.

Als »erschreckend« betrachten sie die Entwicklung, daß HIV längst nicht mehr nur auf die genannten Risikogruppen beschränkt ist, sondern sich zunehmend auch heterosexuelle, nicht drogenabhängige Menschen mit dem Virus infizieren. »Für eine vorzeitige Entwarnung gibt es deshalb keinerlei Grund, sie ist vielmehr unverständlich« – so Frau Professor Dr. Helga Rübsamen-Waigmann, Direktorin des Georg-Speyer-Hauses in Frankfurt, wo man sich intensiv mit AIDS und HIV auseinandersetzt.

Zunehmend scheinen Frauen gefährdet zu sein, ihr Anteil steigt generell überproportional an. In der Bundesrepublik wird die

Zahl der Infizierten mit etwa 70 000 bis 80 000 angegeben, 15 Prozent davon sind Frauen. In New York ist AIDS inzwischen bereits zur häufigsten Todesursache der Frauen zwischen 25 und 35 Jahren »avanciert«, dort sind 40 Prozent der infizierten Jugendlichen weiblich. Nach einer Studie der kanadischen Wissenschaftlerin Nancy S. Padian ist die Übertragung vom Mann auf die Frau etwa 20mal häufiger als umgekehrt. Weltweit gesehen geht man inzwischen davon aus, daß etwa 80 Prozent der HIV-Infizierten das Virus durch heterosexuelle Kontakte »erwerben«. Zumindest in den Ländern der Dritten Welt dürfte dies nach Frau Rübsamen-Waigmann auch zukünftig der Hauptübertragungsweg bleiben. Betroffen sind aber zunehmend auch Neugeborene: Nach den offiziellen Schätzungen sind ein Drittel der 20 000 zwischen 1980 und 1990 in den USA geborenen Babys AIDS-kranker Mütter HIV-positiv. AIDS dürfte nach Einschätzung der WHO bereits in wenigen Jahren die häufigste Todesursache der 20- bis 40jährigen in den Großstädten der Industrienationen darstellen.

Das HIV läßt sich bei den Infizierten in den Körperflüssigkeiten nachweisen. Das sind Blut, Stuhl, Sperma, Scheidensekret, Tränen und auch Speichel. Besonders virushaltig sind dabei Blut, Sperma und Scheidensekret und durch diese Flüssigkeiten wird HIV fast ausschließlich übertragen. Ein Infektionsrisiko besteht deshalb vor allem beim Geschlechtsverkehr mit infizierten Personen oder etwa beim Stich mit einer mit infiziertem Blut kontaminierten Nadel.

Der Beginn der Infektion läßt sich in aller Regel nicht genau feststellen. Zwar kommt es zumeist zum Auftreten grippeähnlicher Symptome, doch werden diese im Normalfall einer Erkältung, nicht jedoch einer HIV-Infektion zugeordnet. Daher vergehen oft Jahre, bis der Betroffene von seiner Infektion erfährt, gelegentlich erst dann, wenn die ersten Krankheitszeichen auftreten. Die lange Latenzzeit ist problematisch, da viele Betroffene gar nicht wissen, daß sie infiziert sind. Sie sind jedoch Virusträger und können unbewußt und unbemerkt die Krankheit an Gesunde weitergeben und so die Virusverbreitung allgemein fördern.

Von der Infektion bis zum Ausbruch der Erkrankung dauert es, so die AIDS-Forscherin Professor Rübsamen-Waigmann, nach derzeitiger Erkenntnis etwa sieben bis zehn Jahre. Durch die inzwischen verfüg-

bare medikamentöse Behandlung läßt sich dann der Tod um durchschnittlich zwei bis fünf Jahre hinauszögern. Verhindern läßt er sich bis
heute nicht, da die Infektion nicht wieder rückgängig gemacht werden
kann. Denn gelangt das Virus in einen gesunden Körper, so sucht es gezielt »seine Wirtszelle«, die CD4-positive T-Helferzelle, auf und heftet
sich an deren Oberfläche an. Es dringt wahrscheinlich durch eine Membranfusion in die Zelle ein, wobei die Lipidhülle des Virions und die Zellmembran miteinander verschmelzen. In der Wirtszelle setzt das Virus
dann sein genetisches Material frei. Während die Erbinformation der
Zelle selbst aus der DNA besteht, ist beim HIV die RNA Trägerbasis der
genetischen Information. Damit das Virus seine genetische Information

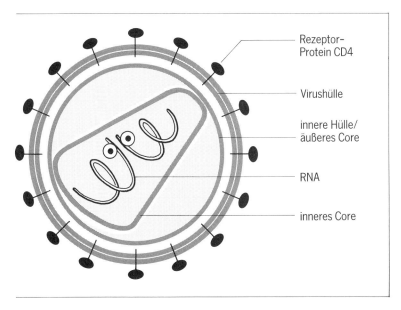

Abb. 16 Das Humane Immundefizienz Virus (HIV), der Erreger von AIDS, gehört zu den
Retroviren. Es handelt sich hierbei um Viren, deren genetische Information in
Form der RNA vorliegt. HIV besitzt zusätzlich das Enzym Reverse Transkriptase,
ohne das eine Übersetzung von RNA in DNA und damit eine Vermehrung in der
Wirtszelle nicht möglich wäre. Die RNA ist von einer inneren Hülle, dem
Viruskapsid oder auch inneren Core, sowie einer äußeren Hülle, dem äußeren
Core, umgeben. Umhüllt wird das Ganze von der Virushülle, in welche
verschiedene Rezeptorproteine eingebettet sind. Sie fungieren als Antigene und
sind zum Beispiel für die Erkennung und Anheftung an die Wirtszelle
verantwortlich.

in das menschliche Genom einbauen kann, muß die RNA in DNA »übersetzt« werden, ein Stoffwechselweg, den die normale menschliche Zelle nicht kennt. Das Virus bringt sich eigens zu diesem Zweck ein Enzym mit, die »Reverse Transkriptase«. Sie übersetzt die virale RNA in zelluläre DNA. Dies ist eine entscheidende Voraussetzung für die spätere Virusvermehrung und somit, wie wir noch sehen werden, ein ganz wesentlicher Ansatzpunkt für die Entwicklung wirksamer Medikamente gegen HIV (Seite 155 ff). In jüngsten Untersuchungen wurde am Pasteur-Institut in Paris ferner entdeckt, daß HIV für die Bindung an die Zelle neben CD4 möglicherweise noch einen zweiten Rezeptor benötigt, der als CD26 bezeichnet wird. Auch diese Erkenntnis könnte maßgeblich zu weiteren Fortschritten bei der Entwicklung von neuen Arzneimitteln oder Impfstoffen gegen AIDS beitragen.

Nichtsdestoweniger birgt die Übersetzung der viralen RNA in die zelluläre DNA auch Gefahren, die die Entwicklung von Medikamenten und Impfstoffen gegen AIDS erschweren: Denn aufgrund der Übertragung kann es zu Fehlern kommen. Durch diese zusätzliche Fehlermöglichkeit können unterschiedliche Viren entstehen, die sich allerdings in ihrer Struktur nur geringfügig unterscheiden. Das erklärt die hohe Wandlungsfähigkeit des HI-Virus, die die Entwicklung von wirksamen Medikamenten, aber auch von Impfstoffen erheblich erschwert. Die »übersetzte« DNA wird als sogenanntes Pro-Virus in das menschliche Genom fest eingebaut und bleibt auch dort verankert. Sie wird in der Folge praktisch wie ein zelleigenes Gen behandelt. Damit kann die virale DNA in das zelluläre Geschehen eingreifen und veranlassen, daß Virusteile von der Wirtszelle produziert und zu einem vermehrungsfähigen Virus zusammengebaut werden. Dieses Virus wird aus der Wirtszelle in die Umgebung entlassen. Es kann andere Zellen befallen, während das »Muttervirus« sein zerstörendes Werk fortsetzt und zur weiteren Vermehrung der Viren beiträgt.

Welche Zellen vom Virus infiziert werden, hängt in erster Linie von den Wechselwirkungen zwischen der Oberfläche von Virus und Wirtszelle ab. Denn das Virus muß sich ja zunächst einmal stabil anheften können. Dazu sind bestimmte Strukturen der Oberfläche, die dort wie Antennen herausragen und als Rezeptoren bezeichnet werden, erforderlich. Auf seiten des Virus handelt es sich um zuckerhaltige Eiweißverbindungen, und der Wirtszelle ermöglichen wahrscheinlich die

CD4-Antigene die Virusanheftung. Diese CD4-Antigene sind – wie schon beschrieben – typisch für die T-Helferzellen. Das erklärt, warum ausgerechnet sie bevorzugt angegriffen werden. Das Virus zerstört die T-Helferzelle bei seiner Freisetzung, und dies macht verständlich, warum sich das Fortschreiten der HIV-Infektion am Verhältnis der CD4-positiven T-Helferzellen zu den CD8-positiven T-Killerzellen erkennen läßt. Allerdings kann das CD4-Antigen auch auf anderen Zellen präsent sein, und auch diese werden, wie sich in Zellkulturen zeigen ließ, von HIV infiziert.

Inzwischen weiß man darüberhinaus, daß der geschilderte Mechanismus nicht die einzige Möglichkeit für eine Infektion ist. So gibt es mindestens eine weitere Chance für das Virus: Denn es kann sich auch an Antikörper anheften. Der entstehende Komplex kann dann zum Beispiel von den Freßzellen (Makrophagen) aufgenommen werden. Das sind ebenfalls weiße Blutzellen, die für das Immunsystem eine entscheidende Rolle spielen. Die Aufgabe der Makrophagen ist es, Fremdkörper zu erkennen, in die Zelle aufzunehmen – daher auch der Name Freßzellen – und dort zu zerstören. Der Makrophage erkennt den Virus-Antikörper-Komplex als gefährlich und nimmt ihn auf. So kann das Virus auch in diese Zellen gelangen und sich vermehren, wenn es dem Makrophagen nicht gelingt, es rechtzeitig unschädlich zu machen. Das Ergebnis ist fatal: Die Infektion breitet sich noch schneller aus, weil sie die Abwehrmechanismen komplett unterläuft. Denn die zur Abwehr gebildeten Antikörper verhelfen bei diesem Weg den Viren regelrecht in die Immunzellen hinein. Dieses Prinzip erschwert zudem die Entwicklung eines Impfstoffs gegen AIDS. Denn auch beim Impfen besteht normalerweise das erste Ziel darin, den Körper in die Lage zu versetzen, Antikörper gegen einen Eindringling zu bilden. Dies könnte sich im Falle einer HIV-Infektion besonders katastrophal auswirken und die Infektiosität des Erregers sogar noch erhöhen.

Bei der anfänglichen Infektion kommt es normalerweise zu Beschwerden, die denen eines grippalen Infektes ähneln. Die Betroffenen leiden an Fieber, Nachtschweiß, Schwächegefühl, Magen-Darm-Problemen und gelegentlich auch an Kopfschmerzen. Die Symptome verschwinden nach wenigen Tagen wieder. Das Virus breitet sich dann jedoch unbemerkt im Körper aus. Es kommt zur Bildung von Antikörpern. Die Mediziner sprechen von einer *Serokonversion,* das Blut wird

Antikörper-positiv. Dieser Prozeß dauert etwa 6 bis 12 Wochen. Erst danach ist die Infektion anhand der gebildeten Antikörper nachweisbar. Die Antikörper zeigen bei anderen Infektionskrankheiten meist an, daß der Körper infiziert wurde, daß sein Abwehrsystem reagiert hat. Dadurch erlangt der Organismus zumeist die Oberhand über die Infektion und entwickelt Immunität. Bei AIDS ist das anders: Der Nachweis von HIV-Antikörpern bedeutet lediglich, daß eine Infektion stattgefunden hat; von Immunität – das ist allgemein bekannt – kann nicht die Rede sein. Vielmehr wird es aller Wahrscheinlichkeit nach früher oder später zum Auftreten erster Krankheitszeichen kommen. Neben dem beschwerdefreien Infektionsintervall unterscheidet man hier inzwischen verschiedene definierte Krankheitsstadien:

1. Da ist zum einen das LAS-Stadium = Lymphadenopathie-Syndrom. Es ist gekennzeichnet durch geschwollene Lymphknoten außerhalb der Leistenbeuge mit mindestens einem Zentimeter Größe, die nach drei Monaten nicht verschwunden sind. Gleichzeitig treten oft Ekzeme auf sowie Pilzerkrankungen der Schleimhäute und insbesondere des Mundes.

2. In der folgenden Phase signalisieren vor allem verminderte Zahlen von T-Helfer-Zellen (speziell solche, die CD4-Antigene auf ihrer Oberfläche tragen, also sogenannte CD4-positive T-Zellen) die beginnende Immunschwäche; man spricht von einem AIDS-related-Complex (ARC). Die wichtigsten Symptome sind Fieberschübe, Nachtschweiß, Gewichtsverlust, Durchfälle und Lymphknotenschwellungen. Zusätzlich kommt es oft zu Infektionen der Haut mit Herpes- oder Warzenviren, die nur langsam abheilen.

3. Schließlich erreicht der Betroffene das sogenannte Vollbild von AIDS, das praktisch den Zusammenbruch des Immunsystems charakterisiert. Die Patienten infizieren sich mit opportunistischen, d. h. normalerweise relativ harmlosen Erregern, viele entwickeln ein Kaposi-Sarkom, und oft liegt eine Hirnhautentzündung vor. Die Patienten sterben somit im strengen Sinne an einem Tumor oder an Infektionen mit Bakterien, Viren, Pilzen oder Parasiten. Deren Invasion kann von dem geschwächten Immunsystem nicht mehr gestoppt werden. Ein sehr wichtiger Keim stellt in diesem Zusammenhang *Pneumocystis carinii*

dar. Er verursacht eine schwere Lungenentzündung. Aber auch Zytomegalie-Viren oder Tuberkel-Bakterien können sich praktisch ungehindert ausbreiten und jedes Organ befallen.

Insgesamt gesehen kommt es bei der HIV-Infektion somit zu einem komplizierten Zusammenspiel zwischen Viren, Immunsystem, Hormonen und Erbinformationen, das trotz der intensiven Bemühungen noch nicht bis ins letzte Detail verstanden wird. Das Verständnis des Mechanismus und die intensiven Forschungsaktivitäten haben dabei Tragweite über die eigentliche HIV-Infektion und AIDS hinaus. Denn die HIV-Infektion kann durchaus als Modell für andere Erkrankungen dienen. Wie bei anderen Erkrankungen auch, führen schließlich mehrere Faktoren gemeinsam den körperlichen Verfall herbei. Man weiß, daß AIDS beispielsweise das Altern beschleunigt. Neuere Theorien gehen außerdem davon aus, daß AIDS nicht alleine eine Viruserkrankung ist. Man vermutet, daß sich das Immunsystem ab einem gewissen Zeitpunkt ähnlich wie bei einer Autoimmunerkrankung verhält. Es verändert sich offenbar derart, daß es zur Selbstzerstörung kommt. Anhand der Erforschung von AIDS könnten wir damit möglicherweise auch vieles lernen und erkennen, das auch die Entwicklung von Medikamenten gegen andere Erkrankungen forcieren kann. Und, man erhofft sich von diesen Arbeiten auch ein besseres Verständnis unseres Immunsystems, der Genregulation und zum Beispiel ein besseres Verstehen der Mechanismen, die die Krebsentstehung fördern. Dies ist mit ein Grund dafür, warum sich die Wissenschaftler vehement gegen die – immer wieder geplanten und auch vollzogenen – Kürzungen von öffentlichen Mitteln für die AIDS-Forschung wehren. Die Wissenschaftler machen dabei darauf aufmerksam, daß die Behandlung von AIDS-Kranken schon in absehbarer Zeit Kosten in Milliardenhöhe verursachen wird, und das nicht nur in den Industrienationen. Das Problem ist in der Dritten Welt schwerwiegender als hierzulande, und wie eine Versorgung der Erkrankten dort gewährleistet werden kann und soll, ist völlig offen. Nur durch eine solide Grundlagenforschung und die Entwicklung von Medikamenten und Impfstoffen könnte es – so der Tenor der Wissenschaftler – gelingen, das Problem in den Griff zu bekommen. Aber Forschung ist teuer, viele Wege werden verfolgt, und sehr viele von ihnen stellen sich schließlich in der Praxis als eine Sackgasse heraus.

In einem Memorandum hat die Deutsche Gesellschaft für Virologie die Notwendigkeit einer schlagkräftigen AIDS-Forschung betont: Die Virologen warnen dort vor der Einschränkung finanzieller Mittel hierzulande, da dies im krassen Widerspruch zu den weltweiten Bemühungen steht, sowohl die Grundlagenwissenschaft als auch die klinischen Forschungen zu AIDS sowie die Versuche, eine Therapie oder einen Impfstoff zu entwickeln, voranzutreiben. Nach Angaben der Gesellschaft gibt die Bundesrepublik weit weniger Geld für die AIDS-Forschung aus als viele andere Länder wie beispielsweise die USA, Frankreich oder auch die Schweiz. Die Gesellschaft für Virologie äußert schwere Bedenken bei einer solchen Wissenschaftspolitik: »Nur eine aktive AIDS-Forschung im eigenen Land garantiert ein hohes medizinisches Niveau für die Betreuung von HIV-Infizierten, heißt es in dem Memorandum. »Darüberhinaus würde die Vernachlässigung der AIDS-Forschung die Medizin in unserem Lande in der Diagnostik und Therapie total abhängig machen von ausländischen Firmen.«

Zwar gibt es Fortschritte bei der Therapie der Erkrankten, doch diese sind noch längst nicht ausreichend. Dennoch zeichnet sich mehr und mehr ab, daß der Kampf der Forscher gegen HIV nicht hoffnungslos ist. Erfreuliche Neuigkeiten gibt es dabei im wesentlichen an zwei Fronten: Bei der antiviralen Therapie selbst und auch bei der Behandlung der Komplikationen der HIV-Infektion. AIDS ist damit zwar noch nicht heilbar, wohl aber zu einer behandelbaren Krankheit geworden. So gibt es inzwischen verschiedene Wirkstoffe, die sich bei AIDS als wirksam erwiesen haben. Es ist dies zum einen das bekannte AZT (Azidothymidin), ein Wirkstoff, der ursprünglich gegen Krebserkrankungen eingesetzt werden sollte. Dort erwies sich AZT als wenig wirksam. Allerdings konnte man bei den weiteren Untersuchungen glücklicherweise eine Wirksamkeit gegenüber AIDS feststellen.

Umfangreiche Studien haben inzwischen belegt, daß der Wirkstoff, der mittlerweile weitaus geringer dosiert wird als früher und damit auch weniger Nebenwirkungen verursacht, das Leben von AIDS-Patienten eindeutig verlängert. Man ist dabei aufgrund der Erfahrungen in klinischen Untersuchungen nicht nur zu einer besser verträglichen niedrigeren Dosierung übergegangen, sondern beginnt inzwischen auch erheblich früher mit der Behandlung. Viele Experten empfehlen außerdem die Einnahme von AZT bereits, bevor überhaupt klinische

Symptome der Infektion auftreten. Man geht dabei von der Vorstellung aus, daß AZT, das die Virusvermehrung weitgehend unterbindet, bereits wirksam wird, bevor der Körper massiv mit den Viren »überflutet« ist. Der Virusvermehrung soll damit bereits zu einem Zeitpunkt Paroli geboten werden, bei der erst wenige Wirtszellen mit dem Virus infiziert sind. Kann man mit AZT die Viren in diesen noch vergleichsweise wenigen Zellen »in Schach halten«, so läßt sich wahrscheinlich, so die Hoffnungen, auch die unkontrollierte Vermehrung bremsen. Die ersten klinischen Untersuchungen deuten darauf hin, daß sich zumindest die Überflutung des Organismus hinauszögern läßt. AZT in niedriger Dosierung frühzeitig eingenommen, scheint die Latenzphase, also die beschwerdefreie Infektionszeit, und dadurch letztlich auch die allgemeine Lebenserwartung deutlich zu verlängern.

Neben AZT sind mittlerweile in einigen Ländern auch weitere Anti-AIDS-Mittel auf dem Markt. Wieder andere werden derzeit klinisch getestet oder warten noch in den »Pipelines« der pharmazeutischen Labors auf ihren Einsatz. Denn die neuen Wirkstoffe können erst nach entsprechenden Sicherheitsversuchen am Menschen erprobt werden. Auf welche Substanzen die Wissenschaftler derzeit ihre Hoffnungen richten, soll dabei in einem späteren Kapitel zur Therapie viraler Infektionen dargestellt werden. Denn die meisten Wirkstoffe haben »Modellcharakter«. Sie können möglicherweise nicht nur die Behandlung von AIDS, sondern generell die Therapie viraler Infektionen vorantreiben.

Man hat außerdem gelernt, die vielen Infektionen und Komplikationen im Gefolge der HIV-Infektion besser als früher zu behandeln. Während beispielsweise eine Lungenentzündung mit *Pneumocystis carinii* früher fast immer tödlich verlief, gibt es inzwischen mit verschiedenen Antibiotika sowie dem Wirkstoff Pentamidin sehr wirksame Therapeutika, mit denen sich diese Infektion meist beherrschen läßt. Welche Bedeutung dies hat, kann man an der Häufigkeit dieser Komplikation ermessen: Etwa 70 bis 80 Prozent aller HIV-Infizierten erkranken früher oder später an einer Lungenentzündung durch *Pneumocystis carinii*. In den meisten Fällen läßt sich diese Erkrankung inzwischen gut behandeln. Außerdem ist es mittlerweile möglich, ihr durch Pentamidin-Inhalationen bei besonders gefährdeten Personen vorzubeugen. Auch andere Komplikationen, wie zum Beispiel Pilzinfektionen, lassen sich durch neue, wirksamere und nebenwirkungsärmere Medikamente inzwischen besser behandeln, und das sogar oftmals ambulant. Das bedeutet für die betroffenen Patienten ein geringeres Leiden als früher. Und es bedeutet auch, daß sie seltener in die Klinik müssen.

Insgesamt hat sich somit die Lebensqualität der Kranken durch die geschilderten Fortschritte der Therapie deutlich gebessert. Darüberhinaus hat sich auch ihre Lebenserwartung im Durchschnitt um einige Jahre verlängert. Das alles ist nicht viel und auch nicht genug. Doch es ist immerhin mehr, als man bei verschiedenen Krebskrankheiten trotz jahre- und jahrzehntelanger intensiver Forschungstätigkeiten bislang erreicht hat.

Besonders dramatisch und unglücklich war es, daß sich viele Menschen mit HIV infizierten, weil sie HIV-verseuchte Blutkonserven erhielten. Betroffen waren vor allem Bluter. Selbst nachdem die Blutkonserven nach langer Diskussion durch geeignete Verfahren der Virusinaktivierung »sicher« gemacht worden waren und eine HIV-Übertragung nach menschlichem Ermessen unmöglich erschien, sind in Einzelfällen erneut Infektionen bekannt geworden. Unabhängig von kriminellen Praktiken einzelner Firmen, die die gesetzlichen Bestimmungen der Aufbereitung von Blutprodukten nicht beachteten (wie dies im Jahre 1993 vereinzelt in Deutschland bekannt wurde), sind Arzneimittel aus Blut generell so lange mit einem geringen Risiko einer Virusübertragung behaftet, solang die Verfahren der Virusinaktivierung nicht routinemäßig eingesetzt werden. Denn selbst wenn die Spender vorher getestet werden, gibt es eine »diagnostische Lücke«. Das heißt, selbst wenn man bei einem Blutspender nach HIV-Antikörpern fahndet, kann letztlich nicht ausgeschlossen werden, daß der Betroffene ein negatives Testergebnis erhält, sich aber dennoch Viren im Blut befinden. Der Antigentest, der das Virus selbst erfaßt, ist andererseits nicht sensitiv genug, um kleine Virusmengen aufzuspüren. Zudem ist das HIV-Antigen bei Infizierten nicht immer vorhanden. Zwar gibt es mit der Polymerase-Ketten-Reaktion (PCR) eine Möglichkeit, virales genetisches Material in geringen Konzentrationen nachzuweisen und so infizierte Spender zu identifizieren, doch ist die PCR sehr aufwendig. Als Routineverfahren ist sie derzeit noch nicht ausgereift. Dies ist mit ein Grund dafür, warum bislang ein Risiko bei Blutkonserven nicht gänzlich ausgeschlossen werden kann. Es ist – da sind sich die Experten einig – verschwindend gering und dürfte bei etwa 1 : 300 000 bis 1 : 3 000 000 liegen.

Dennoch muß nach Professor Dr. Reinhard Kurth vom Paul-Ehrlich-Institut in Langen gefordert werden, daß Blutübertragungen und generell alle Medikamente aus menschlichem Blut und auch anderen Geweben »biologisch sicher sind«. Solange die PCR nicht routinemäßig angewandt wird, müssen deshalb nach Kurth alle Anstrengungen unternommen werden, virusinaktivierende Verfahren für die Aufbereitung von Blutkonserven und Blutprodukten allgemein (Blutplasma und Medikamente, die aus Blut hergestellt werden, wie beispielsweise Gerinnungsfaktoren) zu entwickeln und konsequent auch routinemäßig einzusetzen. Wo solche inaktivierenden Verfahrensschritte, wie etwa die Hitzebehandlung (Pasteurisierung), nicht angewandt werden können, etwa weil sie die Effektivität des Medikamentes in Frage stellen würden, müssen nach Kurth andere Sicherheitsvorkehrungen getroffen werden. Diese können etwa darin bestehen, daß solche Blutprodukte lediglich in sehr kleinen Chargen produziert werden, und zwar ausschließlich von einem kleinen Kreis gut bekannter und getesteter Blutspender.

Allerdings vollzieht sich auch in diesem Bereich in jüngster Zeit ein Wandel. So nahm man beispielsweise lange an, Immunglobuline könnten nicht pasteurisiert werden, da dies die biologische Aktivität zerstören würde. Seit Anfang des Jahres 1993 ist allerdings erstmals auch ein intaktes Immunglobulin zur intravenösen Behandlung, das einer gezielten Virusinaktivierung durch Pasteurisierung unterzogen wurde, auf dem Markt. Das Präparat wird zehn Stunden lang bei 60 Grad Celsius erhitzt, bleibt dabei aber strukturell intakt und funktionell voll aktiv.

Solche virusinaktivierenden Verfahren sind auch wichtig, weil bei der Behandlung mit Blut oder Blutplasmaprodukten, wie beispielsweise bei den Immunglobulinen, zwar kein HIV, aber andere Viren übertragen werden können. Das gilt in erster Linie für Hepatitis-Viren, Herpesviren, Parvovirus 19 und allgemein für Retroviren. Virusinaktivierende Schritte bei der Blutaufbereitung können das »Restrisiko« erheblich senken, allerdings – das muß man bedenken – auch nicht auf Null. Denn, das hat unter anderem AIDS gezeigt, bei den Viren handelt es sich um sehr heterogene und wandlungsfähige Keime, die sich durch diese Eigenschaften der Therapie und Prophylaxe und auch der Virusinaktivierung immer wieder entziehen können. Eine 100prozentige Sicherheit vor der Übertragung von Infektionen bei Bluttransfusionen wird es deshalb wohl kaum geben.

≡ Das letzte Kapitel ist noch nicht geschrieben: von »langsamen« Viren, Viroiden und Prionen

Husten, Schnupfen, Heiserkeit, Fieber, Hautausschlag oder Halsweh – wir sind es gewohnt, bei akuten Erkrankungen, für die sich keine andere Ursache erkennen läßt, sehr schnell an Viren als Auslöser zu denken. Dies liegt daran, daß die meisten Viren beim Eindringen in den Körper vergleichsweise rasch – das bedeutet innerhalb weniger Tage oder auch Wochen – Krankheitszeichen verursachen. Doch dies ist keinesfalls immer der Fall, wie wohl das Beispiel von AIDS in jüngster Zeit am eindringlichsten gezeigt hat. Erst Jahre nach dem Eindringen verursacht das HI-Virus Beschwerden. Wir haben damit die Situation vorliegen, daß wir durchaus eine Vielzahl von Viren in unserem Körper beherbergen können, ohne daß uns dies zunächst Beschwerden oder gesundheitliche Störungen verursachen würde. Die Viren sind jedoch vorhanden, und verschiedene von ihnen können wie HIV als regelrechte Zeitbombe in unserem Körper ticken; man spricht von einer sogenannten *Slow-Virus-Disease,* also ins Deutsche übertragen einer Erkrankung, die durch »langsame Viren« verursacht wird.

Darunter versteht man generell solche Erkrankungen, die zwar durch eine Infektion mit Viren übertragen werden, jedoch erst Jahre und Jahrzehnte nach der eigentlichen Infektion zum Ausbruch kommen. In gewisser Weise kann somit auch AIDS als eine »Slow-Virus-Disease« bezeichnet werden. Ein weiteres Beispiel wurde bei den Masern bereits vorgestellt: die subakute sklerosierende Panenzephalitis (SSPE). Sie stellt eine sehr schwerwiegende Komplikation der Maserninfektion dar und führt letztlich zum Tode des Kindes. Die Krankheit bricht dabei zumeist erst Jahre nach der eigentlichen Maserninfektion aus. Sehr lange Zeiten zwischen Infektion und Krankheitsausbruch sind außerdem bei allen krebsauslösenden oder krebsfördernden Virenarten, wie zum Beispiel den Papillomaviren, bekannt.

Schlagzeilen machte in der jüngsten Vergangenheit insbesondere eine Erkrankung bei verschiedenen Tierarten, die wahrscheinlich ebenfalls den »langsamen Viren« zuzuordnen ist: der Rinderwahnsinn. Im Fachjargon heißt die Erkrankung »Bovine Spongioforme Enzephalopathie« (BSE). Es handelt sich um eine Infektionskrankheit des Nervensystems, die letztlich tödlich verläuft. Umfangreiche Untersuchungen haben ergeben, daß der Rinderwahnsinn durch das gleiche infektiöse Agens wie die Scrapie (vom englischen *scrape* für »scheuern«) bei Schafen übertragen wird. Der Verdacht auf Viren oder virusähnliche Strukturen, von denen später noch die Rede sein soll, liegt als Krankheitsursache nahe. Die wichtigsten Symptome der Erkrankung: Die Tiere kratzen sich unablässig das Fell und leiden an Zittern und Zähneklappern. Sowohl beim Rind als auch beim Schaf zeigen sich typische Veränderungen im Gehirn: Es kommt dort zur Entstehung schwammartiger Löcher und zur Bildung spezieller Eiweiß-Fibrillen.

Auch bei diesen Tierkrankheiten liegen zwischen Infektion und Krankheitsausbruch oft viele Jahre. Die Infektion wird, wie man herausfand, mit dem Futter übertragen, und zwar durch Tierkörpermehl aus den Kadavern infizierter Tiere. Der Erreger scheint dabei gegen herkömmliche Inaktivierungsverfahren komplett resistent zu sein. Die Tierkrankheit geriet in die Schlagzeilen, da das infektiöse Agens bislang nicht eindeutig identifiziert werden konnte und somit eine Übertragungsmöglichkeit auf den Menschen durch den Verzehr des Fleisches infizierter Tiere nicht mit letzter Sicherheit auszuschließen ist.

Ähnlich wie die Scrapie beim Schaf verläuft auch eine Erkrankung beim Menschen, die man in Neu-Guinea entdeckte und die durch Kannibalismus übertragen worden sein soll: Kuru wurde 1920 bei Einwohnern Neu-Guineas beschrieben. Durch die Übertragung von Extrakten des zentralen Nervensystems infizierter Verstorbener auf Schimpansen tritt nach etwa zwei bis drei Jahren die gleiche Erkrankung bei den Affen auf. Für die Übertragung von Mensch zu Mensch wird der früher in Neu-Guinea übliche Kannibalismus als Krankheitsursache angesehen. Die Inkubationszeit beim Menschen liegt bei etwa 10 bis 20 Jahren.

Große Ähnlichkeiten bestehen außerdem zwischen Kuru und einer weiteren, beim Menschen gottlob seltenen Erkrankung, der Jakob-Creutzfeld-Erkrankung. Sie nimmt ihren Ausgang im Gehirn, bewirkt eine Degeneration des Nervengewebes und führt schließlich zum geistigen Zerfall (Demenz) und zum Tod. Dabei ist bis heute nicht geklärt, ob nicht vielleicht der gleiche Erreger Ursache beider Krankheiten ist. Denn auch aus dem Gehirn von an der Jakob-Creutzfeldschen-Erkrankung Verstorbener läßt sich die Infektion auf Schimpansen übertragen. Die Tiere zeigen dann der Kuru vergleichbare Krankheitszeichen.

In die Schlagzeilen gerieten die »langsamen Viren« aber noch aus einem anderen Grunde: Weder bei Kuru oder der Jakob-Creutzfeld-Krankheit noch der BSE oder Scrapie ist es nämlich bislang gelungen, den eigentlichen Erreger dingfest zu machen. Immer wieder wird zudem vermutet, daß diese Krankheiten nicht durch konventionelle, sondern durch sogenannte **unkonventionelle Viren** hervorgerufen werden. Es soll sich dabei nicht um komplette Viren handeln, sondern um virenähnliche Strukturen. Diese ließen sich freilich bei den genannten Infektionen bislang ebensowenig isolieren wie konventionelle Viren, so daß dieses Kapitel der »Virengeschichte« (noch) als Hypothese, nicht jedoch als feststehende Tatsache einzuordnen ist.

Prinzipiell sind zwei verschiedene Infektionsmöglichkeiten denkbar: So könnte als infektiöses Agens allein reine Viren-RNA fungieren, man spricht von sogenannten *Viroiden*. Viroide wurden im Pflanzenreich bereits als Auslöser von Erkrankungen nachgewiesen. Sie bestehen aus RNA, die ringförmig und zu einer kleeblattähnlichen Struktur gefaltet vorliegt. Solche Viroide sind als Erreger von Erkrankungen bei Zitrusbäumen sowie bei Kartoffeln und der Tabakpflanze bekannt.

Andererseits wird vermutet, daß eventuell sogar virale Proteine alleine – also ohne die für die Vermehrung allen Lebens sonst so wichtigen Nukleinsäuren, das heißt ohne jegliche Erbsubstanz – Infektionskrankheiten verursachen. Man bezeichnet diese Substanzen als »proteinaceus infectious particles« oder kurz als *Prione*.

Für die Existenz solcher Strukturen spricht unter anderem die Tatsache, daß sich die Erreger der Scrapie beispielsweise als sehr resistent gegenüber der Inaktivierung durch Chemikalien und durch Enzyme, die Nukleinsäuren normalerweise zerstören, erwiesen haben. Solche Prione werden deshalb als potentielle Auslöser von Scrapie, aber auch von Kuru und als Ursache der Jakob-Creutzfeld-Erkrankung diskutiert. Ob und wie sie eine Infektion auslösen können, die Frage läßt sich noch nicht einmal ansatzweise beantworten und ist derzeit Gegenstand intensiver Forschung. Zur Erklärung der beobachteten Phänomene ist man deshalb auf Arbeitshypothesen angewiesen. Diese sollen durch die Forschungsarbeiten bestätigt oder aber widerlegt und dann durch eine neue Arbeitshypothese ersetzt werden. So vollzieht sich der Fortschritt oft in kleinen Schritten.

Immer wieder werden dabei auch Erkrankungen mit unklarer Entstehungsursache mit den Viren oder eventuell den beschriebenen virenähnlichen Agentien in Verbindung gebracht. Auch hierbei handelt es sich – solange die Virusinfektion als Krankheitsursache nicht belegt und das Virus nicht isoliert wurde – um reine Arbeitshypothesen. Beispiele stellen das Rheuma, der jugendliche Diabetes mellitus, die Multiple Sklerose und das »jüngst entdeckte« chronische Müdigkeitssyndrom dar. Zum Teil gibt es bei diesen Krankheiten Hinweise auf eine virale Krankheitsentstehung oder zumindest auf die Mitbeteiligung von Viren. Konkrete Beweise für eine solche Theorie fehlen. Ob die Viren an den genannten Prozessen tatsächlich beteiligt sind, werden deshalb nur zukünftige Forschungen zeigen können.

Besondere Beachtung fand in der jüngsten Zeit ein Krankheitsbild, das früher praktisch unbekannt war: das chronische Müdigkeitssyndrom. Betroffene berichten, sich ständig müde, krank, abgeschlagen und nicht mehr leistungsfähig zu fühlen. Glaubt man den Presseberichten, so dürften 1,5 Prozent der Bevölkerung, immerhin mehrere hunderttausend Bundesbürger, betroffen sein. Die Ursachen der chronischen Müdigkeit, die oft über Wochen oder gar Monate anhält, sind unbekannt. Anders als die sogenannte »Frühjahrsmüdigkeit« tritt das Müdigkeitssyndrom saisonunabhängig auf. Die Beschwerden sind dabei nicht allein auf die Müdigkeit begrenzt. Vielmehr weisen die meisten Betroffenen – so die Berichte – auch Lymphknotenschwellungen, eine Temperaturerhöhung sowie Hals-, Gelenk- und Muskelschmerzen auf. Diese Symptome werden als Anzeichen entzündlicher und infektiöser Erkrankungen gedeutet, und so ist es kein Wunder, daß Viren immer wieder als Krankheitsauslöser in die Diskussion gerieten.

Die rätselhafte Erkrankung wird seit Jahren von einigen Wissenschaftlern beschrieben, sie ist jedoch in Medizinerkreisen nicht unumstritten. So glauben eine Reihe von Ärzten, daß das chronische Müdigkeitssyndrom mit psychischen Störungen vergesellschaftet ist oder aber im Gefolge einer schweren körperlichen oder psychischen Erkrankung auftritt. Andere gehen wiederum davon aus, daß es sich um eine Erkrankung handelt, bei der der Körper mit der anhaltenden Müdigkeit auf eine Infektion reagiert. Auch deshalb wird oft ein Zusammenhang zu Viren vermutet. So wurde das Retrovirus HTLV-2 als Verursacher angeklagt, aber auch andere Viren sollen beteiligt sein, wie das HHV 6, das

Epstein-Barr-Virus, Coxsackie- oder auch Zytomegalieviren. Nach Untersuchungen von Professor Brede aus Frankfurt lassen sich aber nur bei etwa 30 Prozent der Betroffenen HHV 6-Titer nachweisen, und nur etwa 40 Prozent weisen Epstein-Barr-Antikörper auf.

Es ist bislang dabei noch nicht einmal geklärt, ob es das Müdigkeitssyndrom als eigenständiges Krankheitsbild tatsächlich gibt oder ob es die Folge einer oder mehrere Infektionen ist. Eine exakte Diagnose ist damit nicht möglich; über Ursachen der Erkrankung – um eine solche handelt es sich zweifellos, da sich die Betroffenen selbst sehr krank fühlen – wird derzeit lediglich spekuliert. Die Behandlung beschränkt sich zwangsläufig auf ein Kurieren der Symptome, etwa bei Fieber oder Muskelschmerzen, und auf allgemeine Maßnahmen, die generell die Gesundheit fördern. Dennoch muß man die Berichte ernst nehmen, immerhin sollen – so Schätzungen aus den USA – dort 1,5 Prozent der Bevölkerung befallen sein, Tendenz steigend. Damit wäre, so die Schätzung stimmt, das Müdigkeitssyndrom häufiger als AIDS. Es steht außerdem insofern im Zusammenhang mit AIDS, als viele Patienten wegen eines Leistungsabfalls oder chronischer Müdigkeit ihren Arzt aufsuchen, mit der panischen Angst, HIV-infiziert zu sein. Oft entwickeln sie eine regelrechte AIDS-Phobie. Nicht zuletzt deshalb wird die Erkrankung häufig verkannt und als psychisches Problem abgetan.

Eine andere Erkrankung, bei der Viren immer wieder als Auslöser oder Mitauslöser ins Gespräch geraten, stellt die rheumatoide Arthritis dar. Der Verdacht, daß Viren wie auch Bakterien die Gelenke befallen und für Entzündungsreaktionen sorgen können, ist nicht aus der Luft gegriffen: Von etwa 20 Virusspezies ist bekannt, daß sie ins Gelenk eindringen und dort eine Arthritis hervorrufen können. Solche Virusarthritiden, die sich meist in Form von kurze Zeit andauernden starken Gelenkschmerzen äußern, sind nach Ansicht einiger Wissenschaftler insgesamt häufiger als allgemein angenommen wird. Diese akuten Virusarthritiden heilen allerdings in aller Regel schnell und vollständig aus. Sie können durch Hepatitis-, Mumps- und Röteln- sowie durch Parvoviren ausgelöst werden. Auch ist bekannt, daß HIV-Infizierte überdurchschnittlich häufig rheumatologische Probleme aufweisen, was ebenfalls als Hinweis auf eine virale Beteiligung gedeutet wird.

Ob die Viren auch an chronischen Arthritiden, bei denen Autoimmunprozesse eine wesentliche Rolle spielen, beteiligt sind, diese Frage kann derzeit nicht beantwortet werden. Bei den Autoimmunprozessen kommt es zu Reaktionen des Immunsystems, bei dem dieses nicht wie vorgesehen körperfremde, sondern körpereigene Strukturen angreift und zerstört. Denkbar ist dabei nach Ansicht einiger Wissenschaftler, daß nach einer akuten Infektion Viren ins Gelenk gelangen und dort unter Umständen unbemerkt verharren können. Sie könnten dann auch für die Auslösung immunogener Prozesse und möglicherweise in der Folge auch für autoimmunogene Reaktionen verantwortlich sein. Trotz intensiver Forschungsbemühungen gibt es aber bis heute keinen definitiven Beweis dafür, daß solche Prozesse und allgemein das Rheuma oder eine chronische Polyarthritis durch Viren verursacht wird.

Ähnlich sieht die Situation beim Diabetes mellitus, also der Zuckerkrankheit, und bei der Multiplen Sklerose aus. Beim Diabetes mellitus muß man zwischen zwei verschiedenen Formen unterscheiden, und zwar dem Typ I-Diabetes, der in relativ jungen Jahren auftritt, bei dem Insulin von außen zugeführt werden muß, und dem Typ II-Diabetes, zu dem es meist erst in der zweiten Lebenshälfte kommt und der zunächst ohne Insulingaben beherrscht werden kann. Ein Zusammenhang mit einer Virusinfektion wird nur für den Typ I-Diabetes diskutiert, beim Typ II spielen vielmehr eine oft jahre- und jahrzehntelange falsche Ernährung und andere allgemeine Risikofaktoren bei der Krankheitsentstehung eine zentrale Rolle.

Typ I-Diabetes und Multiple Sklerose sind beides Erkrankungen, die auf Autoimmunprozesse zurückgehen, also Reaktionen des Immunsystems, bei dem körpereigene Zellen und Strukturen zerstört werden. Die Ursachen der Erkrankung liegen bislang in beiden Fällen völlig im dunkeln, und es wird immer wieder spekuliert, ob nach einem ähnlichen Muster, wie dies für rheumatische Erkrankungen geschildert wurde, nicht vielleicht auch beim Diabetes und der Multiplen Sklerose solche Immunreaktionen durch Viren induziert werden können. Da der Typ I-Diabetes oftmals sehr plötzlich auftritt, wird andererseits auch überlegt, ob die Viren nicht möglicherweise direkt die insulinproduzierenden Zellen der Bauchspeicheldrüse zerstören können. Speziell der Diabetes mellitus wird dabei mit Coxsackie- und Mumpsviren in Verbindung gebracht. Es gibt nämlich Beobachtungen, nach denen dem Auftreten eines jugendlichen, insulinpflichtigen Diabetes in überdurchschnittlich vielen Fällen eine Mumpserkrankung vorausgegangen ist. Auch ist bekannt, daß das Mumpsvirus die Bauchspeicheldrüse und den dort befindlichen Langerhansschen Inselapparat, von dem das lebenswichtige Insulin gebildet wird, schädigen kann.

Ob Viren tatsächlich ursächlich an der Entstehung der genannten Erkrankungen beteiligt sind und ob sie in der Tat solche zugrundeliegenden Autoimmunprozesse auslösen können, wird derzeit noch kontrovers diskutiert. Echte Beweise für solche Theorien gibt es bisher nicht.

Die Verwandlungskünstler – Strategien bei der Bekämpfung von Viruserkrankungen

☰ Die Wissenschaft arbeitet auf Hochtouren: Virostatika

Infektionskrankheiten waren in früheren Zeiten wahre Geißeln der Menschheit. Seuchen und Epidemien rafften in kurzer Zeit Tausende von Menschen hinweg. Zum Teil dank der Verbesserung der hygienischen Verhältnisse, aber auch dank der Entwicklung wirkungsvoller Impfstoffe und moderner Arzneimittel, hat sich diese Situation grundlegend geändert. Nicht zuletzt dem Erfolg im Kampf gegen die Infektionen verdanken wir die in diesem Jahrhundert in der westlichen Welt dramatisch angestiegene Lebenserwartung der Menschen.

Während wir in der Lage sind, mit Hilfe der Antibiotika die meisten bakteriellen Infektionen wirkungsvoll zu behandeln, stehen wir gegenüber virusbedingten Infektionen meist mit leeren Händen da. Anders als bei den Bakterien, bei denen fast immer mehrere Stämme gegen ein bestimmtes Antibiotikum empfindlich sind, wird es gegen viele verschiedene Virenarten wirksame Arzneistoffe kaum geben. Sie sind auf absehbare Zeit nicht in Sicht. Denkbar ist aber die Entwicklung spezifisch wirksamer Arzneimittel, die gegen ein bestimmtes Virus oder eventuell auch mehrere Vertreter einer Virusfamilie wirksam sind. Daß es ein allgemein gegen Viren gerichtetes Medikament (Virostatikum) wohl nie geben wird, liegt zum einen an der großen Strukturvielfalt bei den einzelnen Virenarten und zum anderen an der extrem hohen Variabilität verschiedener Virusarten. Zwar können auch Bakterien in gewisser Weise auf eine Chemotherapie reagieren und so gegen Antibiotika resistent werden, bei Viren ist dies jedoch noch sehr viel leichter möglich. Denn sie können leicht ihre genetische Information verändern, und viele Viren besitzen eine äußerst ausgeprägte Fähigkeit, sich in ihrer Oberflächenstruktur zu wandeln. Sie können dadurch nicht nur die vom körpereigenen Immunsystem gebildeten Antikörper unterlaufen, sondern auch die eigens zu ihrer Bekämpfung entwickelten Medikamente.

Dennoch ist die Situation nicht völlig aussichtslos, und bei einigen Virusarten verfügt man bereits durchaus über Medikamente, die zumindest eine Ausweitung der Infektion unterbinden können. Das gilt zum Beispiel für die Grippe, bei der man mit dem Wirkstoff Amantadin meist erfolgreich eingreifen kann. Auch bei einer HIV-Infektion gibt es inzwischen erste Substanzen, die sich als wirksam erwiesen haben, wenngleich eine definitive Heilung der Erkrankung noch nicht möglich ist. Denn anders als bei den Bakterien sind diese Arzneimittel nicht in der Lage, den Erreger völlig aus dem Körper zu beseitigen. Dies wird auf absehbare Zeit die Krux einer jeden antiviralen Chemotherapie bleiben. Denn einmal im Körper und in der entsprechenden Zelle angelangt, werden viele Viren in die menschliche Zelle (z. B. Herpesviren) oder sogar das Erbmaterial (z. B. Retroviren) eingebaut. Sie verbleiben dort auch nach Abklingen der akuten Infektion. Bei »passender Gelegenheit« können sie erneut »zuschlagen«. Eine Möglichkeit, das Virus in diesen Fällen aus der Zelle oder gar den Erbanlagen herauszulösen, ohne die betroffene Zelle selbst zu zerstören, also ohne den Wirt nachhaltig zu schädigen, existiert bislang nicht. Wer sich infiziert hat, trägt das Virus lebenslang in sich.

Wenn es vielleicht eines Tages durch die Virostatika möglich sein wird, einen erneuten Ausbruch der Infektion zu verhindern, werden sich außerdem erhebliche medizinische und ethische Probleme auftun: Wer muß behandelt werden und wie lange? Muß bei einer Frau, die Trägerin von Papillomaviren ist, eine antivirale Therapie erfolgen, um das etwa 10prozentige Risiko für einen Genitalkrebs zu minimieren? Und wenn ja, wie lange muß dann diese, meist noch junge Frau, die auch ohne Behandlung mit großer Wahrscheinlichkeit nie Krebs entwickeln wird, therapiert werden? Fragen, die heute niemand auch nur ansatzweise beantworten kann. Dennoch wird – nicht zuletzt wegen AIDS – in den pharmazeutischen Unternehmen und den Forschungsinstituten intensiv nach neuen virostatischen Arzneimitteln gesucht. Inwieweit man dort bereits anfängt, fündig zu werden, soll etwas später dargestellt werden. Aus der geschilderten Problematik heraus ist es verständlich, daß sich mindestens gleich große Anstrengungen und Hoffnungen auf die Entwicklung von neuen Impfstoffen richten. Denn die Impfung umgeht das Dilemma, daß das Virus beseitigt werden muß, da man generell eine Infektion und damit auch den potentiellen Einbau ins menschliche Genom zu verhindern trachtet. Und die beste Behandlung ist immer noch der Schutz vor der Infektion. Die Impfstoffe leisten dabei das, was das menschliche Immunsystem zumindest bei einigen Viren auch selbst leisten kann: den Aufbau der Immunität.

Die Virusinfektionen zu diagnostizieren, ist selbst im latenten Stadium bereits weitgehend problemlos möglich. Besteht der Verdacht auf die Infektion mit einem bestimmten Virus, so kann mit entsprechenden Methoden nach diesem gefahndet werden. Die Antikörper können aus dem Blut und das Virus selbst kann über die sogenannte Polymerase-Ketten-Reaktion nachgewiesen werden. Allerdings ist diese Methode sehr aufwendig und daher zur Zeit noch speziell eingerichteten Labors vorbehalten. Wir sind dennoch bezüglich der diagnostischen Möglichkeiten in einer Situation, die man sich bei vielen Erkrankungen wünschen würde: Die Diagnose ist sehr genau möglich, und die Krankheitsursache läßt sich genau nachweisen. Das ist bei den meisten chronischen Erkrankungen anders. Allerdings fehlt es fast immer an einer spezifischen Therapie.

Ein weiteres Problem besteht darin, daß an die Viren als Krankheitsursache zuwenig gedacht wird. Viele Menschen und auch viele Ärzte wissen noch wenig über die modernen Möglichkeiten der Diagnostik in Verdachtsfällen. Daraus entstehen oft Versäumnisse. Ein besonderes Problem, das bereits geschildert wurde, stellt hier die Diagnostik vor einer Schwangerschaft dar.

Andererseits gibt es inzwischen mehrere Wirkstoffe, die in bestimmten Fällen durchaus eine effektive Therapie bei viralen Erkrankungen ermöglichen. Dies ist zum einen das Aciclovir, das bei der Behandlung von Herpes-Erkrankungen eingesetzt wird, und zum anderen AZT (Azidothymidin), das durch seine Effekte bei AIDS bekannt wurde. Speziell für die Behandlung von AIDS sind in einigen Ländern darüber hinaus weitere Wirkstoffe wie zum Beispiel DDT (Dideoxycytidin) und DDI (Dideoxyinosin) zugelassen. Viele andere Arzneistoffe befinden sich derzeit in Erprobung, sei es nun an Zellkulturen oder auch bereits in klinischen Prüfungen.

Zwischen der Bekämpfung von Viren und Bakterien gibt es aber einen grundsätzlichen Unterschied: Anders als die Bakterien sind Viren keine Lebewesen im herkömmlichen Sinne, sondern es handelt sich praktisch um komplexe chemische Makromoleküle. Sie vermehren sich lediglich in Zellen eines Wirtes. Die Aufgabe der Forschung muß es deshalb sein, diese Organismen innerhalb der lebenden virusinfizierten Zelle des Wirtes unschädlich zu machen. Dazu müssen Stoffwechselwege gefunden werden, die für die Vermehrung des Virus unerläßlich, aber virusspezifisch sind. Das heißt, sie dürfen nicht zur normalen Funktion der Zelle gehören, um nicht der Wirtszelle selbst zu schaden, wenn sie blockiert werden. Denn das Virus unschädlich zu machen, ist keineswegs das Problem. Dieses liegt vielmehr darin, das zu tun, ohne der betroffenen Zelle und damit dem Wirt zu schaden.

Das allerdings ist eine Gratwanderung und erklärt die zum Teil schweren Nebenwirkungen, die die bisher verfügbaren Virostatika haben. Die wichtigste Strategie ist es, das Virus möglichst stark in seiner Vermehrung zu bremsen und die Zelle selbst möglichst wenig dadurch zu beeinträchtigen. Es klafft somit eine Schere zwischen antiviraler Wirksamkeit und Nebenwirkungen an der Wirtszelle. Denn viele Substanzen, die die Virusvermehrung hemmen, hemmen auch den zellulären Stoffwechsel und damit die Funktion der Zelle. Allerdings gibt es – wenn auch nur wenige – virusspezifische Stoffwechselwege, die aber sind nicht bei allen Viren gleich. Bei der Suche nach antiviralen Medikamenten setzen die Wissenschaftler deshalb an verschiedenen Stellen an. Es geht dabei immer um ein einheitliches Prinzip: Man versucht, das Eindringen des Virus in die Zelle zu verhindern oder aber, sofern dies nicht oder nicht mehr möglich ist, seine Vermehrung und Freisetzung aus der infizierten Zelle zu unterbinden, etwa indem man einzelne Stoffwechselwege, die für die Virenvermehrung notwendig sind, blokkiert.

Die Forscher suchen deshalb nach Hemmstoffen für spezifische, das heißt für das Virus typische Stoffwechselwege. Denn jedes Virus, das in die Zellen gelangt, braucht verschiedene Enzyme, um sich zu vermehren (replizieren). Werden diese inaktiviert, so ist eine Virusvermehrung nicht mehr möglich. Hier bieten sich zumindest theoretisch verschiedene Möglichkeiten an, die auch mit Aciclovir und AZT realisiert wurden und im folgenden dargestellt werden sollen.

Die meisten Labors konzentrieren sich zur Zeit auf die Entwicklung eines Arzneimittels zur Behandlung von AIDS. Gelingt es, einen entsprechenden Wirkstoff zu finden, so könnte dieser über die AIDS-Erkrankung hinaus bedeutsam werden. Denn durch AIDS wurde die gesamte Virusforschung weltweit erheblich aktiviert, und man hofft, nicht nur HIV zu besiegen, sondern generell aus diesem Kampf Früchte für die Behandlung anderer Viruserkrankungen zu ernten.

Spricht man von einer antiviralen Behandlung, so muß man allerdings unterscheiden, ob man mit dem Wort »Behandlung« tatsächlich die ursächliche Infektion meint oder die Begleiterscheinungen. Insbesondere bei der HIV-Infektion kommt es im Verlaufe der Erkrankung zu einer Vielzahl von gesundheitlichen Problemen auf dem Boden der Immunschwäche. So können für einen gesunden Menschen völlig harmlose Keime, sogenannte *opportunistische Erreger,* bei HIV-Infizierten schwere Infektionen, die opportunistischen Infektionen, verursachen. Ein typisches Beispiel ist der Parasit *Pneumocystis carinii,* der Gesunden praktisch nie schadet, bei AIDS-Infizierten jedoch lebensbedrohliche Lungenentzündungen hervorruft. Deshalb sterben die Betroffenen oft nicht an der eigentlichen Grunderkrankung, sondern an durch die Abwehrschwäche bedingten Folgeinfektionen, die nicht beherrscht werden können. Hier hat die Medizin in den vergangenen Jahren erhebliche Fortschritte gemacht, und sowohl durch neue Medikamente, aber auch aufgrund neuer Therapiestrategien und vorbeugender Behandlungen gelingt es inzwischen, in sehr vielen Fällen diese Komplikationen wirkungsvoll zu therapieren. Unter anderem hat auch dies zu einer erheblichen Lebensverlängerung der Betroffenen beigetragen.

Doch man muß sich folgendes bewußt machen: Auch wenn es sich um deutliche und sehr wichtige Verbesserungen der Behandlung handelt, das eigentliche Grundproblem, die HIV-Infektion selbst, wird davon nicht berührt. Hier sind völlig neue Ansätze notwendig, um latent vorhandene Viren in einen inaktiven Zustand zu überführen und langfristig in diesem ungefährlichen Zustand zu halten, so daß sie keinen Schaden anrichten können. Den Wunschtraum, ein bereits in die Zelle und in die Erbanlagen eingedrungenes Virus zu entfernen, wird man dagegen möglicherweise nie erreichen können. Zwar gibt es bereits erste Arzneimittel, die die Virusvermehrung hemmen, sie bewirken jedoch letztlich bestenfalls eine Verlangsamung des Krankheitsprozesses, verursachen zum Teil erhebliche Nebenwirkungen und die klinischen Ergebnisse sind noch unbefriedigend. Trotz dieser Mängel ist die Wirksamkeit solcher Medikamente inzwischen bewiesen. Die HIV-Infektion ist damit zwar nicht zu einer heilbaren, wohl aber zu einer behandelbaren Erkrankung geworden. Schon aus theoretischen Überlegungen sollte mit einer Behandlung so früh wie möglich begonnen werden, im Prinzip, sobald man von der Infektion weiß und nicht erst, wenn Krankheitszeichen erkennbar werden.

Es gibt inzwischen außerdem klinische Untersuchungen, die andeuten, daß ein frühzeitiger Therapiebeginn den Ausbruch von AIDS hinauszögert. Das schafft ein neues Problem: Man muß somit Menschen, die sich völlig gesund fühlen, mit nebenwirkungsträchtigen Medikamenten, deren Langzeiteffekte zwangsläufig noch nicht bekannt sind, behandeln. Ein solches Vorgehen kann nur damit begründet werden, daß die Betreffenden wahrscheinlich (ganz sicher ist dies nicht) früher oder später eine schwere Erkrankung, also AIDS, ereilen wird.

Die Suche nach wirksamen oder besser wirksamen Arzneimitteln und Impfstoffen läuft zur Zeit in den industrialisierten Ländern auf Hochtouren. Die Wissenschaftler verfolgen parallel mehrere Forschungsansätze in der Hoffnung, daß zumindest einer der vielen eingeschlagenen Wege zum Erfolg führt. Die verschiedenen Ansätze sollen im folgenden dargestellt werden. Man muß sich aber klar machen, daß es sich – von den genannten wenigen Präparaten abgesehen – keinesfalls um bereits verfügbare Behandlungsmethoden handelt, sondern um wissenschaftliche Projekte und Versuche in den pharmazeutischen Labors. Es handelt sich auch um die verzweifelten Bemühungen und Hoffnungen der Forscher, ein Mittel gegen die tödliche Immunschwächekrankheit und gegen virale Infektionen allgemein zu finden – und das möglichst schnell.

Zur Zeit dürften etwa 80 bis 100 Wirkstoffe zur Behandlung von HIV erprobt werden, in den Reagenzgläsern, in Zellkulturen und einige bereits in den ersten Anwendungen bei Tieren und Menschen. Ob einer dieser Wirkstoffe tatsächlich wirksam und verträglich ist, wird nur die Zukunft zeigen können. Man sucht dabei nach einem idealen Wirkstoff: Dieser soll die Viren möglichst unschädlich machen und nur geringe, gut tolerierbare Nebenwirkungen verursachen, und das bei langfristiger Einnahme. Das Mittel soll möglichst keine Einschränkungen der allgemeinen Lebensqualität verursachen, es muß somit nebenwirkungsarm und leicht einzunehmen sein. Ideal wäre ein Medikament in Tablettenform, so daß man das Arzneimittel oral und nicht etwa als Injektion geben kann. Das Mittel muß außerdem die Blut-Hirn-Schranke überwinden können, da viele Viren ins Gehirn vordringen. Es muß darüber hinaus eine gute Bioverfügbarkeit aufweisen, also im Körper im jeweiligen Gewebe gut aufgenommen werden. Gefordert wird auch eine ausreichende Wirkdauer, damit nur eine maximal zwei- bis dreimal tägliche Medikamenteneinnahme erforderlich ist. Außerdem soll das ideale Arzneimittel möglichst einfach und vor allem kostengünstig herstellbar sein, da sehr hohe Behandlungskosten zumindest einer breiten Anwendung in den Ländern der Dritten Welt im Wege stehen würden.

Diese Idealforderungen werden sich sicherlich nicht völlig verwirklichen lassen, so daß wir letztlich für eine effektive Behandlungsmöglichkeit gegen Viruserkrankungen einen Kompromiß werden eingehen müssen. Man wird bei den einzelnen Krankheitsformen sicherlich auch immer Nutzen und Risiken einer Therapie sorgfältig gegeneinander abwägen müssen. Dabei kann und darf es keinesfalls allein um AIDS gehen, sondern immer allgemein um antiviral wirksame Substanzen. Also um die Suche nach Arzneimitteln und Impfstoffen, die die Menschheit endlich in die Situation versetzen werden, den Viren und Viruserkrankungen Paroli zu bieten. Viele der eingeschlagenen Wege werden sich als eine Sackgasse erweisen, etwa weil der gefundene Wirkstoff zwar die Viren tötet, aber aufgrund extremer Nebenwirkungen auch das Leben des Patienten gefährdet. Andere Forschungsansätze werden sich als Umweg, als nicht finanzierbar oder als hoffnungslos herausstellen. Und einige der verfolgten Wege werden sich, so die Hoffnung aller Beteiligten, möglicherweise als hilfreich erweisen und eine wirkungsvolle Waffe im Kampf gegen die Viren hervorbringen.

Die verschiedenen Forschungsansätze zur Entwicklung antiviraler Medikamente orientieren sich entsprechend an dem Weg, den das Virus im Körper nimmt, auf verschiedenen Stufen oder Ebenen. Der Weg des Virus und die parallelen Forschungsansätze sollen dabei am Beispiel von HIV dargestellt werden.

Der erste Schritt der HIV-Infektion besteht nach dem Eindringen des Virus in den Organismus in seiner Anheftung an bestimmte Zielzellen, die T-Lymphozyten. Das Virus bindet sich – wie bereits beschrieben – an Oberflächenproteine der Zellmembran, die CD4-Rezeptoren. Es gibt inzwischen verschiedene Substanzen wie beispielsweise das Peptid T, die diese Bindung, der Fachmann spricht von der »Adsorption« des Virus, verhindern sollen. Die Wissenschaftler suchen dabei intensiv nach Verbindungen, die den CD4-Rezeptor blockieren in der Vorstellung, so die Infektion neuer Zellen verhindern zu können. Ob sich dieses Konzept als erfolgreich erweisen wird, ist allerdings fraglich. Denn man weiß bisher nicht genau, welche Funktion der CD4-Rezeptor für die Zelle hat. Diese Funktion würde man selbstverständlich mit der Blockierung des Rezeptors unterbinden und das könnte sich als fatal erweisen. Ähnliche Bedenken gibt es bei einem zweiten theoretischen Ansatz. Danach ist es denkbar, den Körper regelrecht mit CD4-Rezeptoren zu überfluten, um eine Bindung des Virus an diese Rezeptoren zu erwirken und das Virus so regelrecht abzufangen. Unklar ist aber, welche Konsequenzen es für den Organismus hätte, wenn CD4 plötzlich im Überfluß vorhanden ist.

Nach dem Andocken dringt das Virus in die Zelle ein. Ein Ansatz für die Entwicklung eines Arzneimittels könnte deshalb darin bestehen, die Hülle des Virus derart zu verändern, daß eine solche Passage durch die Zellmembran unmöglich oder wenigstens erschwert würde. Derzeit sind verschiedene Wirkstoffe in klinischer Prüfung, die – so hat es den Anschein – entweder das Andocken oder das Eindringen (Penetration) von HIV in die Zelle behindern. Es sind dies neben Peptid T beispielsweise Amphotericin B, Methylester, Dextransulfat, AL 271 (ein Eigelbextrakt) und Gossypol. Wie diese Substanzen im einzelnen wirken, ist noch nicht bis ins Detail bekannt. Ob sie sich tatsächlich für eine Behandlung der Infektion eignen, muß außerdem noch anhand klinischer Untersuchungen erwiesen werden.

Das Eindringen der Viren in die Zellen zu verhindern, kann auch bei anderen Infektionskrankheiten als HIV sinnvoll sein: So nimmt man heute an, daß die Substanzen Amantadin und Rimantadin, die sich als effektiv bei der Behandlung der Grippe erwiesen haben, ihre Wirksamkeit über einen solchen Mechanismus entfalten. Diese Substanzen scheinen das Eindringen des Influenza-Virus in die Zelle – oder zumindest dort die Freisetzung des Virusgenoms – zu verhindern. Dafür spricht unter anderem die Tatsache, daß die genannten Mittel eine prophylaktische Wirkung entfalten. Sie sind erfahrungsgemäß besonders wirksam, wenn sie in Epidemiegebieten vorbeugend gegeben werden. Sie sind dann effektiver, als wenn sie erst beim Ausbruch der Erkrankung verabreicht werden.

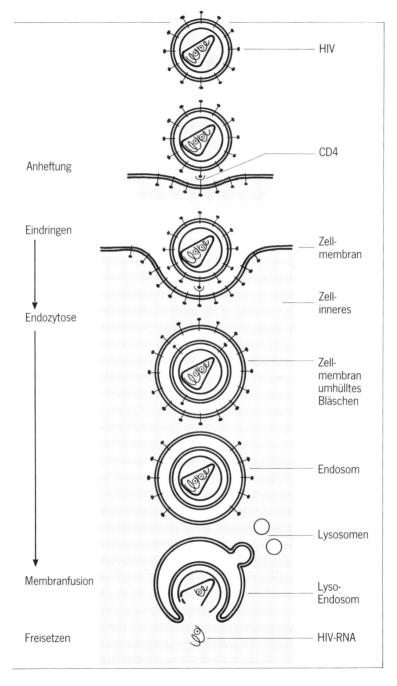

Abb. 17a Beim Eindringen in die Körperzelle durchläuft das Humane Immundefizienz Virus (HIV) verschiedene Stufen: Anheften, Eindringen, Endozytose, Freisetzung (vgl. S. 39 ff).

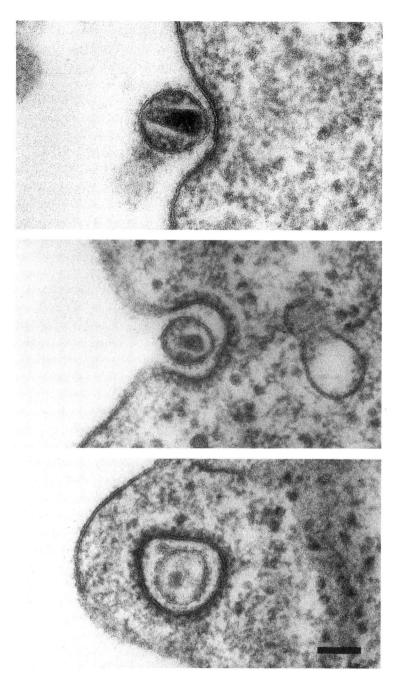

Abb. 17b Die Aufnahme von HIV in die Wirtszelle als rezeptorvermittelter Prozeß: Sequenz im Ultradünnschnitt. Vergrößerung: × 120000, Länge des Balkens: 100 nm

Ist das Virus erst einmal in die Zelle gelangt, so wird – dies gilt allerdings nur für die Retroviren – die virale RNA in DNA »umgeschrieben«. Denn damit sich das Virus später vermehren kann, muß es in die zelluläre DNA integriert werden. Dazu muß zunächst der Code der RNA in DNA »übersetzt« (transkribiert) werden. Dies geschieht mit Hilfe eines speziellen »Übersetzers«, des Enzyms *Reverse Transkriptase* (RT), welches das Virus selbst mitbringt. Nach dem Eintritt in die Zelle wird das Enzym sofort aktiv und beginnt mit seiner Arbeit. Da die Reverse Transkriptase im menschlichen Organismus nicht vorhanden ist, liegt hier ein sehr spezifischer viraler Mechanismus vor. Die Wissenschaft setzt deshalb ihre größten Hoffnungen darauf, einen Hemmstoff für dieses Enzym zu entwickeln. Dieser würde im Idealfall die Aktivierung der Reversen Transkriptase verhindern und damit auch die Übersetzung viraler RNA in DNA. Die Integration ins menschliche Genom wäre damit unmöglich und somit auch die Virusvermehrung und die Folgen der Infektion. Gelingt ein solches Vorgehen, so würde die Virusvermehrung schon »im Keime« erstickt. Wird dieser Schritt nicht gehemmt, so wird das Virus in das zelluläre Genom eingebaut. Daraus kann es nicht mehr entfernt werden, eine kausale Behandlung ist demzufolge danach – außer vielleicht durch eine Gentherapie – nicht mehr möglich.

Nukleosidanaloga, die große Hoffnung

Es gibt bereits einige Wirkstoffe, die die Reverse Transkriptase oder die Herpes-Thymidin-Kinase blockieren und sogar schon klinische Anwendung finden. Es sind dies das Aciclovir, das unter dem Markennamen Zovirax seit 1983 in Deutschland zur Behandlung von Herpes-Infektionen zugelassen ist, sowie AZT (Azidothymidin, neuerdings vorwiegend als Zidovudin bezeichnet, Markenname Retrovir), das als erstes Medikament für die Behandlung von AIDS bekannt wurde. In beiden Fällen handelt es sich um sogenannte *Nukleoasidanaloga.* Damit bezeichnet man Abkömmlinge natürlicher Bausteine von Nukleinsäuren.

Aciclovir ist ein Nukleosidanalogon, welches bewirkt, daß von der DNA-Polymerase, dem Enzym, das für die DNA-Kettenbildung verantwortlich ist, falsche DNA-Bausteine in die virale DNA eingebaut werden. Diese Bausteine sind so konstruiert, daß eine Anbindung weiterer

Bausteine nicht mehr möglich ist, die Kettenbildung der DNA also nicht fortgesetzt werden kann. Es kommt zum vorzeitigen Kettenabbruch. Aciclovir blockiert außerdem die Arbeit eines Enzyms, das Herpes-Viren zu ihrer Vervielfältigung brauchen, und zwar die Herpes-Thymidin-Kinase. Die Herpes-Thymidin-Kinase reagiert dabei spezifisch mit dem Aciclovir. Körpereigene Zellen können das nicht. Es handelt sich somit um einen spezifischen Hemmer der DNA-Polymerase, der die virale DNA-Kettenbildung stört. Diese Störung wird aber wegen der Spezifität der Aktivierung nur in herpesinfizierten Zellen wirksam. Ist das Substrat, also der Wirkstoff, permanent anwesend, so kann sich das Virus nicht vermehren, die Infektionskrankheit nicht ausbrechen. Bei besonders gefährdeten Patienten, beispielsweise solchen, die sieben- bis achtmal im Jahr an einem Herpes genitalis leiden, gibt man deshalb Aciclovir derzeit als Langzeittherapie mit zweimal 400 mg täglich. Sie bleiben dann zumeist rezidivfrei.

Jedes Virus aus der Familie der Herpes-Viren hat eine andere Empfindlichkeit gegenüber Aciclovir. Praktisch bedeutet dies, daß man für den gleichen Effekt mehr oder weniger Wirkstoff verabreichen muß. Die Herpes-simplex-Viren 1 und 2 lassen sich mit oralen Darreichungsformen bekämpfen, bei Varizella-zoster-Virusinfektionen reicht beim normalen Verlauf auch die orale Form, aber es muß beträchtlich höher dosiert werden. In schweren Fällen muß der Wirkstoff außerdem in sehr hohen Dosen als Infusion gegeben werden, damit ausreichende Wirkspiegel erzielt werden. Umstritten ist die Wirksamkeit beim Epstein-Barr-Virus, das ebenfalls zur Familie der Herpes-Viren gehört.

Das Wirkprinzip des Aciclovir läßt sich leider nicht auf andere Virusfamilien übertragen, da diese das Enzym Herpes-Thymidin-Kinase nicht besitzen. Die Entdeckung des Moleküls Aciclovir, das so spezifisch gegen die frühen Schritte der Infektion bei Herpes reagiert, war somit praktisch »ein Geschenk der Natur«.

Es gibt inzwischen aber einen weiteren Wirkstoff aus der Gruppe der Nukleosidanaloga, das Ganzyklovir, das sich bei der Behandlung von Infektionen mit Zytomegalie-Viren, die ebenfalls zu den Herpes-Viren gehören, als wirksam erwiesen hat. Ganzyklovir arbeitet nach dem gleichen Prinzip wie Aciclovir.

Wenngleich man Aciclovir nicht bei anderen Virusinfektionen einsetzen kann, hat man dennoch von dieser Substanz gelernt. Letztlich ist auch die Entwicklung von AZT dem Aciclovir zu verdanken. AZT ist ein Didesoxy-Nukleosid-Analogon des Thymidins, welches eines der vier Nukleosid-Bausteine der DNA darstellt. AZT wurde bereits 1987 in den USA und auch in Europa für die Therapie von HIV zugelassen, und mit diesem Medikament hat man derzeit die meisten Erfahrungen bei der Behandlung von HIV-Infektionen. Es wird klinisch bereits seit Mitte der achtziger Jahre bei AIDS-Patienten eingesetzt. AZT wurde schon in den sechziger Jahren entwickelt, und zwar ursprünglich als Medikament zur Behandlung von Krebserkrankungen. Man suchte nach einem Wirkstoff, der die ungehemmte Zellteilung unterbindet. Die Hoffnungen erfüllten sich jedoch nicht, und das Präparat lag praktisch 20 Jahre lang unbeachtet in der »Laborschublade«. Als HIV und AIDS bekannt wurden, erinnerte man sich unter anderem auch an AZT und testet seine Eigenschaften in Zellkulturen. AZT erwies sich als effektvoll, was zu seiner Entwicklung als Virostatikum führte.

Das inzwischen als Zidovudin bezeichnete Präparat wirkt – wie man mittlerweile weiß – nach dem gleichen Mechanismus wie Aciclovir: Es hemmt das Enzym Reverse Transkriptase bei den HI-Viren. Dieses Enzym ist dafür verantwortlich, daß die virale RNA in die zelluläre DNA, die ja ein etwas anderes chemisches Gerüst hat, »übersetzt« wird. Die Reverse Transkriptase nimmt dafür die viruseigene RNA-Kette und baut aus zellulären Bausteinen daraus eine korrespondierende DNA-Kette auf. Zidovudin hat eine etwas andere chemische Struktur als die normalerweise eingesetzten Bausteine bei der DNA. Das jedoch wird von dem Enzym nicht erkannt, es setzt das Präparat wie einen normalen Baustein ein. Ähnlich wie bei Aciclovir ist dadurch die Fortsetzung der Kette nicht mehr möglich, es kommt zum Kettenabbruch. Damit kann die virale DNA nicht vollständig gebildet werden. Die Zelle wird so vor der latenten Infektion geschützt, und das Virus wird an seiner Vermehrung gehindert. Dadurch verringert sich insgesamt die Zahl der Viren, die weitere Zellen befallen können, ganz erheblich. Das erklärt, warum Zidovudin das Fortschreiten der Infektion bremsen kann. Die Wirkung von Zidovudin ist dabei direkt gegen das Virus selbst gerichtet.

Man kann sich die Übersetzung der Virus-RNA in DNA wie das Aufreihen einer Perlenkette vorstellen: Jede Perle symbolisiert ein Nukleotid, und diese werden als Bausteine der DNA wie bei einer Perlenkette nacheinander aufgereiht. Jede Perle hat dabei zwei Häkchen. Mit dem einen hakt sie sich selbst an die vorangehende Perle an. Das zweite

Häkchen dient der Anheftung einer weiteren, neuen Perle. Dieser Prozeß wird durch die Reverse Transkriptase des Virus gesteuert und setzt sich normalerweise im Körper ungestört fort. Zidovudin kann dabei ebenfalls als eine Perle symbolisiert werden. Diese hat allerdings nur ein Häkchen. Damit heftet sie sich an die vorangegangene Perle an. Da das zweite Häkchen fehlt, ist die Anheftung einer weiteren Perle unmöglich, der Prozeß der Kettenbildung unterbrochen. Unterbrochen ist damit auch die Bildung kompletter Virus-DNA, also mit anderen Worten die Vermehrung des Virus.

Das Prinzip erscheint relativ einfach, ist allerdings in der Praxis komplizierter. Dies liegt daran, daß Zidovudin allem Anschein nach nicht nur die Übersetzung der viralen RNA blockieren, sondern auch als »Endperle« bei der Bildung zellulärer DNA fungieren kann. Damit stört Zidovudin in gewissem Maße die normale zelluläre Funktion und dies erklärt die nicht unerheblichen Nebenwirkungen der Substanz. Diese scheinen dosisabhängig zu sein. Nach derzeitiger Erkenntnis blockiert Zidovudin somit bevorzugt die virale DNA-Bildung. Dies geschieht zu einem frühen Zeitpunkt, wenn die DNA noch in freier Form in der Zelle vorliegt, also solange sie noch nicht in die zellulären Erbanlagen inkorporiert ist. Ist Zidovudin jedoch im Überfluß vorhanden, so greift es auch in normale Vorgänge ein.

Diese Hypothesen stehen im Einklang mit den klinischen Behandlungsergebnissen. So haben neuere Untersuchungen gezeigt, daß die früher eingesetzten sehr hohen Dosierungen von Zidovudin einerseits die Effektivität der Substanz nicht steigern, aber andererseits mit überproportional vielen Nebenwirkungen behaftet sind. Hier sind paradoxerweise Blutbildveränderungen und eine Anämie (Verringerung der Zahl roter Blutzellen) und Neutropenie (Verringerung der Zahl weißer Blutzellen) zu nennen. Diese Nebenwirkungen beruhen wahrscheinlich darauf, daß Zidovudin bevorzugt in jenen Körperzellen in die DNA eingebaut wird, die sich sehr häufig teilen. Deshalb sind wohl in erster Linie Zellen des blutbildenden Systems betroffen. Solche Nebenwirkungen sind aber in vielen Fällen nicht tolerierbar, handelt es sich doch um eine Behandlungsmethode für Erkrankungen, die ihrerseits mit starken Veränderungen der Blutzellen einhergehen.

In den vergangenen Jahren hat man dabei gelernt, daß weitaus geringere Dosierungen, als sie anfangs üblich waren, für die Wirkeffekte ausreichen. Wie niedrig dosiert werden kann, ohne die gewünschte Wirkung einzubüßen, ist derzeit noch Gegenstand der wissenschaftlichen Diskussion. Allerdings zeigen verschiedene Studien, daß etwa ein Drittel der ursprünglich eingesetzten Wirkstoffmenge ausreichend erscheint, und möglicherweise kann man die Dosis sogar noch weiter reduzieren. Das bedeutet einen wesentlichen Vorteil für die Behandlung, da mit einer niedrigeren Dosierung auch erheblich weniger Nebenwirkungen zu erwarten sind. Diese hatten oft in der Vergangenheit die Behandlung erschwert, denn unter Zidovudin kommt es nicht nur zu den genannten Blutbildveränderungen, sondern oft auch zu Kopfschmerzen, Übelkeit und Erbrechen, zu Durchfall, Fieber und Hautausschlägen. Wurde früher mit 1500 mg pro Tag therapiert, so gibt man inzwischen lediglich 500 mg pro Tag. Damit treten Nebenwirkungen seltener auf und sind auch weniger stark. Auch in dieser vergleichsweise niedrigen Dosierung scheint Zidovudin – so die klinischen Studien – das Fortschreiten der HIV-Infektion eindeutig zu verzögern.

Was für die optimale Dosierung gilt, das gilt auch für den optimalen Behandlungsbeginn. Das letzte Wort ist wohl noch nicht gesprochen. Man weiß inzwischen, daß Zidovudin sicher indiziert ist, wenn die Zahl der CD4-positiven-Zellen unter 500 mm^3 gesunken ist. Es gibt außerdem Hinweise, daß sich der Wirkstoff auch bei noch früherer Behandlung günstig auswirkt und den eigentlichen Krankheitsausbruch verzögern kann. Inwieweit es sinnvoll ist, Menschen zu behandeln, die HIV-positiv sind, jedoch noch keinerlei Symptome der Infektion zeigen, muß durch klinische Langzeituntersuchungen noch verifiziert werden, zumal sich Resistenzen entwickeln können. Außerdem bestehen ethische Probleme bei einem solchen Vorgehen, die bereits diskutiert wurden.

Diese Problematik dürfte erneut aktuell werden, wenn weitere, eventuell noch wirkungsvollere und nebenwirkungsärmere Virostatika verfügbar sein werden. Damit ist immerhin in wenigen Jahren zu rechnen. Dann wird man sich eventuell leichter zu einer Behandlung von HIV-Infizierten ohne klinische Symptome entschließen können. Denn die Nutzen-Risiko-Abwägung für eine medikamentöse Therapie richtet sich sowohl nach der Effektivität des Medikamentes als auch seiner Verträglichkeit. Generell scheint es bei der HIV-Infektion so zu sein, daß die Behandlung um so erfolgreicher ist, je eher sie beginnt. Denn je länger man wartet, desto größer wird der Verlust an T-Zellen, und um so höher wird die allgemeine Viruskonzentration im Organismus. Dies will man durch die Behandlung verhindern. Allerdings setzt dies ein auch bei langfristiger – und das bedeutet in diesem Fall lebenslanger – Anwendung sehr gut verträgliches Präparat voraus. Bedenklich stimmt die Mediziner in diesem Zusammenhang, daß bereits Fälle von Resistenzen gegen Zidovudin beschrieben wurden, was ebenfalls zu einer noch forcierteren Suche nach anderen Wirkstoffen geführt hat. Die Resistenzen treten auf, wenn man das Präparat sehr lange gibt oder aber in einem sehr späten Stadium der Erkrankung.

Die Resistenzen entstehen allerdings nicht durch die »Bildung« neuer Viren. Vielmehr entstehen bei der Virusvermehrung immer auch solche Viren, die sich in ihrem Aufbau minimal vom ursprünglichen »Muttervirus« unterscheiden. Sie können dabei so »gebaut« sein, daß sie gegenüber dem eingesetzten Wirkstoff weniger empfindlich sind. Diese Viren können sich – eben wegen der geringeren Empfindlichkeit – unter der Therapie sehr viel schneller vermehren als ihre empfindlichen »Stammeskollegen«. Letztere werden dagegen durch das Virostatikum in Schach gehalten und in ihrer Vermehrung gebremst. Es kommt so zum »Überwachsen« der unempfindlichen Keime und klinisch gesehen zur Resistenz.

Dieser Resistenz begegnet man inzwischen durch eine kombinierte oder abwechselnde Behandlung mit Zidovudin und anderen, bereits in verschiedenen Ländern zur Behandlung von HIV zugelassenen Präparaten wie DDI (Dideoxyinosin) und DDC (Dideoxycytidin). Es handelt sich dabei wiederum um Nukleosid-Analoga. Sie fungieren aber nicht wie Zidovudin über das Nukleosid Thymidin, sondern über Inosin (im DDI) oder Cytidin (im DDC). Entstehen gegen diese neuen Wirkstoffe nach dem gleichen Mechanismus wie beim Zidovudin Resistenzen, so kann erneut mit Zidovudin behandelt werden. Neuere klinische Studien sollen dabei klären, inwieweit eine solche abwechselnde Behandlung oder die kombinierte Gabe verschiedener Nukleosid-Analoga die Behandlungschancen für die Kranken erhöht. Die Bedeutung von DDI, das auch in einer bundesdeutschen Studie unter Leitung von Professor Dr. Wolfgang Stille von der Universitätsklinik in Frankfurt getestet wurde, dürfte dabei – zumindest vorerst – in der Kombination mit Zidovudin liegen sowie in der Verabreichung an jene Patienten, die Zidovudin nicht vertragen. Darüberhinaus gibt es erste Studien, die andeuten, daß DDI zum Teil sogar besser wirksam ist als Zidovudin. Für eine end-gültige Beurteilung der Situation sind, so Stille, aber noch weitere Untersuchungen erforderlich.

Kein Zweifel besteht allerdings derzeit daran, daß die Nukleosid-Analoga generell den Verlauf der HIV-Infektion günstig beeinflussen. In umfangreichen Untersuchungen wurde nämlich nachgewiesen, daß sich das Fortschreiten der Erkrankung verzögert, daß das Auftreten opportunistischer Infektionen günstig beeinflußt wird, daß die Substanzen insgesamt lebensverlängernd wirken und daß bei frühzeitiger Einnahme wahrscheinlich auch der Ausbruch der eigentlichen Erkrankung hinausgezögert werden kann.

Die Suche nach neuen Wirkstoffen mit diesem Wirkprinzip wurde aber im großen und ganzen eingestellt, da es kaum große Hoffnungen auf weitere Erfolge oder Verbesserungen dieses Ansatzpunktes gibt. Denn die Möglichkeiten, die Moleküle zu verändern, sind begrenzt. Es wurden bereits viele Modifikationen vorgenommen und verschiedene Analoga erzeugt. Schon aus rein chemischer Sicht scheinen weitere, neue Einsatzmöglichkeiten kaum mehr denkbar zu sein.

≡ Nicht-Nukleosid-Analoga und weitere Chancen

Es wird selbstverständlich über die Nukleosidanaloga hinaus versucht, die Vermehrung von Viren in den befallenen Zellen zu hemmen. Dabei gibt es bereits erste erfolgversprechende Mittel wie beispielsweise das Phosphoformat (auch als Foscarnet bezeichnet). Für diesen Wirkstoff konnte gezeigt werden, daß er eine antivirale Wirksamkeit gegen Herpes-Viren und hierbei insbesondere gegen Zytomegalie-Viren beim Menschen besitzt. Das Mittel muß aber intravenös injiziert werden, was bei einer Langzeitanwendung nicht unproblematisch ist. Phosphoformat wird trotzdem bei Zytomegalie-Infektionen klinisch eingesetzt und auch bei Patienten mit schwerer Herpes-Infektion, die auf Aciclovir nicht ansprechen. Auch für ein Medikament, das bereits seit langem zur Behandlung der afrikanischen Schlafkrankheit angewandt wird, hat man inzwischen eine antivirale Wirksamkeit nachgewiesen. Es handelt sich um den Wirkstoff Suramin, der die Vermehrung von HIV 1 zu hemmen scheint. Allerdings verursacht Suramin auf Dauer erhebliche Nebenwirkungen, die eine Langzeitbehandlung unmöglich machen. Derzeit suchen die Forscher deshalb nach Substanzen mit ähnlicher chemischer Struktur und hoffen, daß diese zumindest eine gleiche oder bessere Wirksamkeit bei gleichzeitig besserer Verträglichkeit aufweisen.

Große Hoffnungen setzte man in Forscherkreisen auf die sogenannten Tibo-Derivate, Abkömmlinge des Tetrahydroimidazo-Benzodiazepins, die ebenfalls eine Hemmung des HIV 1 bewirken. Die Tibo-Derivate, die praktisch aus den Schlafmitteln hervorgegangen sind, verändern wahrscheinlich das allosterische Zentrum der Reversen Transkriptase. Wenn dort eine Substanz bindet, wird das aktive Zentrum des Moleküls inaktiviert, es wird praktisch lahm gelegt. Inzwischen gibt es eine ganze Klasse von Verbindungen, die dieses allosterische Zentrum besetzen und damit die Aktivität des Enzyms blockieren. Sie entstammen ursprünglich aus der Diazepam-Gruppe, man fand ihre Wirkung mehr oder weniger »zufällig«. Denn mit dem Auftreten von AIDS wurde in den pharmazeutischen Labors fieberhaft nach Virostatika gesucht. Dabei wurden praktisch alle verfügbaren Substanzen in Zellkulturen auf eine mögliche virostatische Potenz getestet – ein insgesamt sehr aufwendiges Vorgehen. Wie bereits beim Zidovudin, so wurde man auch bei einigen Vertretern der Diazepam-Gruppe, den sogenannten Tibo-Derivaten, fündig.

Allerdings haben die weiteren Testungen mit diesen Wirkstoffen eher ernüchternde Ergebnisse erbracht: Dies liegt vor allem daran, daß die Viren auf die Tibo-Derivate wahrscheinlich sehr schnell – und zwar innerhalb weniger Wochen – eine Resistenz entwickeln können. Die Ursache: Das HIV-Virus ist sehr variabel und erzeugt bei seiner Vermehrung immer wieder Mutanten. Das bedeutet, daß schnell Viren mit verändertem allosterischen Zentrum der Reversen Transkriptase entstehen können, es kommt zur Resistenz. Nachteilig ist auch, daß die Tibo-Derivate allem Anschein nach nur auf HIV 1, nicht jedoch auf HIV 2 Einfluß zu haben scheinen. Andererseits deuten erste klinische Versuche an, daß bei HIV 1-Infektionen das Fortschreiten der Erkrankung verlangsamt werden kann, und zwar ohne gravierende Nebenwirkungen der Therapie.

Ist das Virus bereits ins Genom integriert, so kann versucht werden, seine Aktivierung zu unterbinden. Für diese zeichnet das sogenannte tat-Gen (tat = Transaktivierung der Transkription) verantwortlich. Wird die Aktivierung des viralen Genoms gehemmt, so können selbstverständlich keine weiteren viralen Bestandteile und damit keine neuen Viren mehr gebildet werden. Der Vermehrungszyklus ist unterbrochen, die weitere Ausbreitung der Infektion gestoppt. Ein erster tat-Gen-Hemmer ist bereits in klinischer Erprobung.

Auch beim folgenden Schritt hoffen die Wissenschaftler auf eine Unterbrechung des zerstörerischen Zyklus. Denn das als RNA in die Zelle gelangte HI-Virus, das in DNA übersetzt und in die menschliche DNA eingebaut wurde, muß bei seiner Vermehrung einzelne Abschnitte wieder in RNA, die sogenannten messenger RNA (mRNA) umschreiben. Diese ist für die Bildung von Proteinen in der Zelle unerläßlich, sie enthält den Bauplan, nach dem die Zelle dann letztlich das erforderliche Protein zusammenbaut. Wird dieser Prozeß blockiert, so kann das Virus sich nicht vermehren. Auch hier gibt es bereits Hemmstoffe, die klinisch erprobt werden. Ein Beispiel stellt Acetylcystein dar, das schon lange als schleimlösendes Medikament bei Husten eingesetzt wird. Allerdings zeigten die ersten klinischen Versuche leider keine den Ergebnissen im Reagenzglas vergleichbaren Effekte bei der Hemmung der Virusvermehrung. Auch Ribavirin, ein Analogon des Nukleosids Guanosin, scheint die Übersetzung proviraler DNA in mRNA zu hemmen, es wird bei viralen Erkrankungen wie der Influenza bereits eingesetzt. Es ist außerdem in Irland zur Therapie der HIV-Infektion durch die Gesundheitsbehörden zugelassen. Allerdings beurteilen die Wissenschaftler die Effektivität dieses Mittels bei HIV sehr skeptisch. Zudem ist bei der Langzeitanwendung mit erheblichen Veränderungen des Blutbildes zu rechnen. Zumindest im Reagenzglas scheint eine natürlich vorkommende Substanz ähnlich zu wirken. So zeigte sich, daß Trichosanthin, ein Extrakt aus dem chinesischen Kürbis *Trichonsanthes kirilowii*, der als Compound Q bekannt wurde, zu einer Blockade der Vermehrung der HI-Viren führt. Klinisch konnte dies jedoch noch nicht bestätigt werden, eine Verbesserung des Krankheitsverlaufs wurde nicht belegt.

Hoffnungsvoll scheint ein anderes Konzept zu sein: So versucht man, die virale RNA durch einen in die Zellen eingeschleusten komplementären RNA-Strang regelrecht zu neutralisieren (Antisense-RNA). Dahinter steht folgende theoretische Vorstellung: Bei der Antisense-

RNA handelt es sich um RNA, welche die Bildung neuer viraler RNA und somit die Vermehrung des Virus in der Zelle blockiert. Besitzen immunkompetente Zellen einen Teil des HIV-Genoms in solcher Antisense-Anordnung in ihrem eigenen Genom, so müßten sie entsprechend der derzeitigen Vorstellung resistent gegen eine HIV-Vermehrung sein. Ob sich eine solche Antisense-RNA, die gentechnisch hergestellt werden muß, tatsächlich als wirkungsvolles Therapiekonzept für den Menschen entwickeln läßt, ist noch völlig unklar. Das Einschleusen der Antisense-RNA in das mit viraler DNA infizierte Erbmaterial der Zelle käme dabei einer Gentherapie gleich.

Die Virenvermehrung unterbinden

Bei einigen Infektionen gibt es darüberhinaus spezifische Ansatzpunkte bei der Hemmung viraler Proteasen. Denn die Viren produzieren für ihre Vermehrung nicht nur RNA oder DNA, sondern auch spezifische viruseigene Proteine. Dazu sind spezifische Enzyme, die Proteasen, erforderlich. Es gibt dabei eine Reihe von Viren, die eine eigene Protease besitzen. Allerdings gilt das nicht für alle Viren, so daß dieser Ansatz nur bei bestimmten Erkrankungen verfolgt werden kann. Bildet ein Virus eine spezifische Protease, so kann man versuchen, diese in ihrer Aktivität zu hemmen. Damit hemmt man zwangsläufig die Virusvermehrung. Auch hier befinden sich inzwischen erste Wirkstoffe in Erprobung. Das HIV-Virus bleibt zwar im Zellgenom drin, es kann sich aber nicht mehr vermehren und somit keine weiteren Zellen mehr infizieren. Damit dürfte das Fortschreiten der Erkrankung gehemmt sein – so die Hypothese. Der Nachteil: Das Medikament muß – wie auch bei den meisten anderen geschilderten Methoden – lebenslang eingenommen werden, da das Virus latent vorhanden bleibt.

Bei den derzeitigen Bestrebungen, Hemmstoffe viraler Proteasen zu finden, stößt man auf eine Reihe von Schwierigkeiten. Diese liegen weniger im Auffinden wirkungsvoller Hemmstoffe selbst, als vielmehr darin, daß diese Hemmstoffe den normalen zellulären Stoffwechsel nicht stören dürfen. Sie sollten außerdem in Tablettenform herstellbar sein und eine ausreichende Wirkdauer aufweisen. Darüber hinaus sollten sie ins zentrale Nervensystem und ins Gehirn gelangen können – und sie sollten finanzierbar sein. Die technische Entwicklung solcher Hemmstoffe bereitet derzeit mehr technische Schwierigkeiten, als ursprünglich erwartet wurde.

Eine weitere denkbare Strategie besteht darin, gezielt immunologische Verfahren einzusetzen. So wird daran geforscht, HIV-infizierte Zellen direkt durch die Stimulation immunkompetenter Zellen zu zerstören. Denn die HIV-infizierten Zellen sind an ihrer Oberfläche verändert. Damit können sie theoretisch von spezifischen zytotoxischen Antikörpern erkannt werden. Diese Antikörper binden gleichzeitig an der HIV-infizierten Zelle und an Komplement, das anschließend die Zellen auflöst (lysiert) und damit zerstört. Auch durch eine antikörpervermittelte zelluläre Zytotoxizität ließe sich möglicherweise den HIV-infizierten Zellen beikommen. Dieser Forschungsansatz ist aber bisher Theorie, praktische Konsequenzen hat er noch nicht.

Schließlich muß das Virus, das seine einzelnen Komponenten von der Körperzelle produzieren ließ, noch zusammengebaut werden. Hierzu sind wiederum spezielle Enzyme notwendig, und man sucht auch nach Möglichkeiten, diesen Vorgang zu durchbrechen. Gelingt dies nicht, so schleust sich das reife Virus aus der Zelle und zwar wahrscheinlich über eine Abschnürung der Zellmembran (Knospung). Kann dieser Schritt nicht verhindert werden – man hofft hier auf natürliche Substanzen wie die Zytokinine oder Interferone –, so verläßt das Virus die infizierte Zelle und macht sich wahrscheinlich via Blutbahn auf den Weg zu einer neuen Zielzelle, wo der zerstörerische Kreislauf erneut startet.

Mit der Gabe von Interferonen bei Virusinfektionen versucht man in erster Linie die immunstimulierende Wirksamkeit dieser körpereigenen Substanzen auszunutzen. Interferone besitzen nachgewiesenermaßen eine antivirale, immunstimulierende und auch antineoplastische Aktivität, und alpha-Interferon wurde inzwischen zur Behandlung des Kaposi-Sarkoms bei AIDS zugelassen. Auch bei den verschiedenen Formen der Hepatitis B werden diese Wirkstoffe bereits eingesetzt.

Die Diskussion um die Wirkung von Interferon als antivirales Medikament und auch als Medikament bei Krebserkrankungen ist dabei nicht neu. Interferon wurde vor Jahren bereits als das »Antikrebsmittel« gefeiert, nachdem einige Untersuchungen gezeigt hatten, daß es das Tumorwachstum hemmen kann. Allerdings haben sich damals die

Hoffnungen nicht bestätigt, und nachfolgende Untersuchungen zeigten, daß Interferon nur bei einigen wenigen Krebsformen, wie beispielsweise der Haarzell-Leukämie, tatsächlich wirksam ist. Bei den notwendigen Dosierungen kommt es allerdings auch hier zu gravierenden Nebenwirkungen. In erster Linie sind das Fieber, Gliederschmerzen und allgemein grippeähnliche Beschwerden. Durch AIDS ist das Interferon erneut in die Diskussion geraten, und derzeit wird vor allem seine antivirale Wirksamkeit in Kombination mit anderen antiviralen Substanzen untersucht. Erfolgreich scheinen die Interferone jedoch bei der Hepatitis zu sein.

Ähnlich sieht die Situation bei anderen Wirkstoffen aus, die im Körper des Menschen oder auch in Tieren vorkommen und von denen eine immunstimulierende Wirkung bekannt ist. Als Beispiel sei hier nur der humorale Thymusfaktor genannt, ein Peptidhormon aus dem Kalbsthymus, das die zelluläre Immunabwehr zu stärken scheint. Oder Imreg, ein aus Leukozyten extrahiertes Polypeptid, welches die Produktion von Interleukin und Gamma-Interferon im Körper ankurbeln kann. Inwieweit solche und ähnliche Verbindungen das körpereigene Abwehrsystem stimulieren und damit den Körper in die Lage versetzen, selbst mit der Virusvermehrung besser fertig zu werden oder diese sogar einzudämmen, ist Gegenstand vieler Untersuchungen. Derzeit wird dabei auch getestet, inwieweit sich Substanzen wie Interferon als Kombinationspartner zu Zidovudin eignen und dessen Erfolgschancen verbessern.

≡ Nichts bleibt unversucht

Generell sind die Wissenschaftler bestrebt, keine Möglichkeit unversucht zu lassen, und man greift auch vermehrt auf alternative Verfahren zurück, um die Abwehrleistung des Körpers zu stärken. Die Palette reicht dabei von der Gabe von hochdosiertem Vitamin C bis hin zum Eigelbextrakt (AL721), das einigen Berichten zufolge günstige Effekte entfalten soll. Zwar ist die klinische Wirksamkeit solcher Maßnahmen nicht bewiesen, doch man tut derzeit alles, um den Todkranken zu helfen und den heute noch Gesunden ein ähnliches Schicksal zu ersparen – so lautet die Devise.

Solange es das eine wirksame AIDS-Medikament nicht gibt, sieht die Strategie so aus, daß man durch Kombination der verschiedenen erfolgversprechenden Ansätze versucht, den von den Viren angerichteten Schaden im Körper möglichst zu begrenzen. Eingesetzt werden Substanzen mit unterschiedlichen Angriffspunkten, mit dem Ziel der höchstmöglichen Effizienz und mit einem möglichst geringen Risiko für Nebenwirkungen. Dabei helfen gezielte antivirale Medikamente, aber auch abwehrstimulierende Maßnahmen und eine frühzeitige effektive Behandlung der Komplikationen.

Alle geschilderten, direkt gegen das Virus gerichteten Therapieversuche haben – abgesehen von den Nukleosid-Analoga, die inzwischen fester Bestandteil der AIDS-Therapie sind – bislang nicht den gewünschten Erfolg gezeigt. Die vorgestellten Therapiestrategien und die einzelnen Wirkstoffe werden deshalb derzeit weiter untersucht. Die Moleküle werden verändert, und man hofft durch entsprechende Modifikationen die Wirksamkeit bei guter Verträglichkeit steigern zu können.

Hinzu kommt, daß man bei Viruserkrankungen allgemein und insbsondere bei AIDS auch vorbeugend einiges selbst in der Hand hat, die Infektion zu vermeiden, sei es durch entsprechende Impfungen, da wo dies möglich ist, und durch eine entsprechende Hygiene und Verhaltensweisen, die das Risiko einer Ansteckung beim Umgang mit infizierten Personen gering halten.

Bei den bisher therapieresistenten und zum Teil lebensbedrohlichen Infektionen, wie beispielsweise AIDS, testen die Mediziner praktisch jede Chance. So strebt man zum einen eine möglichst effektive Therapie der Begleiterscheinungen oder -erkrankungen an, und zum anderen versucht man, das Grundübel, soweit dies möglich ist, anzugehen. Der Trend geht dahin – da ein wirkungsvolles Medikament nicht vorhanden ist –, die verfügbaren Waffen kombiniert einzusetzen, also eine Kombinationsbehandlung mit Virostatika, Antibiotika und zum Teil sogar mit Cyclosporin A oder Interferon anzustreben. Denn man hat erkannt, daß die Chancen einer solchen Kombinationsbehandlung wahrscheinlich höher sind (höhere Effektivität, weniger Nebenwirkung, Vorbeugung von Resistenzen) als bei der Gabe nur eines Wirkstoffs alleine.

Dabei verdichten sich die Hinweise, daß bei der HIV-Infektion und möglicherweise bei einer Reihe anderer viraler Infektionskrankheiten ein einheitliches Medikament gegen mehrere Virentypen nicht denkbar ist. Auch ist wahrscheinlich die Behandlung der Infektion mit einer einzigen Wirksubstanz wohl kaum ausreichend effektiv. Vielmehr zeichnet sich ab, daß schwere virale Infektionen nur durch komplexe Therapiestrategien zu beherrschen sind.

Bei einer HIV-Infektion könnte das in Zukunft so aussehen: Der Betroffene erhält, sobald die Infektion bekannt ist, bereits frühzeitig Zidovudin. Gleichzeitig kommen allgemeine Maßnahmen zum Zuge, welche die Immunität stärken. Es handelt sich hierbei um eine vernünftige, ausgewogene und gesunde Ernährung, vernünftig betriebene sportliche Aktivität und einen ausgeglichenen, möglichst streßarmen Lebenswandel. Auch die psychologische Führung des Betroffenen sollte bereits frühzeitig einsetzen, da die Zusammenhänge zwischen Psyche und Immunsystem in jüngster Zeit gut belegt wurden. Als generell günstig für den weiteren Verlauf gilt alles, was die Abwehrkräfte stärkt, und Belastungen des Immunsystems sollten möglichst vermieden werden. Deshalb sollte durch entsprechende hygienische Maßnahmen möglichst auch banalen Infektionen, wie zum Beispiel Erkältungen, vorgebeugt werden. Alle diese Maßnahmen sollen die Ausbreitung der Infektion und die Schwächung des Immunsystems im Körper zumindest verzögern, und das über einen möglichst langen Zeitraum. Kommt es schließlich doch zum Ausbruch der Erkrankung, so muß sich die Behandlung am Einzelfall orientieren. Inwieweit hierbei kombinierte Therapiestrategien, etwa Zidovudin plus andere Nukleosidanaloga, Antibiotika, Aciclovir, Interferon oder auch andere Wirkstoffe sinnvoll sind, können lediglich Studien der Zukunft zeigen.

☰ Impfung – die Chance gegen Viren

Jede – und auch jede noch so gute – medikamentöse Therapie kann zwangsläufig nur eine Behandlung des leider bereits erkrankten oder infizierten Menschen sein. Ein wesentliches Ziel der modernen Medizin besteht aber darin, das Auftreten von Erkrankungen generell zu vermeiden. Speziell bei den Infektionskrankheiten kommt hier neben der entsprechenden Hygiene der Impfung die größte Bedeutung zu. Parallel zur Suche nach Wirkstoffen für die Behandlung viraler Infektionen suchen die Wissenschaftler deshalb auch sehr intensiv nach Impfstoffen (Vakzinen), um die Infektion selbst bereits zu verhindern.

☰ Wie effektiv eine solche Strategie sein kann, zeigt das Beispiel der Pocken: Sie gelten heute weltweit als ausgerottet; dies dank der Entwicklung eines wirksamen Impfstoffs und dank weltweiter Bemühungen und großangelegter Impfkampagnen, die letztlich ihre Wirkung gezeigt haben. Sie haben auch demonstriert, daß man – einen Impfstoff vorausgesetzt – durch konsequentes Handeln den heimtückischen Viren tatsächlich Paroli bieten kann.

Wie bedeutsam das Prinzip der Impfung für die Medizin ist, zeigen schon die bedeutenden Namen, die mit seiner Entwicklung verknüpft sind: Der Franzose Louis Pasteur, der den ersten Impfstoff gegen die Tollwut entwickelte, die Deutschen Robert Koch, Emil von Behring und Paul Ehrlich, die sich vor allem mit bakteriellen Infektionen beschäftigten, und der Amerikaner Jonas Salk, der 1954 den ersten Impfstoff gegen die Kinderlähmung »erfand«, tragen maßgeblichen Anteil daran, daß wir uns vor den verschiedensten Infektionskrankheiten wirkungsvoll zu schützen wissen. Die Impfung dient dabei dem Aufbau der Immunität. Dieser Begriff leitet sich vom lateinischen »immunitas« ab, der das Freisein von öffentlichen Abgaben und Steuern, also das Verschontbleiben von Lasten und Leistungen charakterisierte.

Bei der Impfung macht man sich folgendes Prinzip zunutze: Wird ein Mensch mit Krankheitserregern – seien dies nun Bakterien oder Viren – infiziert, so bildet er Abwehrstoffe und Abwehrzellen, mit denen das körpereigene Immunsystem den Eindringling bekämpft. Dieser Prozeß dauert einige Tage. In dieser Zeit können sich die Erreger mehr oder weniger ungestört vermehren. Die Folge: Der Mensch wird krank. Er übersteht die Krankheit aber zumeist, und es bildet sich eine Art immunologisches Langzeitgedächtnis aus. Dieses tritt bei einer erneuten Infektion mit dem gleichen Erreger sofort in Kraft, der Eindringling wird erkannt und schleunigst unschädlich gemacht. Der Mensch ist immun geworden, er erkrankt in der Regel nicht ein zweites Mal. Deshalb erleidet man viele Infektionskrankheiten nur ein einziges Mal im Leben, meist schon in der Kindheit. Man spricht daher auch von »Kinderkrankheiten«.

Die Tatsache, daß der Mensch ein immunologisches Langzeitgedächtnis ausbilden kann, wird bei jeder Impfung genutzt. Man verabreicht dem Organismus dabei harmlose, nicht krankmachende Muster des jeweiligen Erregers, gegen den man ihn langfristig schützen will. Der Körper reagiert darauf mit der Bildung von Abwehrzellen und Abwehrstoffen und mit der Produktion von sogenannten *Gedächtniszellen,* die im Falle einer »echten« Infektion sofort zuschlagen und den Feind, also den Krankheitserreger, vernichten.

Es gibt grundsätzlich zwei verschiedene aktive Impfmöglichkeiten: die Impfung mit Lebendimpfstoffen und diejenige mit Totimpfstoffen. Bei den Lebendimpfstoffen wird der Körper mit harmlosen, aber vermehrungsfähigen Keimen infiziert. Sie erzeugen keine oder nur wenige Krankheitssymptome und führen zur Immunität. Solche Lebendimpfstoffe werden zum Beispiel bei Masern, Mumps, Röteln und Kinderlähmung (Schluckimpfung) eingesetzt. Totimpfstoffe bestehen dagegen aus abgetöteten Krankheitserregern. Sie können den vollständigen Erreger enthalten (Vollkeim-Impfstoff) oder nur Bruchstücke davon (Spaltimpfstoff). Das Abwehrsystem erkennt charakteristische Teile des Keimes und wird gegen diese – und damit gegen den gesamten Erreger – Abwehrstoffe bilden. Solche Impfstoffe werden bei der Grippe- und der Hepatitis A- und B-Impfung, der Kinderlähmung und der FSME eingesetzt.

Wann welche dieser verschiedenen Impfstoffmöglichkeiten zum Einsatz kommt, hängt von verschiedenen Faktoren ab: So würde man am liebsten gegen all jene Virusinfektionen, bei denen das Virus über den Mund-und den Magen-Darm-Trakt in den Körper gelangt, eine Schluckimpfung mit einem Lebendimpfstoff, wie es bei der Kinderlähmung möglich ist, durchführen. Denn dabei wird der Körper mit leben-

den und damit vermehrungsfähigen, aber in ihrer Virulenz abgeschwächten (attenuierten) Keimen konfrontiert. Diese nehmen den gleichen Weg wie das Wildvirus, und der Körper baut eine Immunität auf.
Für die Impfung mit einem Lebendimpfstoff spricht außerdem die Tatsache, daß mit dieser Methode eine sehr viel länger andauernde Immunität erwirkt werden kann. Hinzu kommt, daß Schluckimpfungen von den
Impflingen gut akzeptiert werden (besser als die Injektion!) und zudem
leicht zu handhaben sind. Sie wären insbesondere in den Ländern der
Dritten Welt einfacher durchführbar.

Leider erweist sich der Wunsch nach einem solchen Impfmodus
in der Praxis oft als undurchführbar. Denn soll der Impfstoff an Ort und
Stelle, das heißt im Darm, seine Wirkung entfalten, so muß er die Magen-Darm-Passage zunächst unbeschadet überstehen. Das ist zum Teil
sehr schwierig, da im Magen infolge der hohen Säurekonzentration ein
Milieu herrscht, das bereits viele Viren abtötet. Während die Polioviren
dieses saure Milieu tolerieren, tun die Rotaviren das beispielsweise
nicht, mit ein Grund dafür, daß es trotz intensiver Forschungsbemühungen bislang keine Schluckimpfung gegen Rotaviren und damit gegen
Durchfallerkrankungen gibt, was vielen Kindern in der Dritten Welt
das Leben retten könnte.

Der Lebendimpfstoff ist auch dann unmöglich, wenn es nicht gelingt, die jeweiligen Viren derart abzuschwächen (zu attenuieren), daß
sie einerseits vermehrungsfähig bleiben, andererseits aber keine Krankheit mehr auslösen können. Mit Blick auf die Sicherheit des Impflings
können und dürfen solche Impfstoffe aber nicht auf den Markt gelangen. Das gilt auch für all jene Erkrankungen, bei denen zwischen Infektion und Krankheitsausbruch oft eine lange Zeit vergeht. Die Testung eines Lebendimpfstoffs auf seine Sicherheit und Unbedenklichkeit würde
in solchen Fällen Jahrzehnte dauern, sie ist praktisch nicht zu realisie-
ren.

Auch bei sich schnell wandelnden Erregern wie den Influenza-
Viren ist ein Lebendimpfstoff nicht möglich, da die Entwicklung der jeweiligen Attenuierungsverfahren und die Sicherheitstestung des Impfstoffs viel zu viel Zeit in Anspruch nehmen würden. Dies sind die Gründe dafür, daß in vielen Fällen mit einem abgetöteten Virus geimpft werden muß. Man nimmt dabei in Kauf, daß in aller Regel keine zelluläre

Immunität aufgebaut wird. Im Fall der Kinderlähmung bedeutet dies, daß die Keime in den Organismus eindringen und erst zu einem etwas späteren Zeitpunkt als beim Schluckimpfstoff eliminiert werden können.

Bei einer Reihe von Impfstoffen ist man dazu übergegangen, den Körper nicht mit dem gesamten Keim, sondern mit definierten Spaltprodukten zu konfrontieren. Diese müssen allerdings charakteristische Strukturen enthalten, die zu einer Immunantwort führen, welche den »Lebensnerv« des Eindringlings zu attackieren vermag. Die Spaltimpfstoffe sind dabei ebenso wirksam wie die Totimpfstoffe, lassen sich aber in der Praxis in aller Regel besser handhaben. Spaltimpfstoffe sind zudem im allgemeinen verträglicher als Vollimpfstoffe.

An eine Impfung sollte man nicht nur im Kindesalter denken. Denn das beste Langzeitgedächtnis bleibt nicht ewig erhalten, und das immunologische Gedächtnis läßt meist nach einigen Jahren nach. Deshalb müssen die meisten Impfungen aufgefrischt werden. Die Immunitätsdauer nach Impfung mit totem Impfstoff ist zudem mit etwa drei bis vier Jahren allgemein kürzer als bei einem Lebendimpfstoff. Denn mit den Tot- oder Spaltimpfstoffen wird praktisch nur die humorale Abwehr aktiviert, also die Bildung von Antikörpern durch die B-Zellen.

Impfen lassen sollten sich auch Personen, die einem erhöhten Infektionsrisiko ausgesetzt sind. So weiß man, daß medizinisches Personal, vom Arzt bis zur Krankenschwester, ein erhöhtes Risiko trägt, sich durch die Kontakte mit dem Blut von Hepatitis B-Patienten zu infizieren, und man empfiehlt den Gefährdeten daher eine entsprechende Impfung. Diese kann auch ratsam sein, wenn man aus beruflichen oder privaten Gründen in ferne Länder reist: Hier drohen unter Umständen sowohl Hepatitis A als auch B und je nach Region noch diverse andere Infektionen. Eine Impfprophylaxe ist daher oft sinnvoll. In Zweifelsfällen sollte man sich rechtzeitig vor Antritt der Reise mit seinem Hausarzt beraten.

Allerdings kann man sich noch längst nicht gegen alle Virusinfektionen impfen lassen. Besondere Schwierigkeiten bereiten den Forschern dabei just jene Viren, die im Körper persistieren können. Denn schon wenige Viren, die schließlich in die Zelle integriert werden, könnten für ein späteres Ausbrechen von Krankheitserscheinungen ausreichen. Dies ist mit ein Grund dafür, warum es beispielsweise gegen Herpes-Viren und HIV keinen Impfstoff gibt – mit einer Ausnahme: dem gegen das Varizella-zoster-Virus. So werden heute besonders gefährdete Kinder bereits mittels einer entsprechenden Impfung vor den Windpocken geschützt. Man begrenzt die Impfempfehlung aber auf die Gruppe von Kindern, die keinesfalls an einer Infektion erkranken sollen, wie zum Beispiel Kinder mit einer Leukämie.

Eine generelle Impfung gegen Windpocken, das heißt gegen das Varizella-zoster-Virus, wird derzeit nicht empfohlen. Schließlich würde man das Virus so erstmals in den Körper einbringen. Da nicht bekannt ist, ob es zu einer latenten Infektion kommen kann, kann auch nicht ausgeschlossen werden, daß man womöglich eine später auftretende Gürtelrose provoziert, die wie geschildert ebenfalls durch Varizella-zoster-Viren verursacht wird.

Welche Bedeutung Impfstoffe und die Impfung allgemein haben, läßt sich am eindringlichsten am Beispiel von AIDS demonstrieren. Die Infektion hat, wie man weiß, trotz verbesserter Behandlungsmöglichkeiten den Tod des Betroffenen zur Folge, da eine effektive Heilung nicht möglich ist und es eventuell nie sein wird. Dieses Risiko ist inzwischen dank groß angelegter Aufklärungskampagnen in der Öffentlichkeit allgemein bekannt. Zu einer Eindämmung der Infektion hat dies nicht geführt. Dabei ist AIDS keineswegs auf einige wenige Risikogruppen, wie Homosexuelle oder Drogenabhängige, beschränkt. Wenngleich das Infektionsrisiko bei Sexualkontakten am größten ist, kann man sich doch auf anderen Wegen infizieren, wie das verhängnisvolle Beispiel der Bluter in der Vergangenheit wohl am deutlichsten gezeigt hat. Neben Homosexuellen, Personen mit häufig wechselnden Geschlechtspartnern und Drogenabhängigen gibt es auch weitere Risikogruppen. Denn man kann sich generell mit HIV infizieren, wenn man kleinere Verletzungen hat und mit dem Blut oder anderen Körperflüssigkeiten infizierter Personen in Kontakt kommt. Besonders gefährdet sind damit automatisch zum Beispiel Mitarbeiter im Gesundheitsbereich.

Der wirkungsvollste Weg, eine Infektionserkrankung einzudämmen, ist dabei generell, alle gefährdeten Personengruppen zu impfen. Das erklärt unter anderem die fieberhafte Suche nach einem wirkungsvollen Impfstoff gegen HIV. Schon sehr früh nach Bekanntwerden der neuen Infektionskrankheit setzen hierbei intensive Bemühungen ein. Am Beispiel von AIDS läßt sich inzwischen auch demonstrieren, wie schwierig sich die Impfstoffsuche in der Praxis gestalten kann. Zwar gehen die meisten Forscher davon aus, daß man früher oder später erfolgreich sein wird. Wann dies jedoch der Fall sein könnte, das läßt sich nicht vorhersagen.

Bei der Impfstoffherstellung geht man folgendermaßen vor: Teile des Virus werden maßgeschneidert hergestellt, in großen Mengen produziert und als synthetisches Vakzin eingesetzt. Voraussetzung: Die Struktur des Erregers ist bekannt. Das war bei HIV schon Mitte der 80er Jahre der Fall. Seit dieser Zeit bemühen sich zahlreiche Forscher um die Entwicklung eines AIDS-Impfstoffs, und erste Vorläufer des HIV-Impfstoffs werden inzwischen schon am Menschen getestet. Aber: Einen nachgewiesenermaßen langfristig wirksamen Impfstoff gegen AIDS oder die HIV-Infektion gibt es bislang nicht. Obwohl die Labors tatsächlich auf Hochtouren arbeiten, ist nicht absehbar, ob und wann eine solche Schutzmöglichkeit für Risikopersonen angeboten werden kann.

≡   **Der Weg ist mit vielen Stolpersteinen gepflastert**

Ist das Virus stabil und ändert es sich in seiner Struktur nicht, so sind die Wissenschaftler bei der Vakzinsuche meist schnell erfolgreich. Das gilt auch, wenn die Infektion mit dem Virus im Normalfall nicht tödlich endet. Dann nämlich kann man die Impfung mit Lebendimpfstoffen durchführen. Hierbei werden abgeschwächte Viren eingesetzt. Der Organismus kann so »in Ruhe« Abwehrstoffe bilden, die bei einer »echten« Infektion die Erreger schnell unschädlich machen. Ein solches Vorgehen verbietet sich selbstverständlich bei Infektionen, die tödlich verlaufen. Schließlich würde man den tödlichen Erreger direkt in den Organismus einbringen und den Menschen gefährden, statt ihn zu schützen. Die Risiken aus heutiger Sicht wären unübersehbar groß.

Theoretisch wäre die Impfung mit einem gentechnisch veränderten »Vollkeim« denkbar. Man könnte zum Beispiel einem HI-Virus gentechnisch das tat-Gen entfernen. Eine Virusvermehrung wäre somit nicht mehr möglich, das Virus selbst könnte nicht die Kontrolle über das zelluläre Genom erhalten. Auch ein solches Vorgehen ist aber mit Risiken behaftet. Schließlich ist die hohe Wandlungs- und Anpassungsfähigkeit der HI-Viren bekannt. Man kann derzeit nicht ausschließen, daß es den Erregern gelingt, dieses gentechnisch erzeugte Defizit durch Mutationen zu überwinden und so die durch die Impfung gebildeten Abwehrkräfte zu unterlaufen oder sogar Mechanismen zu erzeugen, mit denen der Krankheitsverlauf unter Umständen noch ungünstiger wäre.

So bleibt zunächst nur der Totimpfstoff, der auf »Vollkeimen« (abgetöteten vollständigen Viren) oder auf Bruchstücken (typischen Teilstrukturen der Viren) davon basieren kann. Hier gibt es hoffnungsvolle Ansätze. Denn es ist bereits gelungen, Rhesusaffen nach der Impfung mit abgetöteten Viren mit SIV (*Simian Immundeficiency Virus,* einem nahen Verwandten des HIV) zu schützen. Die geimpften Tiere erwiesen sich – anders als die nicht-geimpften Rhesusaffen – einem nachfolgenden Infektionsversuch mit SIV gegenüber resistent. Das wurde inzwischen weltweit in verschiedenen Labors gezeigt, unter anderem auch in Deutschland, im von Professor Dr. Reinhard Kurth geleiteten Paul-Ehrlich-Institut in Langen.

Das Prinzip der Impfung mit der Totvakzine wird aber von einigen Wissenschaftlern kritisch gesehen, da der Impfstoff auch Virusbestandteile enthalten könnte, die im Falle einer Infektion die Virusvermehrung sogar noch begünstigen oder sich als krebserzeugend erweisen könnten. Man sucht deshalb weiter nach neuen, verbesserten Möglichkeiten. Diese könnten mit dem *Spaltimpfstoff* gegeben sein. Dabei wird der Organismus lediglich mit Bruchstücken des normalen Virus konfrontiert. Gegen diese Strukturen soll er Abwehrstoffe bilden, mit denen letztlich bei einer Infektion alle Erreger unschädlich gemacht werden. Es werden dabei Oberflächenantigene des Virus eingesetzt, weil der Organismus das Virus ja bereits an seiner Oberfläche erkennen und sofort unschädlich machen soll.

Das Problem: Das HI-Virus ist nicht stabil, sondern kann sein Aussehen und seine Struktur sehr leicht wandeln, und dies betrifft insbesondere die Oberflächenantigene. Wegen dieser hohen Wandlungsfähigkeit könnte ein Vakzin entstehen, das sich früher oder später nicht mehr gegen alle, sondern nur noch gegen einige wenige HI-Viren richtet. Eine einzige Punktmutation bei der Virusentstehung kann theoretisch schon für diesen Effekt verantwortlich sein. Ein solcher Impfstoff ist aber nutzlos, er wäre schließlich nur sehr kurze Zeit wirksam und würde den Menschen nur gegen wenige Virusvarianten schützen. Sinnvoll ist diese Strategie deshalb bestenfalls, wenn man eine Vakzine mit einem Gemisch aus den verschiedensten Oberflächenantigenen (und eventuell auch Antigenen gegen den Viruskern) und das von vielen bekannten HIV-Stämmen bildet, so daß eine möglichst breite Immunität entwickelt werden kann. Dabei ist auch denkbar, daß ein solcher HIV-Impfstoff analog der Impfung gegen Grippeviren in regelmäßigen Abständen an neue Virusstrukturen angepaßt werden muß.

Man wird wegen der hohen Variabilität wohl generell dazu übergehen müssen, nicht einzelne, sondern zu unterschiedlichen Konfigurationen zusammenkombinierte Oberflächenantigene des Virus einzusetzen, und zwar solche von möglichst vielen bekannten Virusstämmen. Außerdem werden nicht alleine Virusstrukturproteine der Hülle, sondern auch regulatorische Proteine oder Teile hiervon als Impfstoff getestet. Wichtig ist nur, daß diese Proteine ein, mehrere oder die immundominante T-Zellerkennungsstelle von HIV tragen, die bei allen HIV-Varianten vorhanden ist. Denn man will ja unter anderem die zelluläre Immunantwort stimulieren und diese ist direkt an die T-Zellen gekoppelt. Man versucht dabei, das jeweilige Protein des Virus als Antigen in den Körper einzubringen. Darauf aufbauend soll der Körper eine Immunität entwickeln, und zwar nicht nur humoral, also durch Bildung löslicher Antikörper, sondern auch zellulär, das heißt durch Stimulation von T-Zellen – so die Vorstellungen des Idealfalls.

Ein zentrales Problem der Forscher ist, daß anders als bei den meisten anderen Viruserkrankungen potentielle Impfstoffe gegen HIV nur begrenzt bei Tieren erprobt werden können. Denn es gibt keine Tiere, die an AIDS erkranken. Damit fehlen einfache Tiermodelle zur Testung von Medikamenten und Vakzinen gegen HIV. Lediglich bei Primaten, also verschiedenen Affenarten, ist eine Infektion möglich. Diese Tiere erkranken aber nicht, obwohl sich das Virus in ihnen vermehrt. Deshalb läßt sich der »Impferfolg« nicht daran messen, ob der Ausbruch einer Erkrankung verhindert wird oder nicht. Man kann lediglich überprüfen, ob die Tiere Abwehrkörper produzieren. Unabhängig von der generellen Problematik bei Tierversuchen, kommt bei HIV das Handicap hinzu, daß die Erprobung von Arzneimitteln und damit auch Impfstoffen bei sehr hochstehenden Tierarten wie den Primaten schon wegen der Haltung dieser Versuchstiere extrem kostspielig ist. Zusätzliche Schwierigkeiten ergeben sich, weil es nicht einfach ist, diese Tiere in Gefangenschaft zu züchten. Sie stehen damit für die Erprobung eines Impfstoffs kaum in ausreichender Zahl zur Verfügung.

Leider sind aber noch nicht alle Schwierigkeiten geschildert. Vorausgesetzt, man hat einen potentiellen Impfstoff und testet ihn an einer Reihe von Versuchstieren oder auch freiwilligen Probanden, so wird es sehr schwierig werden, dessen tatsächliche Wirksamkeit zu kontrollieren. Das liegt daran, daß die Inkubationszeit, also die Zeit von der Infektion bis zum Krankheitsausbruch, bei AIDS sehr lang und zudem nicht exakt bekannt ist. So entwickeln einige HIV-Infizierte bereits innerhalb relativ kurzer Zeit erste Symptome der Immunschwäche, bei anderen dauert dies aber länger als zehn Jahre. Damit ergibt sich zwangsläufig für die Erprobung einer HIV-Vakzine eine ausgesprochen lange Testphase – mit ein wesentlicher Grund dafür, daß die Wissenschaftler trotz der fieberhaften Bemühungen noch keinen allgemein anwendbaren Impfstoff vorlegen können. Schließlich kann bei einer theoretischen Inkubationszeit von mehr als zehn Jahren keineswegs nach vier bis fünf Jahren gesagt werden, der Impfstoff schütze den Organismus generell.

Dies und das Fehlen einfacher geeigneter Tiermodelle, aber auch die tödliche Bedrohung der Infektion für Millionen von Menschen, sind der Grund dafür, daß klinische Versuche mit den vorhandenen Impfstoff-Prototypen früher erfolgen, als es sonst üblich ist. Während sonst im Dienste der Arzneimittelsicherheit jedes Medikament und jeder Impfstoff vor der klinischen Prüfung zahlreiche Vorversuche an Tieren und freiwilligen gesunden Probanden absolvieren muß, handhabt man die Testungen beim HIV-Impfstoff großzügiger. Impfversuche werden deshalb – selbstverständlich nur mit ausdrücklicher Genehmigung des Impflings – auch dann unternommen, wenn die Wirksamkeit oder die langfristig anhaltende Wirksamkeit noch nicht sicher bewiesen ist. Schließlich tut angesichts der katastrophal hohen Zahl der Infizierten, insbesondere in der Dritten Welt, Eile not. Und selbst ein Impfstoff, der sich nur zu etwa 60 Prozent als effektiv erweisen sollte, könnte letztlich viele Menschenleben retten.

Geplant ist, ab 1995 mit Impfkampagnen in Uganda, Ruanda, Thailand und Brasilien zu beginnen. Weitere Pilotstudien sind in Zaire

und den USA vorgesehen. Geimpft werden sollen Angehörige von Risikogruppen. Koordiniert wird das Projekt von der Weltgesundheitsorganisation (WHO) in Genf.

≡ Derzeitige Forschungsansätze

Ein Kernproblem bei der Vakzinsuche gegen HIV wurde aber
noch nicht angesprochen: HIV infiziert nämlich direkt Zellen des Immunsystems, also Zellen, die eigentlich zu seiner Bekämpfung wichtig
wären und die man bei der Impfung gezielt zu stimulieren versucht. Aus
dieser Abhängigkeit können letztlich eine ganze Reihe von Handicaps
in der Praxis resultieren: So kann beispielsweise das Antigen möglicherweise an immunkompetente Zellen, wie etwa die T-Zellen, gebunden
werden. Diese könnten damit strukturell verändert werden. Ob das geschieht und was das für den Körper bedeutet, ist noch nicht geklärt.

Die T-Zellen spielen bei der HIV-Infektion eine zentrale Rolle,
und zwar insbesondere die zytotoxischen T-Zellen, die auch als Killerzellen bezeichnet werden. Man unterscheidet bei den T-Zellen entsprechend ihrer Oberflächenantigene generell zwischen CD4-Zellen (Helferzellen) und CD8-Zellen (Killerzellen). Der unterschiedliche Besatz mit
Oberflächenantigenen ist unter anderem für die Wirkung und damit die
Wahl des Impfstoffs entscheidend.

So erreicht man mit einem Totimpfstoff lediglich die CD4-positi-
ven Zellen. Denn diese interagieren mit MHC-Antigenen der Klasse II.
Das sind Antigene, die dem Haupthistokompatibilitätskomplex im Körper angehören. Dessen wichtigste Funktion ist es, zwischen »fremd«
und »selbst«, also zwischen eigenen und fremden Strukturen im Körper
zu unterscheiden. Nur die CD4-positiven Zellen können dabei ein Fremd-
antigen von außen aufladen und an ihrer Oberfläche präsentieren, damit es von den Killerzellen erkannt und angegriffen wird. Um diese
CD8-Population, also die eigentlich gewünschten zytotoxischen T-Zellen, anzusprechen, muß das Antigen dagegen als MHC-I-Antigen prä-
sentiert werden. Das aber passiert nur dann, wenn das Antigen in der
Zelle wirklich verstoffwechselt wird. Beim Lebendvirus ist dies möglich,
beim Totvirus aber nicht.

Die Schwierigkeit läßt sich, so die Hoffnung, aber wahrscheinlich durch einen Trick umgehen: Setzt man nämlich nicht nur Strukturproteine, sondern wegen deren hoher Variabilität auch regulatorische Proteine ein, so könnte das Virus theoretisch in die T-Zelle eindringen und zunächst auch regulatorische Proteine bilden. Diese werden vermutlich mit den MHC-I-Antigenen an die Zelloberfläche transferiert. Die so infizierte Zelle kann dann von den zytotoxischen Killerzellen erkannt und vernichtet werden. Es handelt sich damit quasi um eine therapeutische Impfung, denn man würde praktisch die erste, frühe Infektionsphase nutzen, um anschließend die infizierte Zelle als solche im Körper erkennbar zu machen und vom körpereigenen Abwehrsystem zerstören zu lassen.

Allerdings gibt es auch hierbei eine Hürde: Die Methode funktioniert möglicherweise dann nicht, wenn die Infektion auf »natürlichem Weg«, also über die Schleimhäute erfolgt. Auch in der Haut befinden sich immunkompetente Zellen, die sogenannten Langerhans-Zellen, die Äquivalente der Makrophagen darstellen. Diese Langerhans-Zellen kommen auch in der Schleimhaut vor, sie können HIV-infiziert sein und die Infektion weitertragen. Es könnte somit sein, daß die Immunität zu spät einsetzt und Zellen im Körper verbleiben, die infiziert sind. Damit bestünde trotz Impfung ein dauerhaftes Virusreservoir und die Infektion könnte sich stetig fortsetzen. Die herkömmlichen Versuche haben daher bislang kaum zu überzeugenden Ergebnissen geführt. Dennoch ist die Situation auch bezüglich der Vakzine keineswegs hoffnungslos. Derzeit werden weltweit etwa 30 verschiedene Impfstoff-Prototypen getestet. Die Hoffnung ist groß, daß sich bei den Tests eine Vakzine als sicher und zugleich effektiv erweist.

Jede Impfung – so sie eines Tages möglich sein wird – wird dabei dazu führen, daß auch ein nicht HIV-infizierter Mensch in seinem Körper Antikörper gegen HIV bildet. Schließlich war dies Sinn der »Übung«, denn nur so ist er sicher vor einer Infektion geschützt. Er ist damit nach der Impfung allerdings »HIV-positiv«. Ein gegen HIV-geimpfter Mensch läßt sich deshalb durch das derzeitige diagnostische Verfahren nicht mehr von einem HIV-infizierten Menschen unterscheiden. Das könnte – sicherlich überwindbare – Schwierigkeiten mit sich bringen, und zwar in den Bereichen, in denen man HIV-infizierten Menschen Beschränkungen auferlegt, etwa durch die Einreiseverweigerung in bestimmte Länder, durch Beschränkungen im Versicherungsschutz und ähnliches. Impflinge würden – die derzeitige Regelung und Diagnostik vorausgesetzt – diesen Beschränkungen genauso unterliegen wie HIV-Infizierte.

Die beim Einsatz von Lebend- oder Totviren geschilderte Problematik – nämlich, daß man nicht ausschließen kann, mit der Impfung auch Faktoren des Virus zu übertragen, die sich im Falle einer Infektion möglicherweise fatal erweisen – macht verständlich, daß die Forscher in bezug auf die Vakzine vorwiegend auf die Gentechnologie setzen. Denn nur mit einem technisch hergestellten und damit quasi synthetischen Impfstoff dürfte sich dieses Risiko umgehen lassen. In den verschiedenen Laboratorien werden dabei unterschiedliche Ansätze verfolgt. So wird beispielsweise daran gearbeitet, einen Impfstoff allein auf Basis von bestimmten Hüllproteinen (gp 160 und/oder gp 120) des Virus zu entwickeln. Andere Forscher versuchen, auch Proteine des Viruskerns zu nutzen oder aber beide Möglichkeiten zu einem »Impfcocktail« zu kombinieren. Die Hüllproteine haben zwar eine höhere Antigenität als die Kernproteine, sie unterliegen aber auch eher Mutationen, was sich als Nachteil erweisen könnte. Diese Schwierigkeit umgeht man mit einem Trick: Um die Immunantwort zu verstärken, werden die gentechnisch hergestellten Virusproteine mit stark immunogenen Substanzen, wie zum Beispiel Aluminiumhydroxid, gekoppelt. Der Organismus erkennt diese besser und reagiert schneller und stärker auf den Komplex. Mit solchen Komplexen ist es außerdem möglich, sowohl die humorale als auch die zelluläre Abwehr anzukurbeln – eine wesentliche Grundlage für den Erfolg der Maßnahmen. Denn bei der humoralen Reaktion bildet der Körper spezifische, »neutralisierende« Antikörper, mit denen das Virus regelrecht aus dem Blut abgefangen wird. Bei der zellulären Immunreaktion werden hingegen zytotoxische T-Zellen (Killerzellen) aktiviert. Diese erkennen virusinfizierte Zellen und zerstören sie. Ein erster nach dem oben beschriebenen Prinzip hergestellter gentechnischer Impfstoff, den man auch als Rekombinanten-Impfstoff bezeichnet, ist dabei nach bisherigen Erfahrungen in der Lage, etwa 85 Prozent der bekannten HIV-Isolate zu neutralisieren.

Derzeit laufen Untersuchungen mit verschiedenen Impfstoff-Prototypen bei Primaten. Die Resultate sind, wie Professor Dr. Reinhard Kurth vom Paul-Ehrlich-Institut in Langen kommentierte, hoffnungsvoll. In den ersten Untersuchungen beim Menschen hat sich nämlich ergeben, daß der Organismus auf verschiedene Impfstoffe tatsächlich mit Antworten des Immunsystems reagiert. Ob diese ausreichen, den Betroffenen vor einer HIV-Infektion zu schützen, muß nun in nachfolgenden klinischen Studien, die seit Mitte 1992 laufen, überprüft werden, was allerdings einige Jahre in Anspruch nehmen kann.

Bei einem anderen Forschungsansatz versucht man, gentechnisch hergestellte HIV-Hüllproteine in das harmlose Impfvirus »Vaccinia«, mit dem man früher gegen Pocken impfte, zu integrieren. Vaccinia soll dabei als eine Art Trojanisches Pferd fungieren, mit dem das HIV-Antigen in den Körper eingeschleust wird. Man spricht von einem Vaccinia-Rekombinaten- oder auch einem Hybrid-Impfstoff. Erste Untersuchungen bei freiwilligen Versuchspersonen zeigten dabei, daß das Immunsystem durchaus auf diesen Impfstoff-Prototyp anspricht – leider aber nicht in dem erhofften Ausmaß. Erst mit Auffrischimpfungen konnte sowohl eine humorale wie auch eine zelluläre Immunreaktion provoziert werden. Das »Anspringen« beider Abwehrmechanismen ist jedoch – wie bereits beschrieben – für den Gesamterfolg von großer Bedeutung. Als Trojanisches Pferd wurden inzwischen auch Herpes- und Adeno-Viren getestet, bisher aber leider ohne ersichtlichen andauernden Erfolg.

Andere Wissenschaftler setzen dagegen zur Prophylaxe der HIV-Infektion auf die Verabreichung spezieller Antikörper. Es wurden inzwischen monoklonale Antikörper entwickelt, die sehr spezifisch gegen Hüllproteine von HIV gerichtet sind. Die bisherigen Erfahrungen: Werden diese Antikörper einem Schimpansen 24 Stunden vor einer Infektion mit HIV-Stämmen injiziert, so bleibt das Tier seronegativ, das heißt es wird nicht wie das infizierte Kontrolltier »HIV-positiv«. Bei dem immunisierten Tier ließen sich außerdem keine viralen DNA im Genom nachweisen. In einem zweiten Versuch injizierten die amerikanischen Forscher, die diesen neuen Ansatz verfolgen, die monoklonalen Antikörper zehn Minuten nach der Infektion mit HIV. Das Ergebnis: Auch dieses Tier zeigte keine Serokonversion. Beim Kontrolltier wurde eine solche jedoch nach acht Wochen registriert. Die Forscher hoffen, eine Möglichkeit gefunden zu haben, mit der sich HIV kurz vor oder sogar kurz nach der Infektion effektiv vorbeugen läßt. Allerdings handelt es sich bisher nur um Einzelbeobachtungen beim Tier.

An der Medizinischen Hochschule Hannover hat man ähnlich gute Ergebnisse mit der Injektion Maus-monoklonaler Antikörper bei asymptomatischen HIV-Infizierten erzielt. Der Antikörper imitiert die Struktur des HIV-Hüllproteins und bewirkt so in einer Kreuzreaktion eine Immunantwort gegen virale Strukturen. Erste Tests mit 12 freiwilligen Personen zeigten dabei, daß es durch die Impfung nicht zu einer Zunahme der Virenkonzentration im Serum kommt. Vielmehr wurde innerhalb eines Jahres zumindest vorübergehend ein Anstieg der Zahl der T-Helferzellen ermittelt. Dies kommt einer aktiven Stimulation des Immunsystems gleich. Man hofft nun, durch Auffrischimpfungen einen solchen Anstieg auf Dauer erhalten zu können.

Da das virale Genom verschiedener HIV-Isolate bekannt ist, besteht auch die Möglichkeit, Impfstoffe aus synthetischen Peptiden herzustellen. Bei der Hepatitis A und auch bei der Maul- und Klauenseuche konnte gezeigt werden, daß eine solche Impfstoffentwicklung realistisch ist. Peptide, die entsprechend den Erkennungsstellen (Epitopen) auf einem Virusprotein erzeugt werden, stimulierten im Impfling die Bildung neutralisierender Antikörper und führten zur Ausbildung einer Immunität. Die zelluläre Immunantwort wird aber so nicht induziert. Auch bleibt abzuwarten, ob es tatsächlich gelingt, solche Epitope im HI-Virus zu identifizieren und entsprechende Peptide zu synthetisieren.

Schließlich verfolgen die Forscher noch einen weiteren Ansatz: die Immunisierung mit sogenannten Anti-Idiotyp-Antikörpern. Als Idiotyp bezeichnet man generell die variable Region eines Antikörpers, die für eine bestimmte Erkennungsstruktur (Epitop) auf einem Antigen typisch ist. Gegen diesen Idiotyp können Antikörper gebildet werden, man spricht dann vom Anti-Idiotyp. Es entspricht im wesentlichen dem Bild des ursprünglichen Epitops auf dem Antigen. Statt dieses ursprünglichen Antigens erfolgt die Immunisierung dann mit dem »nachgebauten« Anti-Idiotyp-Antikörper. Allerdings ist es schwierig, solche Verbindungen in ausreichender Menge herzustellen. Auch weitere Fragen zu diesem Forschungsansatz sind noch ungelöst. So befürchten Wissenschaftler wie Professor Kurth, daß es möglicherweise zu Sensibilisierungen und zu allergischen Reaktionen kommen kann, was die Anwendung eines solchen Impfstoffs erheblich beschränken könnte.

Die konventionellen Wege, Medikamente und auch Impfstoffe gegen HIV zu entwickeln, haben zwar nicht versagt, überzeugende Erfolge haben sie jedoch bislang auch noch nicht erbracht. Mehr und mehr Wissenschaftler versuchen deshalb, über völlig neue, noch unkonventionelle Wege zum Ziel zu gelangen.

Einer dieser unkonventionellen Wege besteht darin, die Prinzipien von Therapie und Vorbeugung miteinander zu verknüpfen und quasi den Menschen nach der Infektion zu impfen. Das Ziel eines solchen – es mag vordergründig sinnlos erscheinen – Vorgehens: Durch die Verabreichung spezifischer Antigene soll die Immunantwort nach bereits eingetretener Infektion stimuliert und die HIV-spezifische Immunreaktion forciert werden. Man könnte damit, so die Vorstellung, ähnlich wie bei der Tollwut-»Impfung«, die Situation nutzen, daß das Virus sich zwar bereits im Körper befindet, aber noch Zeit benötigt, »seine« Zielzellen zu finden, in sie einzudringen und ihnen seinen »Willen« aufzuzwingen. Die Zeitspanne, die für diesen Prozeß erforderlich ist, könnte möglicherweise genutzt werden, um das noch intakte Immunsystem durch den direkten Antigenkontakt »auf Vordermann« zu bringen. Nach dem gleichen Prinzip fungieren auch die bereits vorgestellten Versuche der Impfstoffentwicklung über Maus-monoklonale Antikörper.

Bei 30 freiwilligen HIV-Infizierten, die sich mit solchen Testvakzinen impfen ließen, reagierten 19 mit einer ermutigenden Ankurbelung der Immunreaktionen. Nach zehn Monaten war bei diesen sogenannten Respondern, bei denen das Immunsystem auf den »Impfreiz« geantwortet hatte, die Zahl der CD4-Zellen unverändert. Bei den Non-Respondern wurde parallel dazu ein deutlicher Abfall der CD4-Zellen, Zeichen einer ersten Schädigung des Immunsystems, registriert. Das macht deutlich, daß sich eine solche »Postinfektionsimpfung«, wenn nicht als vorbeugend, so doch als therapeutisch hilfreich erweisen könnte.

Allerdings handelt es sich nach wie vor um Einzelbeobachtungen, eine abschließende Bewertung dieses Verfahrens ist noch nicht möglich.

≡   Den Viren den Garaus machen? – Zukunftsaspekte

Da verschiedene Viren auch nach dem »Ausheilen« einer akuten Infektion in den Zellen inaktiviert verbleiben und unter Umständen wie beim HI-Virus sogar in das menschliche Erbgut eingebaut werden, sucht man inzwischen auch nach völlig neuen Wegen, diese Erreger unschädlich zu machen: Man denkt in Forscherkreisen hier auch über eine Gentherapie als Behandlungsmöglichkeit nach. Durch eine solche Gentherapie, die im folgenden als denkbare Zukunftsperspektive geschildert werden soll, wird es nicht möglich sein, das Virus wieder aus dem Körper zu entfernen. Aber man könnte durchaus Möglichkeiten entwickeln, mit denen verhindert wird, daß das virale Genom zur Expression kommt, also daß sich das Virus vermehrt und weiter im Organismus ausbreitet und auch andere Körperzellen (und später auch andere Organismen, das heißt weitere Menschen) befällt.

Die erste Möglichkeit wäre das Abschalten der viralen Gene in der lebenden Zelle. Das funktioniert theoretisch folgendermaßen: Man bringt ein anderes Gen in das Genom ein, welches dann dafür sorgt, daß bestimmte Gene – und zwar gezielt diejenigen der Viren – blockiert werden. Das Problem ist nur, wie bekommt man das Gen an die richtige Stelle? Hier versuchen die Forscher verschiedene Trägersubstanzen, sogenannte Vektoren, zu finden oder zu entwickeln, die das Gen gezielt an den gewünschten Ort transportieren.

Das beschriebene Verfahren ist derzeit noch reine Zukunftsmusik, allerdings ist es denkbar, und an seiner Entwicklung wird gearbeitet. Dabei gibt es zwangsläufig noch viele ungelöste Fragen. So weiß man nicht, mit welchen Nebenwirkungen bei einer solchen Gentherapie gerechnet werden muß: Ob man beispielsweise die Entstehung von Tumoren forciert, ob das Gen auch an der falschen Stelle ins Genom eingebaut werden kann oder ob dann mit erheblichen Schäden für die Zelle und damit auch für den ganzen Organismus zu rechnen ist? Man weiß außerdem nicht, ob das Gen stabil eingebaut werden und seine Funktion langfristig ausüben kann. Und man kann die Methode selbstverständlich nicht so ohne weiteres am Menschen erproben und weiß damit letztlich nicht, ob sie sich als effizient erweisen wird.

Auf einem anderen Gebiet wurde eine solche Gentherapie bereits am Menschen praktiziert: So weiß man inzwischen, daß bestimmte

Erkrankungen, die mit einem Enzymdefekt einhergehen, wie die sogenannte ADA (Adenosindeaminase-Insuffizienz), mit einer Gentherapie
angegangen werden können. Man versucht dabei wiederum, über einen
Vektor ein bestimmtes Gen, das für die Produktion eines bestimmten
Enzyms verantwortlich ist, in das menschliche Genom einzubringen. Erste Versuche am Menschen, die in Amerika durchgeführt wurden, zeigten jedoch bisher keine überzeugenden, langfristig anhaltenden Erfolge.

Ein weiterer Ansatzpunkt für eine Gentherapie besteht darin,
über verschiedene andere Wege zu versuchen, das virale Genom zu inak-
tivieren. So wäre es zum Beispiel denkbar, daß man anstatt der üblichen
Doppelhelix im Genom an bestimmten Stellen eine dreifache, also eine
Triple-Helix ausbildet, also praktisch die Ausbildung eines dritten DNA-
Strangs provoziert. Dieser sollte das Ablesen der Doppel-Helix und die
Hybridisierung mit neuentstehender RNA verhindern und zwar so, daß
die Transkription unterbunden wird. Denkbar ist es darüberhinaus,
durch ähnliche strukturelle Veränderungen in der betroffenen Zelle die
Weiterverarbeitung der RNA und die nachfolgende Proteinsynthese zu
verhindern und somit letztlich das Funktionieren des viralen Gens zu
blockieren.

Damit sind allerdings die denkbaren Möglichkeiten noch
längst nicht ausgereizt. So brüten Wissenschaftler auch über dem Problem, ob sich denn nicht die DNA in bestimmten Bereichen – und hier
meinen sie die Regionen der viralen Gene – in ihrer Struktur derart verändern lasse, daß sie praktisch ein peptidisches »Rückgrat« bildet.
Bringt man eine solche DNA mit peptidischem Rückgrat in die Zelle ein,
so könnte sie möglicherweise den *normalen DNA-Strang* verdrängen.
Denn die Bindungsaffinität zum *viralen DNA-Strang* scheint relativ
hoch zu sein. Man bringt dabei praktisch »PNA« (Peptidische Nukleinsäure) statt DNA ein, diese wird an der normalen viralen DNA gebunden, und letztere kann nicht mehr ordnungsgemäß abgelesen werden.
Ein solches Vorgehen wäre ohne speziellen Vektor möglich.

Dennoch wird derzeit das Vektorsystem allgemein favorisiert,
man verspricht sich von ihm die größten Erfolge. Dabei nutzt man gezielt ein Vehikel, um das gewünschte Gen in die Zelle und das Genom einzubringen. Das Problem besteht nun darin, bei einer bestimmten Infektionskrankheit, wie der HIV-Infektion, einen solchen Vektor zu finden,

der gezielt die infizierten Zellen aufsucht und das Gen dort ins Genom einschleust. Was liegt näher, als dies mit einer Struktur zu versuchen, die auch im Normalfall genau jenen Weg einschlägt: das Retrovirus selbst.

So paradox sich dies anhört, die Wissenschaftler versuchen tatsächlich, auf diese Weise das Virus mit seinen eigenen Waffen zu schlagen: Denn für den Infektionsweg und das Aufsuchen bestimmter zu infizierender Körperzellen ist die Virushülle mit ihren Oberflächenstrukturen maßgeblich verantwortlich. Es ist also logisch, sich einer Virushülle zu bedienen, diese vom viralen Genom zu befreien, das Virus somit unschädlich zu machen und die erhaltene Hülle mit einem neuen Gen zu beladen.

Diesen Komplex kann man dann auf die Reise durch den menschlichen Körper schicken, und er wird – dank der Verpackung Virushülle – eben jenen Weg gehen und jene Zellen aufsuchen, die das »normale« Virus auch verfolgt hätte. Geht die Rechnung auf, so hätte man das Virus nach dem Prinzip des Trojanischen Pferdes geschickt an der Nase herumgeführt.

Selbstverständlich ist jede Praxis schwieriger als die reine Theorie, und so ließ sich das geschilderte Konzept bislang noch nicht ansatzweise umsetzen, so überzeugend es sich auch anhören mag. Neben technischen Schwierigkeiten bei der Präparation und Entschärfung von Virushüllen und Genen, die eingeschleust werden sollen, stehen dem Verfahren weitere Bedenken im Wege: So dürften die Patienten, die schon HIV-infiziert sind, das Virus in verschiedenen Körperregionen in sich tragen, und die Infektion selbst ist wahrscheinlich schnell über das Anfangsstadium hinaus fortgeschritten, und zwar selbst dann, wenn noch keine Krankheitssymptome auftreten.

Ob die Vektoren tatsächlich alle infizierten Zellen erreichen werden – sie können sich ja nicht wie das Virus vermehren –, ist höchst fraglich. Und daß sie all die Orte und Organe, in denen sich infizierte Zellen nach einiger Zeit aufhalten, von der Milz über die Leber bis zum Gehirn, Knochen und Knochenmark, tatsächlich aufsuchen werden, ist bei dem geschilderten Konzept auch nicht zu erwarten. Dazu bräuchte man einen Vektor, der zuverlässig alle Zellen befällt.

Aber an solchen und ähnlichen Ideen und Konzepten wird derzeit sowohl in den Forschungsinstituten wie an den Hochschulen gearbeitet. Das Beispiel AIDS zeigt deshalb unter anderem auch, wie sich Forschung und Fortschritt entwickeln, wie mühsam oft der Weg zum Erfolg ist und wie unkonventionell zum Teil die einzelnen Stufen der Entwicklung sind, die beschritten werden müssen.

Infektionskrankheiten – gestern, heute, morgen

Lange Jahre herrschte die Meinung vor, man habe die Infektionskrankheiten nun endlich im Griff. Die Erfolge von Impfkampagnen, die verbesserte individuelle Hygiene, die Verfügbarkeit wirkungsvoller Arzneimittel wie der Antibiotika und auch die ersten virostatischen Medikamente ließen diesen falschen Glauben aufkommen und wiegten zumindest die Industrienationen in einer trügerischen Sicherheit.

AIDS, aber auch andere neu aufgetretenen oder im Gefolge von AIDS wieder aufgetretenen Erkrankungen, wie die Tuberkulose, haben uns inzwischen eines Besseren belehrt. Dabei geht es keineswegs immer um die Frage von Leben oder Tod. Denn es darf nicht vergessen werden, daß Virusinfektionen der öffentlichen Hand durch die enorm hohe Zahl an Krankheitsfällen immense Kosten aufbürden. Diese betreffen zum einen die direkten Behandlungskosten bei der Therapie der Symptome und zum anderen indirekte Kosten, die durch die verlorenen Arbeitstage und damit den Verlust an Produktivität entstehen. Davon abgesehen bedeuten viele Erkrankungen, wie etwa die chronische Hepatitis oder auch die HIV-Infektion, für die Betroffenen meist einen schicksalsschweren Schlag und eine enorme psychische Belastung.

Für das Neuauftreten und das Wiederaufflackern von Seuchen und Endemien gibt es im wesentlichen zwei Gründe: Es ist dies zum einen das Verhalten der Menschen selbst. Denn weil viele Infektionskrankheiten ihren Schrecken verloren haben, werden die verfügbaren Schutzmöglichkeiten oft aus Sorglosigkeit nicht genutzt. Das veränderte Verhalten des modernen Menschen und hier vor allem die allgemein gestiegene Reisefreudigkeit, aber auch die verstärkten internationalen Handelsbeziehungen öffnen außerdem Erregern, die hierzulande bereits als ausgerottet galten, im wahrsten Sinne des Wortes Tür und Tor. Sie können sich erneut ausbreiten – und dies um so leichter, da sie vermehrt auf Menschen treffen, die keine Immunität besitzen. Hinzu kommt, daß dank der modernen Medizin viele Menschen mit schweren Erkrankungen heutzutage sehr viel länger als früher überleben können. Das ist zum Beispiel bei Krebserkrankungen der Fall, aber auch bei allen Krankheiten, die mit einer Organtransplantation verbunden sind. Der Preis für das längere Leben ist meist eine sehr aggressive Behandlung, die das Immunsystem der Betroffenen erheblich schwächt. Die Folge: Die Menschen sind zwangsläufig anfälliger gegen Infektionen, und die Erreger finden einen fruchtbaren Boden für ihre Vermehrung und Verbreitung.

Ein weiterer Grund liegt in der Natur der infektiösen Erreger, die es über Jahrzehnte und Jahrhunderte hervorragend geschafft haben, sich immer wieder an veränderte Lebens- und Verbreitungsbedingungen anzupassen. Dies betrifft fast gleichermaßen Parasiten, Bakterien wie auch die Viren. Denn durch klassische genetische Veränderungen wie Mutationen können sehr viele Erreger und speziell die Viren ihr Aussehen und ihre Struktur ändern und so den vom Körper aufgebauten Mechanismen der Abwehr entgehen – zumindest zeitweise und zwar so lange, bis der Körper auch eine Immunität gegen die »neuen« Viren aufgebaut hat. Viele Viren können zusätzlich Teile ihrer Gene austauschen. Die auftretenden Veränderungen können die Infektiosität erhöhen oder auch verringern, sie können zur Folge haben, daß die Menschen durch die Infektion mehr oder weniger stark krank werden. Letzteres kann übrigens für das Virus von Vorteil sein, denn dieses sollte seinen Wirt möglichst nicht töten, da es sich dann nicht mehr mit seiner Hilfe vermehren kann. Schließlich sagt schon der Volksmund: »Wer die Kuh melken will, darf sie nicht schlachten«.

Die Erreger sind außerdem – so muß man es ihnen logischerweise unterstellen – bestrebt, einen bestimmten und damit begrenzten »Wirtskreis« zu verlassen und neue Personen- oder auch Tiergruppen zu infizieren. Nur so läßt sich ihre weitere Verbreitung und Vermehrung sicherstellen. Deshalb dürften aus Sicht der Evolution all jene Veränderungen von Vorteil sein, mit denen den Keimen die Möglichkeit verliehen wird, ihr »Wirtsspektrum« zu erweitern. Die Fähigkeit eines Erregers, seinen natürlichen Wirt zu verlassen und sich auch in einem anderen Organismus fortpflanzen zu können, schafft ihm gänzlich neue Vermehrungsmöglichkeiten und damit einen enormen Vorteil. Nach Ansicht von Professor Kurth dürfte dies sogar der hauptsächliche Mechanismus für das Auftreten neuer viraler Erkrankungen beim Menschen, aber auch bei Tieren darstellen. So könnte zum Beispiel auch AIDS durch einen Spezieswechsel des SI-Virus bei Affen hervorgerufen worden sein. Doch dies ist eine Hypothese, sicher belegen läßt sich eine solche Theorie kaum, und sie ist auch unter den Experten nicht unumstritten.

Klar aber ist, daß die Viren hervorragende Fähigkeiten und Möglichkeiten besitzen, sich veränderten Gegebenheiten anzupassen und diese sogar zu ihrem Vorteil zu nutzen. Es ist daher auch für die Zukunft durchaus mit dem Auftreten neuer viraler Infektionskrankheiten zu rechnen. Wir haben die Viren unterschätzt, sie sind »klüger« und »geschickter«, als man lange Zeit geglaubt hat. Sie schaffen es deshalb auch immer wieder, den Strategien der Wissenschaftler zu entkommen, ihre Therapie- und Prophylaxeversuche zu unterlaufen. Das hat das Beispiel AIDS sehr dramatisch gezeigt. Es hat ferner gezeigt, daß wir die Viren wie auch andere Krankheitserreger sehr ernst nehmen müssen und beim Neuauftreten virusbedingter Erkrankungen zukünftig sehr schnell reagieren sollten. Nur so kann letzten Endes – so die Hoffnung aller Beteiligten – der Homo sapiens Sieger im Kampf gegen die Viren bleiben.

Der Kampf gilt derzeit in erster Linie den HI-Viren, und an einem Sieg wird ernstlich nicht mehr gezweifelt. Man wird lernen, mit diesem Erreger »fertig« zu werden. Denn daß es früher oder später eine effektive Behandlungsmöglichkeit und einen Impfstoff gegen HIV geben wird, daran zweifelt heute kaum noch jemand. Die Frage ist lediglich, wann wir über diese Möglichkeiten verfügen werden. Und die Zeit drängt, da schon heute für eine unendlich große Zahl von Betroffenen jede Hilfe zu spät kommt. Die Wissenschaftler selbst stehen dabei vor ähnlichen Problemen wie die Pionier-Infektiologen Robert Koch, Paul Ehrlich oder Emil von Behring. Daß es einen Weg aus dem Dilemma gibt, davon sind sie fest überzeugt. Den richtigen Weg zu finden, unkonventionelle Strategien zu entdecken, den Mut zu neuen Versuchen nicht zu verlieren, das ist die Herausforderung, vor die uns HI-Viren (und potentielle neue Erreger, an die wir heute nicht einmal denken) stellen – sicherlich eine der größten, derzeit sich abzeichnenden Herausforderungen für Forschung und Medizin des 21. Jahrhunderts.

Diese Herausforderung ist vermutlich noch weitaus größer, als es auf den ersten Blick den Anschein hat. Denn Viren spielen in unserem Leben und ganz besonders im Leben der Wissenschaftler von heute und derjenigen von morgen längst nicht mehr nur die Rolle von Krankheitserregern. Sie bieten sich vielmehr als Werkzeuge an. Denn sie können die genetische Information aufschneiden, sich selbst einbringen, genetisches Material aus der Wirtszelle aufnehmen und in eine andere Zelle übertragen. Sie können somit – wie bei den Bakteriophagen geschildert – als Vehikel eingesetzt, genetische Information von einem auf den anderen Organismus transferieren.

Die Viren selbst sind schließlich kaum mehr als genetisches Material, das nach einem raffinierten Plan zwischen Zellen ausgetauscht wird und sich dabei hemmungslos vermehrt. Nicht zuletzt dank der Viren haben die Genetiker gelernt, mit den Erbinformationen leichter umzugehen. Auch sie können heute DNA schneiden, in Viren oder Phagen einbringen und auf andere Organismen übertragen. Sie haben somit gelernt, die Gene zu manipulieren. Mit diesem Schritt der Wissenschaft sind wir praktisch schon in die Evolution, die in ihrer Jahrtausende währenden Arbeit den Menschen in der derzeitigen Form hervorgebracht hat, eingebrochen und können sie direkt beeinflussen.

Mit den geschilderten Möglichkeiten der Gentherapie ist es dabei längst nicht mehr nur möglich zu versuchen, neue Therapiestrategien gegen Virusinfektionen wie die HIV-Infektion zu kreieren. Das Prinzip der »Genverschleppung per Virus« kann selbstverständlich auch zur Behandlung anderer Erkrankungen, mit denen die Viren primär nichts zu tun haben, angewandt werden. So lassen sich bereits heute bestimmte Gene in die verschiedensten Zellen einschleusen und dort auch aktivieren. Eine solche Gentherapie erlaubt beispielsweise eine effektive Behandlung von Erkrankungen, die mit einem Gendefekt einhergehen und bislang einer effektiven Therapie kaum zugänglich waren. Schließlich kann das defekte Gen in der Zelle durch eine Kopie eines intakten Gens, die zum Beispiel über ein Virus oder eine Virushülle eingeschleust wurde, ersetzt werden. Selbst vor dem Gehirn brauchen die Wissenschaftler dabei nicht haltzumachen. Erkältungsviren, die Adenoviren, eignen sich beispielsweise nach neuesten Erkenntnissen hervorragend für einen Gentransfer in Gehirnzellen. Wie eine Fähre transportieren sie bestimmte Gene von einem Ort A zum Ort B, um sie dort wieder abzuladen.

Die Viren und das, was wir heute über sie wissen, eröffnen somit der Medizin der Zukunft völlig neue Chancen, vermutlich aber auch völlig neue Risiken! Deren Ausmaß läßt sich bestenfalls erahnen. Mit den neuen Möglichkeiten nur mit der gebotenen Vorsicht und Sorgfalt umzugehen, die Chancen zu nutzen und die Risiken zu minimieren, das wird die eigentliche Herausforderung sein, vor die letztlich das Prinzip »Virus« die Wissenschaft des 21. Jahrhunderts stellt.

Viren von A bis Z

Aciclovir
Medikament zur Behandlung
von Herpes-Infektionen

AIDS
Abkürzung des englischen »Acquired Immune Deficiency Syndrom«, ins Deutsche übersetzt »erworbene Immunschwäche-Krankheit«

Antisense-RNA
gegenläufige RNA, welche die Nukleinsäuren des Virus quasi neutralisieren soll

ARC
Abkürzung des englischen »AIDS-related-Complex«, Krankheitsstadium der HIV-Infektion; gilt als Vorstadium zu AIDS

Andocken
Anheften des Virus an die Oberfläche der Wirtszelle

Antibiotika
Arzneimittel, die das Wachstum von Bakterien hemmen bzw. diese abtöten

Antigen
Struktur, die der Körper als fremd erkennt und auf die er mit einer Immunreaktion reagiert (z. B. Viren, Bakterien oder Pilze)

Antigenwandel
Auftreten völlig neuer Virus-Untergruppen innerhalb von Jahren und Jahrzehnten

Antigenshift
geringfügige Änderung der viralen Antigene

Antikörper
Eiweißstoffe, die beim Kontakt von B-Lymphozyten mit einem Fremdstoff, wie etwa einem Infektionserreger, gebildet werden, um diesen zu zerstören; Teile des humoralen Immunsystems

Attenuierung
Abschwächung der Virulenz von Krankheitserregern, wobei allerdings die antigenen Eigenschaften beibehalten werden

Autoimmunerkrankung
Krankheit, bei der das Immunsystem körpereigene Strukturen attackiert und zerstört

AZT
Azidothymidin, alter Name des Virostatikums Zidovudin; erstes Medikament, das beim Menschen die Vermehrung von HIV im Körper hemmte

B-Lymphozyten
Zellen des Immunsystems (weiße Blutkörperchen), die vor allem für die humoralen Abwehrmechanismen und die Bildung von Antikörpern verantwortlich sind

B-Zellen
siehe B-Lymphozyten

Bakteriophagen
Viren, die Bakterien befallen

Bovine Spongioforme Enzephalopathie
siehe BSE

BSE
Rinderwahnsinn, im Fachterminus: Bovine spongioforme Enzephalopathie, Veränderungen des Gehirns bei Rindern, die vermutlich durch langsame Viren ausgelöst sind und immer mit dem Tod des Tieres enden

Core
Viruskern

DDC
Dideoxycytidin, Medikament, das zur Behandlung von HIV eingesetzt wird

DDI
Dideoxyinosin, Medikament, das zur Behandlung von HIV eingesetzt wird

Desoxyribonukleinsäure
siehe DNA

Diabetes mellitus
Zuckerkrankheit, Störung des Zuckerstoffwechsels

Dideoxycytidin
siehe DDC

Dideoxyinosin
siehe DDI

DNA
eine Nukleinsäure und damit Träger der Erbinformation

DNA-Viren
Viren, die DNA als Träger der Erbinformation enthalten

Endozytose
Aufnahme des Virus oder anderer Partikel in die Zelle

Enteroviren
Viren, die vor allem den Magen-Darm-Trakt befallen

Envelope
Virushülle

Enzyme
Eiweißverbindungen, die chemische Vorgänge im Körper beschleunigen

Epidemiologie
Lehre von der Verbreitung von Krankheiten

Epstein-Barr-Viren
Viren aus der Gruppe der Herpes-Viren, die unter anderem beim Pfeifferschen Drüsenfieber beteiligt sein können

Exozytose
Ausschleusung des Virus oder anderer Partikel aus der Zelle heraus

FSME
Frühsommer-Meningoenzephalitis, Viruserkrankung, die insbesondere im frühen Sommer durch den Biß einer Zecke auf den Menschen übertragen wird und sich vor allem durch eine Hirnhautentzündung äußert

Freßzellen
siehe Makrophagen

Frühsommer-Meningoenzephalitis
siehe FSME

Gastroenteritis
Magen-Darm-Grippe

Genom
Fachbegriff für die Erbanlagen

Gentherapie
Behandlungsform, bei der durch eine Veränderung der Gene eine Heilung oder Besserung einer Erkrankung erzielt werden soll

Gürtelrose
Infektion durch Varizella-Zoster-Viren

Haupthistokompatibilitätskomplex
siehe MHC

Helferzellen
bestimmte Untergruppe der T-Lymphozyten

Helix
geometrische, schraubenförmige Anordnung

Hepatitis
medizinischer Fachbegriff für eine Leberentzündung

Herpes labialis
schmerzhafte Bläschen im Bereich der Lippen, die durch Herpes-Viren hervorgerufen werden

Herpes genitalis
schmerzhafte Bläschen in der Genitalregion, die durch Herpes-Viren hervorgerufen werden

HIV
Humanes Immundefizienz-Virus, Erreger von AIDS

Ikosaeder
geometrischer Körper mit 20 Flächen

Immunglobuline
Antikörper, die entsprechend ihrem Aufbau in fünf Gruppen unterschieden werden

Immunisierung
Prozeß, bei dem der Körper gegen bestimmte Krankheitserreger immun wird, entweder durch das Überstehen der Erkrankung selbst oder aber durch eine Impfung

Impfung
Konfrontation des Körpers mit abgeschwächten oder auch abgetöteten Keimen zur Stimulation des Immunsystems mit dem Ziel der Immunisierung

Infektion
Übertragung von Krankheitskeimen von einem Organismus auf einen anderen

Influenza
Fachausdruck für die Grippe

Inkubationszeit
Zeit von der Infektion bis zum Auftreten erster Krankheitszeichen

Interferone
körpereigene Botenstoffe, die auch Funktionen im Rahmen der Immunabwehr haben

Kaposi-Sarkom
Tumor, der oft in Verbindung mit AIDS auftritt

Kapsid
Teil des Virus, Proteinmantel

Kapsomeren
einzelne Untereinheiten des
Proteinmantels bei Viren

Killerzellen
bestimmte Untergruppe der
T-Lymphozyten

Komplementsystem
Teil des Immunsystems, das an
der Steuerung der Immunantwort maßgeblich beteiligt ist

Kondylome
Genitalwarzen, hervorgerufen
durch Papillomaviren

Latenz
Viren sind im Körper vorhanden, ohne daß es Krankheitszeichen gibt

Leberzirrhose
chronische Lebererkrankung,
bei der es zur Zerstörung der Leberzellen kommt

Lymphadenopathie-Syndrom
erstes Krankheitsstadium der
AIDS-Infektion, bei dem die
Lymphknotenschwellung im
Vordergrund steht

Lysieren
auflösen

Makrophagen
Freßzellen, gehören zu den weißen Blutzellen und haben wichtige Funktionen bei der Immunabwehr

Masern
Viruserkrankung, die vor allem
durch den charakteristischen
Hautausschlag bekannt ist

Membranfusion
das Verschmelzen zweier ursprünglich separater Membranen

Meningitis
Gehirnhautentzündung

MHC
Abkürzung des englischen »Major Histocompatibility Complex«, zu deutsch »Haupthistokompatibilitätskomplex«; Gen-
konstellation, welche die Erkennung von Selbst und Fremd im
Körper und damit auch die Gewebeverträglichkeit steuert,
wird deshalb auch als »Gewebe-
verträglichkeitskomplex« bezeichnet

Mitochondrien
Teile der Zelle, die für die Energieproduktion verantwortlich
sind

Müdigkeitssyndrom, chronisches
Erkrankung, die mit unnatürli-
cher, anhaltender Müdigkeit einhergeht und bei der unter anderem auch Viren als Auslöser vermutet werden

Mumps
auch Ziegenpeter genannt, Infektionskrankheit, bei der Viren
die Speicheldrüsen anschwellen
lassen

Mutation
Veränderung des Erbmaterials

Nukleinsäuren
Grundbausteine des Erbmaterials

Nukleosidanaloga
Abkömmlinge natürlicher Bausteine von Nukleinsäuren, auf die man große Hoffnungen als Medikamente gegen Viruserkrankungen setzt

Onkogene
Gene, die bei der Krebsentstehung eine Rolle spielen

Onkoviren
Viren, die bei der Krebsentstehung eine Rolle spielen

Papillomaviren
Virengruppe, die mit verschiedenen Warzenformen und auch mit Krebserkrankungen in Verbindung steht

PCR
Abkürzung für »Polymerase-Chain-Reaction«, zu deutsch »Polymerase-Kettenreaktion«, eine Nachweismethode für geringste Mengen genetischen Materials (z. B. von Viren)

Penetration
Eindringen des Virus in die Wirtszelle

Perinatal
Zeit kurz vor, während und kurz nach der Geburt

Persistenz
Fachbegriff für das Überleben von Viren in den Erbanlagen des Wirtes

Pfeiffersches Drüsenfieber
weltweit verbreitete Infektionskrankheit, die mit einer Schwellung der Halslymphknoten einhergeht und bei der Epstein-Barr-Viren eine Rolle spielen

Placebo
wirkungsloses Scheinpräparat

Plasmazelle
aktivierte B-Zelle, die Antikörper produziert

Pneumocystis carinii
Parasit, der bei immungeschwächten Menschen lebensbedrohliche Lungenentzündungen verursachen kann

Polio
siehe Poliomyelitis

Poliomyelitis
medizinischer Fachbegriff für die Kinderlähmung

Polyeder
geometrischer Körper, Vielflächner

Polymerase-Kettenreaktion
siehe PCR

Prion
»proteinaceus infectious particle«, Eiweißverbindung, die wahrscheinlich infektiös ist

Pro-Virus
erste Übersetzung von RNA-
Viren in DNA

Resistenz
Überempfindlichkeit eines ursprünglich empfindlichen
Krankheitserregers gegen ein
bestimmtes Medikament

Retroviren
Virusfamilie, gehören zu den
RNA-Viren und sind unter anderem für die HIV-Infektion verantwortlich

Reverse Transkriptase
spezielles Enzym, das für die
Übersetzung von RNA in DNA
verantwortlich ist

Rezeptor
Struktur auf der Zelloberfläche,
an der sich zum Beispiel Erreger, Antikörper oder Arzneimittel anheften können

Rezidiv
Fachausdruck für Krankheits-
Rückfall

Rhinoviren
typische Erreger von Erkältungskrankheiten

Ribavirin
Nukleosidanalogon, das bei der
Behandlung der Influenza einge-
setzt wird

Ribonukleinsäure
siehe RNA

Rinderwahnsinn
siehe BSE

RNA
eine Nukleinsäure und damit
Träger der Erbinformation

RNA-Viren
Viren, die RNA als Nukleinsäure enthalten

Röteln
Virusinfektion mit charakteristi-
schem Hautausschlag

Röteln-Embryopathie
Schädigung des Kindes durch
eine Rötelninfektion der Mutter
während der Schwangerschaft

Scrapie
Kratzkrankheit beim Schaf,
steht vermutlich mit langsamen
Viren und mit der BSE in Beziehung

Slow-Virus-Disease
Infektion mit »langsamen« Viren, zwischen der Infektion und
den ersten Krankheitszeichen
können Jahre oder sogar Jahrzehnte liegen

SSPE
subakute sklerosierende Panenzephalitis, gefährliche Komplikation der Masern, die mit einem Gewebeumbau im Gehirn
einhergeht

T-Lymphozyten
Zellen des Immunsystems, die
vor allem für die zellulären Abwehrmechanismen verantwortlich sind

T-Zellen
siehe T-Lymphozyten

Tabak-Mosaik-Virus
Virus, das nur Pflanzen und hier vor allem Tabakpflanzen befällt, wurde als erstes »Virus« entdeckt

Tibo-Derivate
Abkömmlinge des Tetrahydro-imidazol-Benzodiazepins, die im Labor gegen HIV wirksam sind

Tollwut
Infektionskrankheit, die durch den Biß eines Tieres übertragen und durch Rabiesviren hervorgerufen wird

Transfusion
Fachausdruck für eine Blutübertragung

Tröpfcheninfektion
Infektion, bei der die Erkrankung über kleine Tröpfchen, die abgehustet oder ausgeatmet werden, übertragen wird

Tumorviren
Viren, die die Tumorbildung fördern

Vakzin
medizinischer Fachbegriff für Impfstoff

Vakzination
medizinischer Fachausdruck für die Impfung

Varizella-Zoster-Virus
Erreger der Windpocken und der Gürtelrose

Viren
kleinste bekannte Krankheitserreger, die für viele Infektionskrankheiten bei Menschen, Tieren und Pflanzen verantwortlich zeichnen

Virion
komplettes, völlig ausgereiftes Viruspartikel

Viroide
infektiöses Agens, das praktisch nur aus Nukleinsäure besteht

Virologie
Forschungsrichtung, die sich mit Viren und Viruserkrankungen befaßt

Virostatika
Arzneimittel, die die Vermehrung von Viren hemmen

Virusreplikation
Virusvermehrung

Zellkultur
Züchtung und Vermehrung von Zellen oder kleinen Zellverbänden des Organismus im Labor

Zellmembran
äußere Umhüllung und Abgrenzung der Zelle

Zellrezeptor
siehe Rezeptor

Zidovudin
Medikament, das zur Behandlung der HIV-Infektion eingesetzt wird

Zytokine
Botenstoffe wie z. B. die Interferone, die am Immungeschehen beteiligt sind

Zytomegalie-Viren
Viren aus der Gruppe der Herpes-Viren, die bei immungeschwächten Patienten (z. B. nach Organtransplantationen) Probleme bereiten

Zytoplasma
Zellplasma

Sachverzeichnis

Abwehr 47
– humorale 57 ff
– zelluläre 57 ff
Abwehrschwäche 48, 76
Acetylcystein 163
Aciclovir 108, 110, 147 ff, 155 ff
Adenosindeaminase-Insuffizienz 185
Adenovirus 26, 31, 33, 72 ff, 74 f, 181, 192
Adsorption 39, 152
Aerosol 49
AIDS 7 ff, 11, 14 ff, 17, 36, 39, 42, 52, 66, 68, 71, 89, 97, 104, 112, 116, 123 ff, 130, 142, 149, 173, 187 ff
AIDS-related Complex 132 f
Amantadin 77, 147, 152
Aminosäure 31, 59
Amphotericin B 152
Amplifikation 67
Andocken 39, 152
Anti-Idiotyp 182
Antibiotika 7, 14, 22, 64, 68, 145, 189
Antigen 56, 57, 59, 66, 176 ff
Antigen-Antikörper-Komplexe 66
Antigendrift 77
Antigenshift 77
Antigenwandel 77
Antikörper 54, 57 ff, 65 f, 71, 77, 83, 86, 91, 106, 131 f, 145, 165, 172, 179
Antikörper, monoklonale 65, 182 f
Antisense-RNA 163 f
Antiserum 66
Acquired Immundeficiency Syndrom siehe AIDS
ARC siehe Aids related Complex
Arthritis, rheumatoide 15, 142 f
Asthma 8
Astrovirus 72
Atemwege 73, 82
Atmungsorgane 49
Attenuierung 171

Austrittspforte 36
Autoimmunerkrankung 53, 55, 133, 142 f
Azidothymidin siehe Zidovudin
AZT siehe Azidothymidin

B-Zellen vgl. B-Lymphozyten
Bakterien 13 ff, 20 ff, 49, 54, 62 ff, 78, 132, 142, 145 ff, 169, 190
Bakterienkultur 63
Bakteriophagen 62 ff, 192
Biosynthese 42
Blutplasmaprodukte 137
Blutprodukte 94, 137
Bluttransfusion 36, 94
BSE siehe Rinderwahnsinn
Bovine spongioforme Enzephalopathie siehe Rinderwahnsinn
Budding 46
Bürzeldrüse 57
Burkitt-Lymphom 101, 113
Bursa fabricii siehe Bürzeldrüse

Calicivirus 27, 72, 90
CD4-Antigen siehe CD4-Rezeptor
CD4-positive Zelle siehe CD4-Rezeptor
CD4-Rezeptor 39, 57 f, 124, 129 ff, 151, 178, 183 f
CD8-Antigen siehe CD8-Rezeptor
CD8-positive Zellen siehe CD8-Rezeptor
CD8-Rezeptor 57 f, 131, 178
CD26 130
Chamberland-Filterkerzen 18
Compound Q 163
Core 25, 29 f, 44, 129
Coronavirus 72
Coxsackievirus 74, 142 f
Cyclosporin A 167
Cytidin 160

Darmgrippe 72 f
Darminfektion 9, 14
DDI siehe Dideoxyinosin
DDT siehe Dideoxycytidin
Desoxyribonukleinsäure 28, 43,
    129 ff, 155 f, 163, 181, 185
Dextransulfat 152
Diabetes mellitus 79, 141, 143
Diarrhoe siehe Durchfall
Dideoxycytidin 147, 160
Dideoxyinosin 147, 160
DNA siehe Desoxyribonukleinsäure
DNA-Hybridisierung 66
DNA-Polymerase 155
DNA Virus 29, 42, 74, 90,92, 98, 105,
    113
Doppelhelix 29, 185
Durchfall 13, 71 ff

Echovirus 74
Effektoren 57
EIA-Test 66
Eintrittspforte 36
Eiweiße vgl. Proteine
Ekzema herpeticatum 105
Elektronenmikroskopie 21
ELISA-Test 66
Endozytose 41, 45, 153
Enterovirus 11, 27 f
Entzündungsreaktion 53, 73
Envelope vgl. Virushülle
Enzephalitis siehe Gehirnentzün-
    dung
Enzym 42 f
Epidemie 10, 81
Epitope 182 ff
Epstein-Barr-Virus 97, 100, 103, 112,
    142, 156
Erbanlage siehe Erbinformation
Erbinformation 13 f, 25, 28, 43, 64,
    99 ff, 133, 146
Erkältung 9, 35, 50, 72 ff, 80, 128
Erkältungsviren 27
Erreger, opportunistische 149
Evolution 46, 49
Exozytose 45

Fieber 52, 71, 76, 80
Foscarnet siehe Phosphoformat
Frühsommer-Meningo-Enzephalitis
    36, 62, 121 f, 170
FSME vgl. Frühsommer-Meningo-
    Enzephalitis

Gammaglobulin 91
Ganzyklovir 102
Gastroenteritis siehe Darmgrippe
Gebärmutterkrebs 98 ff
Gedächtniszellen 59 f, 77, 170
Gehirnentzündung 107, 122
Gehirnhautentzündung 76, 84, 105,
    122, 132
Gelbfieber 21, 36, 62
Gelbfiebermücke 96
Gelbfiebervirus 90, 95
Gelbsucht 91
Genetik 64
genetische Information siehe Erb-
    information
Genexpression 100
Genitalwarzen siehe Kondylome
Genom siehe Erbinformation
Genregulation 12, 133
Gentechnologie 64, 180 f
Gentherapie 184 f, 192 f
Gewebeverträglichkeit 55
Gingivitis/stomatitis 111
Gossypol 152
Gripppe 7, 13, 35, 74 ff, 152, 170
Grippe, spanische 74 ff
Grippe, Hongkong 76
Grippe-Schutzimpfung 77
Grippevirus siehe Influenzavirus
Guanosin 163
Gürtelrose 9, 79, 108 ff, 173

HBsAg 93
Helferzellen siehe T-Lymphozyten
Helix 30
Hepadna-Viren 27, 90
Hepatitis 35, 89 ff, 142, 189
– Hepatitis A 25 ff, 68, 90 ff, 170, 172

- Hepatitis B 27, 70, 89, 90ff, 97, 124, 165, 170, 172
- Hepatitis C 27, 90ff
- Hepatitis D 90ff
- Hepatitis E 27, 90ff
- Hepatitis F 90ff
- Hepatitis G 90ff
- Hepatitis Non-A-Non-B 90
Hepatitis-Delta 95
Hepatitis-Infektion 52f
Hepatitis-Viren 33, 90ff
Herpes genitalis 36, 37f, 89, 103ff
Herpes labialis 14, 27, 103ff, 111
Herpes neonatorum 107
Herpes simplex-Virus siehe Herpesvirus
Herpes-Zoster-Virus siehe Varizella-Virus
Herpes-Thymidin-Kinase 102, 155ff
Herpesenzephalitis 108, 111
Herpesvirus 27, 29, 31f, 44, 47, 59, 79, 97, 100, 103ff, 113ff, 116, 137, 146, 161, 173, 181
HERV 126
Herzbeutelentzündung 76
Herzschwäche 8
HHV siehe Herpesvirus
Histokompatibilitätskomplex 55f, 178f
HI-Virus 24f, 27, 39, 42, 124ff, 129, 142, 146ff, 149ff, 153, 157ff, 175ff, 185ff
HIV siehe HI-Virus
HIV-Antikörper 66
HIV-Impfstoff 68
HIV-Infektion 65f, 68, 88
Hodenentzündung 78
Hodgkinsche Erkrankung 101
HPV siehe Papillomavirus
HSV siehe Herpesvirus
HTLV-1 97, 101, 125
HTLV-2 97, 101, 125, 141
Hüllprotein 31, 39, 181f
Humanes Immundefizienz-Virus siehe HI-Virus
Hundestaupe-Virus 81

Hybrid-Impfstoff 181
Hybridisierung 66ff, 185
Hydrops fetalis 88

Idiotyp 182
Ikosaeder 30, 33
Immunglobuline 59f, 88, 137
- Immunglobulin A 59
- Immunglobulin D 59
- Immunglobulin E 59
- Immunglobulin G 59
- Immunglobulin M 59, 87
Immunität 19, 34, 59, 66, 71, 79, 81, 132, 169ff, 176ff, 189f
Immunschwäche 14
Immunschwächekrankheit siehe AIDS
Immunzellen 54
Impfkommission 83
Impfmasern 83
Impfmüdigkeit 9f
Impfprogramm 9
Impfschutz 86
Impfstoff 9, 14, 68
Imreg 166
In vitro-Untersuchung 22
Infektion, latente 47
Infektion, opportunistische 149, 161
Infektionsweg 35f, 39
Influenza 74, 163
Influenza-Virus 30, 74f, 76ff, 152, 171
Information, genetische siehe Erbinformation
Inkubationszeit 98, 121, 177
Inosin 160
Interferone 54, 94, 165f
Interleukine 57f, 166
Isolation 34

Jakob-Creutzfeld-Erkrankung 139f

Kaiserschnitt 107
Kaposi-Sarkom 123, 132, 165
Kapsid 25, 30f, 129

Kapsomere 31, 44, 75, 118
Katarrh 74
Keuchhusten siehe Pertussis
Killerzellen siehe T-Lymphozyten
Kinderärzte, Bundesverband der 11
Kinderkrankheiten 9ff, 71, 79, 81
Kinderlähmung 7, 9f, 14f, 27, 50, 53, 72, 116ff, 169ff
Knochenmark 55f
Knospung 165
Kombinationsimpfung 83
Komplementsystem 54
Kondylome 98f
Kontaktinfektion 35
Koplik-Flecken 80
Kratzkrankheit (Scrapie) 62, 139f
Krebs 7f, 15, 49, 53, 68, 97ff, 189
Kuhpocken 19
Kuru 139f

Lähmungen 71
LAS siehe Lymphadenopathie-Syndrom
Langerhanssche Inseln 144
Langerhans-Zellen 179
Latenzphase 48f, 135
Lebendimpfstoff 83, 170ff
Leberentzündung siehe Hepatitis
Leberkrebs 9, 92f, 97
Lebertransplantation 94
Leberzellkarzinom siehe Leberkrebs
Leberzirrhose 92f
Lentivirus 46, 124
Leukämie 102, 125f, 173
Lipide 25, 30, 41
Lipidhülle 105, 124, 129
Lungenentzündung 74, 76, 78, 82
Lymphadenopathie-Syndrom 132
Lymphe 51ff, 82
Lymphozyten 39, 55ff
– T-Lymphozyten 55ff, 82, 104, 132, 151, 176ff
– B-Lymphozyten 55ff, 65, 172
Lysosom 153

Maedi-Visna-Virus 46
Makrophagen 56f, 60, 131f, 179
Malaria 95
Masern 9f, 34ff, 79ff, 87, 138, 170
Masernvirus 23, 28, 32f, 59, 81, 113
Maul- und Klauenseuche 20, 25, 61, 182
Membranfusion 41, 129
Meningitis siehe Gehirnhautentzündung
Methylester 152
MHC siehe Histokompatibilitätskomplex
Mitochondrien 13
Minusstrangvirus 29
Mittelohrentzündung 82
Molekularbiologie 23
Mongolismus siehe Trisomie 21
Monozyten 60
Müdigkeitssyndrom, chronisches 141ff
Multiple Sklerose 15, 141, 143
Mumps 9f, 13f, 35, 78, 83, 170
Mumpsvirus 23, 78f, 142
Mundfäule 105
Mutation 39, 51, 76, 175, 190
Myxovirus influenzae 74

Nährboden 22
Nanometer 25, 124
Nasenpharynxkarzinom 101, 113
Nervengewebe siehe Nervensystem
Nervensystem 48, 50f, 53, 73
Nervenzellen 53
Neuralgie, postherpetische 110
Neurodermitis 105
Norwalkvirus 72
Nukleinsäure 25, 30f, 41f, 51, 64, 66, 124, 155
Nukleinsäure, peptidische 185
Nukleokapsid 31f, 33
Nukleosidanaloga 155ff
Nukleotide 28

Onkogene 49, 99 ff, 126
Onkovirus 49, 124
Organtransplantation 14, 55, 112, 123, 189

Pandemie 76 f
Panenzephalitis, subakute, sklerosierende 82, 138
Papeln 80, 82
Papillomavirus 69, 98 ff, 113, 138
Papovavirus 33, 98
Paramyxovirus 78, 81
Parasit 13, 132,190
Parvovirus 29, 88, 102, 137, 142
Parvovirose 61
Pasteurisierung 137 f
PCR siehe Polymerase-Kettenreaktion
Penetration 39, 45, 63, 152
Penicillin 22
Peniskarzinom 100
Pentamidin 135
Peptid T 151/152
Pertussis 9 f
Persistenz 47 f, 60
Pestivirus 90
Pfeiffersches Drüsenfieber 112
Pflanzenviren 30
Phagengenom 63
Phosphorfomat 161
Picornavirus 27, 44, 90
Placebo 69
Plage 17
Plasmazelle 58 f
Plusstrangvirus 29
Pneumocystis carninii 123, 132, 135, 149
Pocken 9, 15, 19, 61, 113 ff, 169
Pockenvirus 25, 114 ff
Polio, Poliomyelitis siehe Kinderlähmung
Poliovirus 11, 23, 27 f, 32, 50, 53, 116 ff, 171
Polyarthritis, chronische 143
Polymerase-Kettenreaktion 67, 136, 147

Poxvirus siehe Pockenvirus
Primer 67
Prione 140 ff
Pro-Virus 130
Proteasen 164
Proteine 25 f, 29 f, 39, 42 f, 54

Rabiesvirus 119 ff
Rachenentzündung 74
Regulatoren 56
Rekombinanten-Impfstoff 180
Reovirus 29, 74
Respirationstrakt siehe Atemwege
Retrovirus 31, 42, 48, 97, 101 ff, 124 f, 129, 137, 141, 146, 155, 186
Retrovirus, humanes endogenes siehe HERV
Reverse Transkriptase 42 ff, 129 f, 155 ff, 162
Rezeptor 26, 30, 39 f, 43, 51 f, 59, 63, 129 f, 152
Rhabdovirus 31 f, 33, 119
Rheuma 8, 141
Rhinovirus 32, 74
RIA-Test 66
Ribavirin 163
Ribonukleinsäure 28, 43, 124, 129 ff, 155 f, 163 f, 185
Ribonukleoprotein 80
Rimantadin 152
Rinderpest-Virus 81
Rinderwahnsinn 62, 138
Ringelröteln 88, 102
RNA siehe Ribonukleinsäure
RNA-Virus 29, 42, 76, 78, 90, 95, 119, 124
Röteln 9 f, 13 f, 66, 71, 79, 83, 85 ff, 170
Rötelnembryopathie 85
Rötelnvirus 83 ff, 113, 142
Rotavirus 72 f, 171
Rous-Sarkom-Virus 125

S-Antigen 93
Säuglingssterblichkeit 73

Sarkom 125
Scrapie siehe Kratzkrankheit
Schmierinfektion 35 f, 74, 91, 117
Schnupfen 35
Schnupfen, russischer 77
Schock, anaphylaktischer 65
Schwangerschaft 85 ff
Schwangerschaftsabbruch 84 ff
Sense-RNA 29
Serokonversion 131
Serotypen 73
Seuche 10
SIV siehe Simian Immundeficiency-
    Virus
Simian Immundeficiency-Virus 175
Slow-Virus-Infektion 61, 138
Spaltimpfstoff 170 ff, 175 ff
Spumavirus 124
STIKO siehe Impfkommission
Sulfonamide 21
Suppressorzellen siehe T-Lympho-
    zyten
Suramin 161

T-Zellen siehe T-Lymphozyten
T-Zell-Leukämie 101
Tabak-Mosaik-Virus 17 f, 26, 30, 31 f,
    62
tat-Gen 163, 174
Thymidin 160
Thymidinkinase siehe Herpes-Thy-
    midinkinase
Thymusdrüse 55
Thymusfaktor, humoraler 166
Tibo-Derivate 162 ff
Togavirus 27, 33, 83, 90, 95
Tollwut 18 f, 36, 62, 119 ff, 183
Tollwut-Virus siehe Rabiesvirus
Tonsillen 74
Totimpfstoff 170 f, 178
Transduktion 64
Transfusion siehe Bluttransfusion
Transkription 185
Transmission, vertikale 89
Transplantation siehe Organtrans-
    plantation

Trichosanthin 163
Triple-Helix 185
Trisomie 21, 85
Tröpfcheninfektion 35, 50, 74 ff, 81,
    83
Tropenkrankheit 95
Tuberkulose 189
Tumorviren 49, 53, 98 ff, 113

Übertragungsweg 25, 32 ff
Uncoating 41

Vaccinia-Virus 63, 181
Vakuole 40, 41
Variolation 20 f
Varizella-Virus 79, 103, 108, 156, 173
Varizella-zoster-Virus siehe Vari-
    zella-Virus
Varizellen siehe Windpocken
Viren
− dermatotrope 27
− hepatotrope 27
− neurotrope 27
Virion 31, 43 ff, 124, 129
Viroide 140
Virostatika 14, 108, 145 ff, 157 ff, 189
Virusarthritiden, siehe Arthritis,
    rheumatoide
Virusgenom 42 f
Virushülle 25, 29, 31, 44 f, 129
Virushüllglykoprotein 46
Viruskern 31
Virusklassifizierung 31
Virusreifung 31
Virusreplikation 38
Vollkeim-Impfstoff 170

Warzen 98 ff
Warzenvirus 132
Weltgesundheitsorganisation 73, 82,
    92, 113 ff, 127, 178
WHO siehe Weltgesundheitsorgani-
    sation
Windpocken 79, 108 ff, 113, 173
Wirtszelle 13, 25 f, 35, 45, 48, 129

Zecke 36, 121
Zeckenfieber, zentraleuropäisches
  siehe Frühsommer-Meningo-Enze-
  phalitis
Zellfusion 65
Zellkern 42 f, 44
Zellkultur 22 f, 66, 150, 157, 162
Zellmembran 21, 40 ff, 45 ff, 54, 125,
  129, 152
Zellplasma 43 f, 99, 114

Zellwand 21 f
Zidovudin 134 f, 147 ff, 155 ff
Ziegenpeter siehe Mumps
Zilien 49
Zoster oticus 110
Zytokinine 165
Zytomegalievirus 88, 103, 112, 142,
  156, 161
Zytoplasma siehe Zellplasma
Zytostatika 112

Lachen ist gesund!

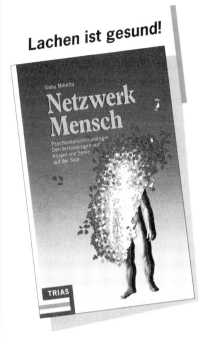

Gaby Miketta
Netzwerk Mensch
Psychoneuroimmunologie: Den Verbindungen von Körper und Seele auf der Spur

Der Mensch ist ein Netzwerk; kein System – weder das Nerven- noch das Hormon- oder das Immunsystem – arbeiten isoliert. So entstehen auch Krankheiten immer in einem Zusammenspiel von biopsychosozialen Faktoren.

Was bedeutet diese Erkenntnis z.B. für neue Behandlungsansätze bei Krebs, Depressionen, Angst, Infektionen und AIDS? Lassen sich Selbstheilungskräfte durch Entspannungsübungen, Yoga oder Psychotherapie aktivieren?

Dieses Buch ist ein spannender Krimi über die Vergangenheit, Gegenwart und Zukunft der Psychoneuroimmunologie und damit über uns selbst.

193 S., 28 Abb., 39,80DM
ISBN 3-89373-208-X

Arzneimittel-Report

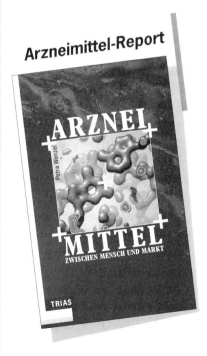

Petra Wenzel
Arzneimittel
zwischen Mensch und Markt

Arzneimittel – was sind sie, wie entstehen sie, wem nützen sie oder nicht? Wer bezahlt, verkauft, bewirbt, kontrolliert sie ?

Im Falle eines Falles verlängern und/ oder verbessern Arzneien unser höchstes Gut, das Leben. Die Autorin, die selbst Ärztin ist, hat sich intensiv mit der Entwicklung und Anwendung von Arzneimitteln befaßt.

Wer heute über Tierversuche und ihre Alternativen, Generika, Bioverfügbarkeit, Vertriebswege und Arzneimittelpreise ebenso informiert sein will wie über das Gesundheitsstrukturgesetz, kommt an diesem „Arzneimittel-Report" nicht vorbei.

239 S., 25 Abb., 39,80 DM
ISBN 3-89373-239-x

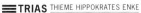 **TRIAS** THIEME HIPPOKRATES ENKE

Aus der Werkstatt

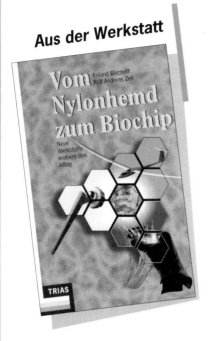

Roland Bischoff, Rolf Andreas Zell
Von Nylonhemd zum Biochip
Neue Werkstoffe erobern den Alltag

Neue Werkstoffe, das zeigt dieses Buch, erobern unseren Alltag. Hinter so geheimnisvollen Bezeichnungen wie »Hochleistungskeramik«, »Faserverbund« und »Polymerblend« verbergen sich alltägliche Dinge wie Küchenmesser, Surfbretter und Karosserieteile fürs Auto. Dieses Buch beschreibt auch, wo moderne Werkstoffe überall Eingang in unterschiedliche Technikbereiche finden werden – von neuartigen Keramik-Solarkraftwerken in der Energietechnik über biologisch abbaubare Plastikverpackungen bis hin zu »Biochips«, die die Mikroelektronik zur molekularen Elektronik umwandeln. Doch diese High-Tech-Materialien bieten nicht nur Vorteile. Sie helfen zwar, Probleme zu lösen – sie schaffen aber auch neue.

239 S., 64 Abb., DM 39,80
ISBN 3-89373-244-1

In den Sack gesteckt

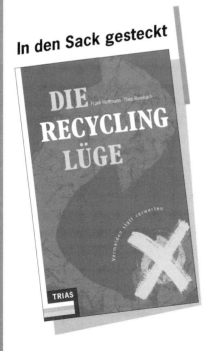

Frank Hoffmann / Theo Rombach
Die Recyclinglüge
Vermeiden statt verwerten

Explodierende Müllgebühren, Bau von Entsorgungsanlagen, Müllskandale, Müllexport, Bankrott des Dualen Systems, regionaler Müllnotstand...

Lassen wir uns nicht länger an der Nase herumführen, Recycling ist undurchführbar. Aus Alt wird nicht Neu, die Wiederverwertung ist Utopie: Der Kreislauf ist nicht nur Energiefresser, meist ist er gar nicht existent oder ökologisch höchst fragwürdig.

Als Ausweg wird das Szenario einer müllarmen industriellen Gesellschaft entwickelt. Nur in der Langlebigkeit von Gütern, ihrer intensiveren Nutzung und konsequenter Müllvermeidung besteht die Alternative zur Katastrophe.

160 S., 9 Abb.,29,80 DM
ISBN 3-89373-243-8

TRIAS THIEME HIPPOKRATES ENKE